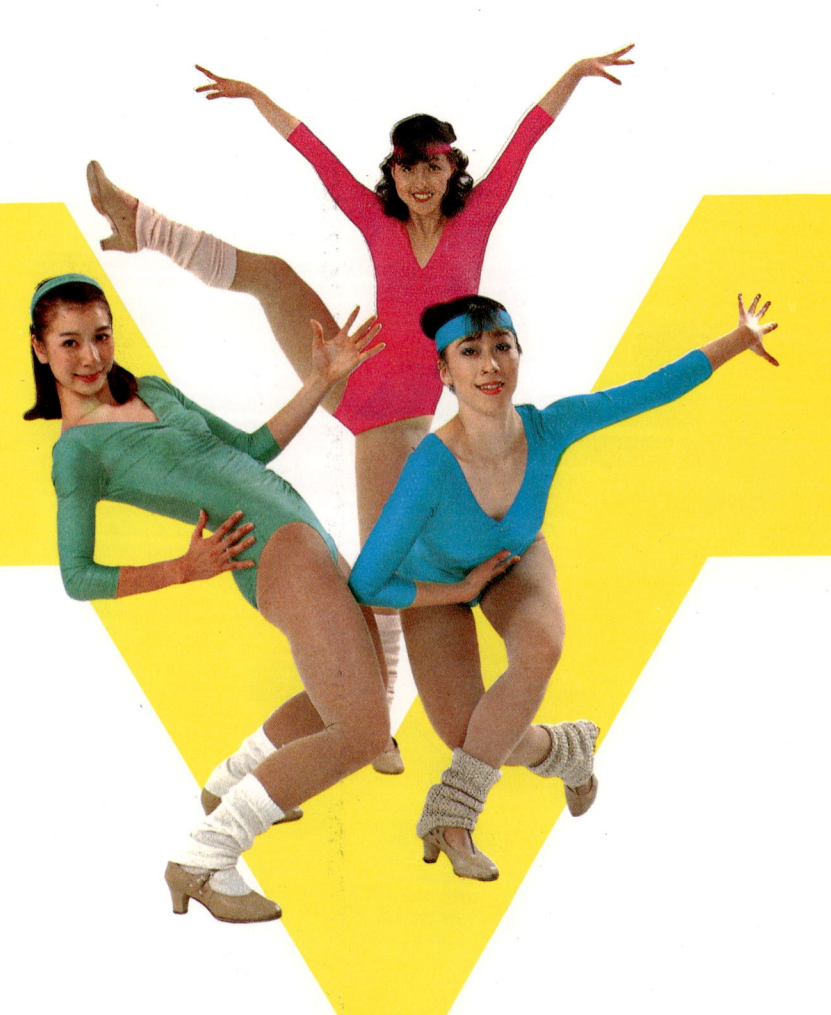

● 우리 함께 젊음을 춤시다!

현대 즐거운 재즈댄스

현대레저연구회 편

太乙出版社

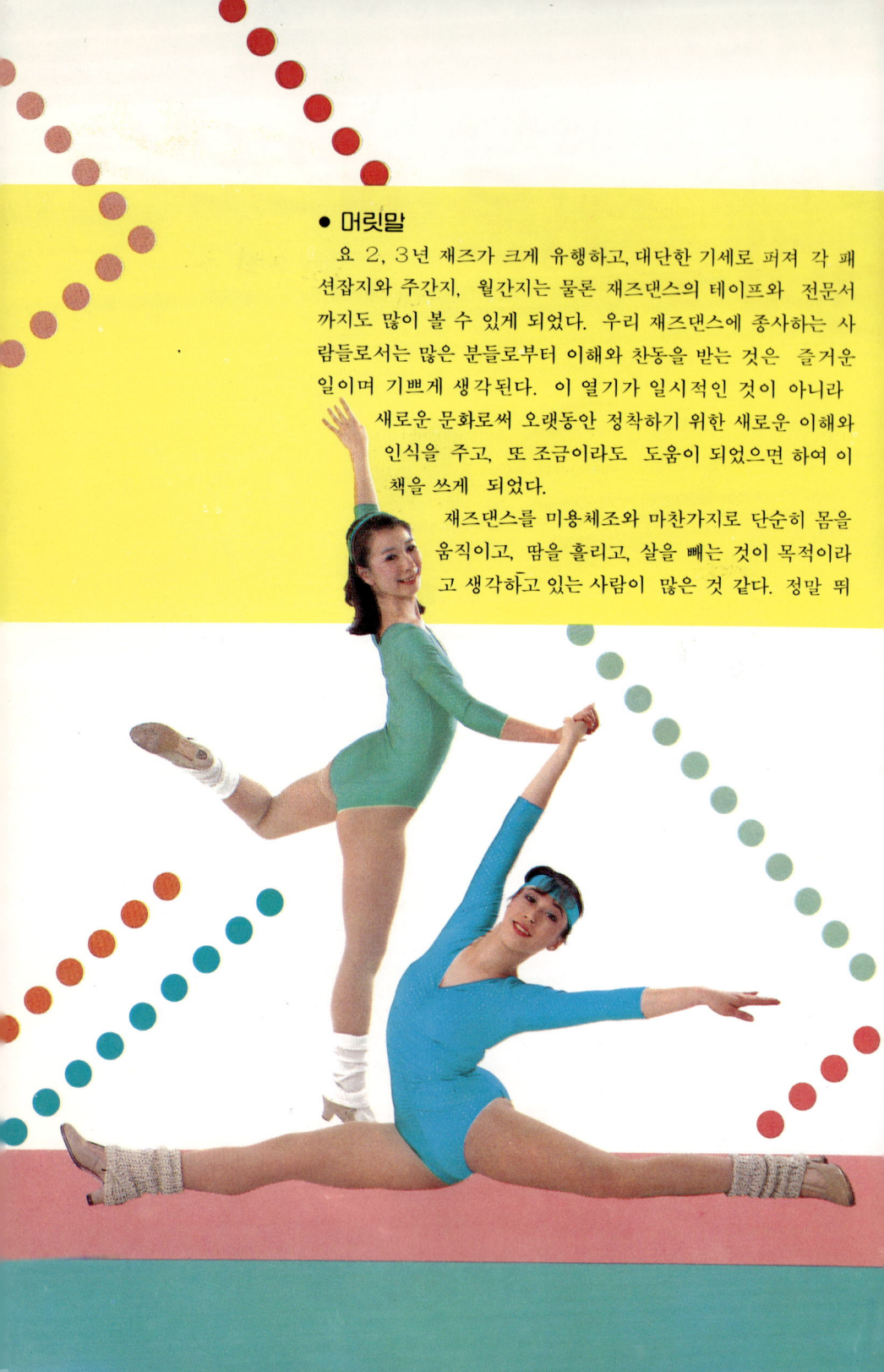

● 머릿말

　　요 2, 3년 재즈가 크게 유행하고, 대단한 기세로 퍼져 각 패션잡지와 주간지, 월간지는 물론 재즈댄스의 테이프와 전문서까지도 많이 볼 수 있게 되었다. 우리 재즈댄스에 종사하는 사람들로서는 많은 분들로부터 이해와 찬동을 받는 것은 즐거운 일이며 기쁘게 생각된다. 이 열기가 일시적인 것이 아니라 새로운 문화로써 오랫동안 정착하기 위한 새로운 이해와 인식을 주고, 또 조금이라도 도움이 되었으면 하여 이 책을 쓰게 되었다.

　　재즈댄스를 미용체조와 마찬가지로 단순히 몸을 움직이고, 땀을 흘리고, 살을 빼는 것이 목적이라고 생각하고 있는 사람이 많은 것 같다. 정말 뛰기도 하고, 땀을 많이 흘린다. 그러나 재즈댄스의 궁극의 목적은 그런 것이 아니라, 자신 속의 이미지를 댄스를 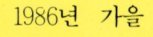 매개로 표현한다는 것이다.

　재즈댄스의 본래의 목적과 본질을 바르게 이해하고, 심오한 정조를 키우고, 폭넓은 행동력을 몸에 익혀 밝고 건강한 매일과 꿈많은 미래를 보낼 수 있길 바란다.

　동작 하나하나를 지면에 나타내는 것은 어려운 일이며, 본서를 읽는 분도 다소 알기 힘든 부분도 있을 것이나 가능한 한 세부에 걸쳐 설명을 더하였다. 여러분이 재즈댄스를 배우는데 조금이라도 도움이 되었으면 한다.

1986년 가을

편 자 씀.

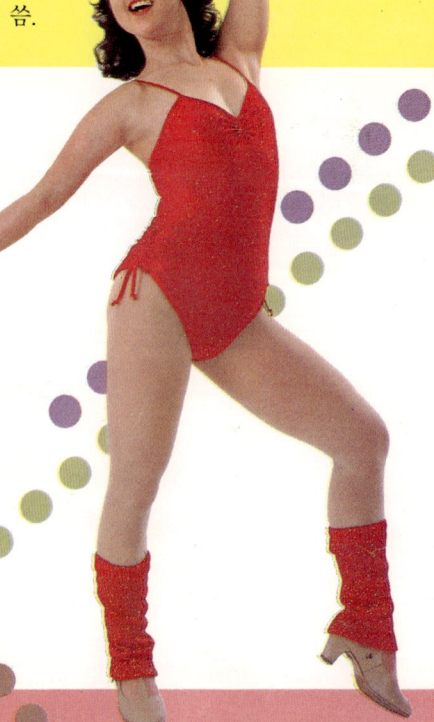

Hello JOYFUL JAZZ DANCE

차례

Hello JOYFUL JAZZ DANCE

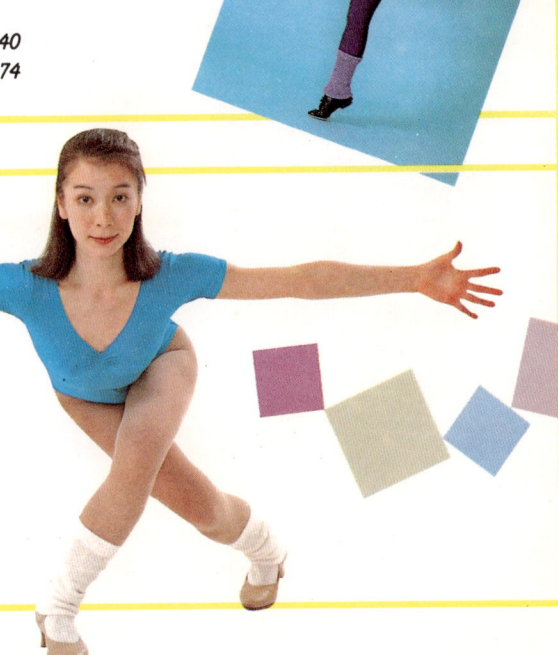

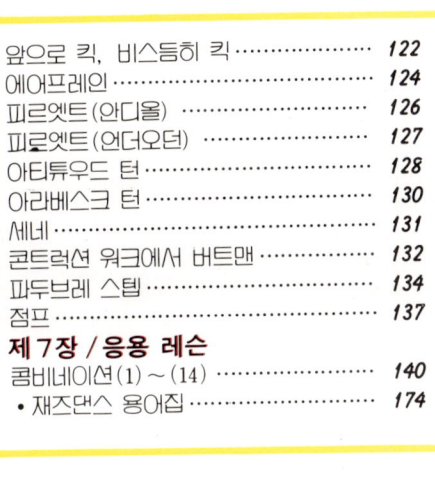

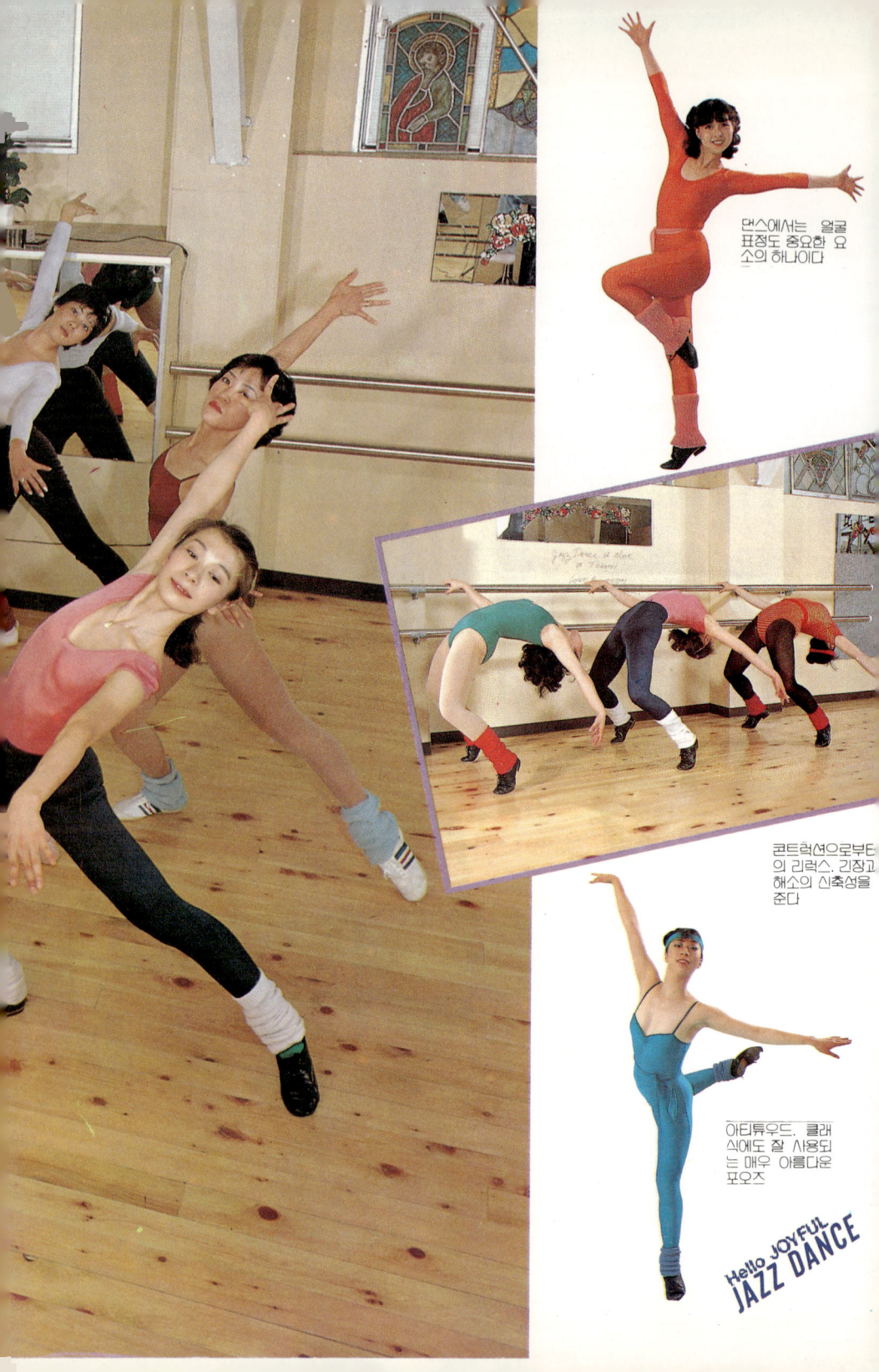

댄스에서는 얼굴
표정도 중요한 요
소의 하나이다

콘트럭션으로부터
의 리럭스. 긴장고
해소의 신축성을
준다

아티튜우드. 클래
식에도 잘 사용되
는 매우 아름다운
포오즈

Hello JOYFUL
JAZZ DANCE

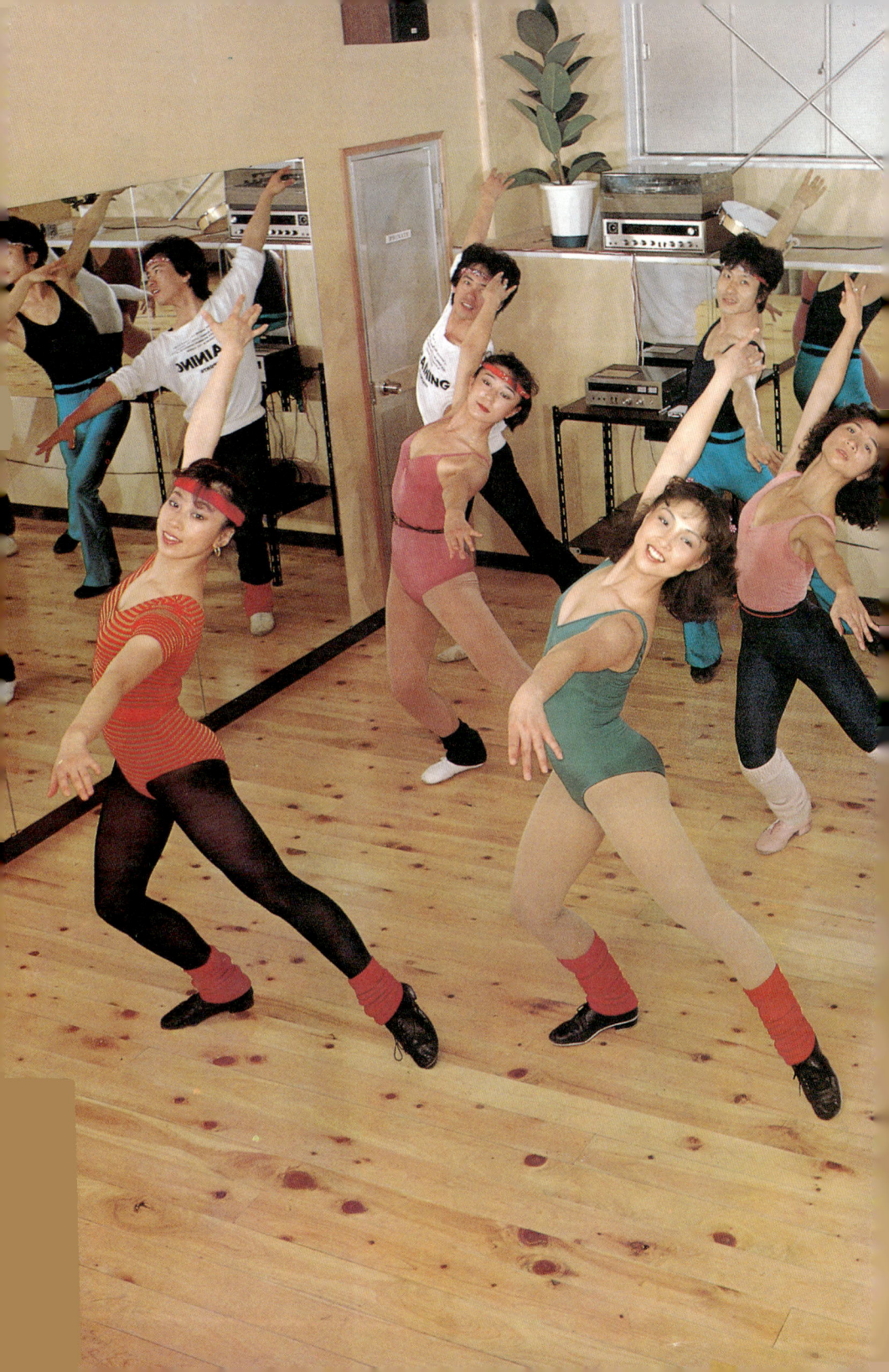

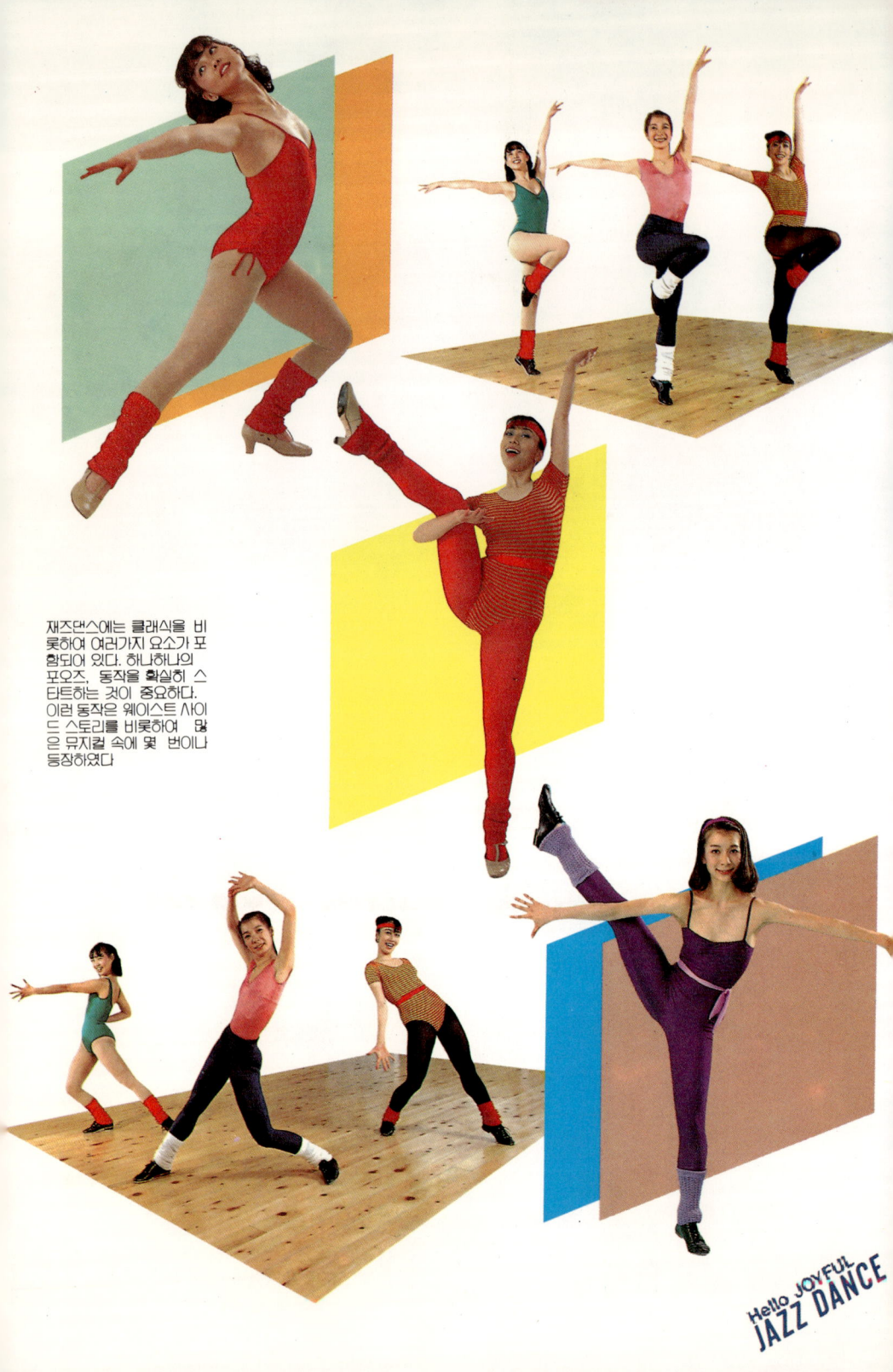

재즈댄스에는 클래식을 비롯하여 여러가지 요소가 포함되어 있다. 하나하나의 포오즈, 동작을 확실히 스타트하는 것이 중요하다. 이런 동작은 웨이스트 사이드 스토리를 비롯하여 많은 뮤지컬 속에 몇 번이나 등장하였다.

Hello JOYFUL
JAZZ DANCE

서장 Opening
재즈댄스의 이해를 위하여

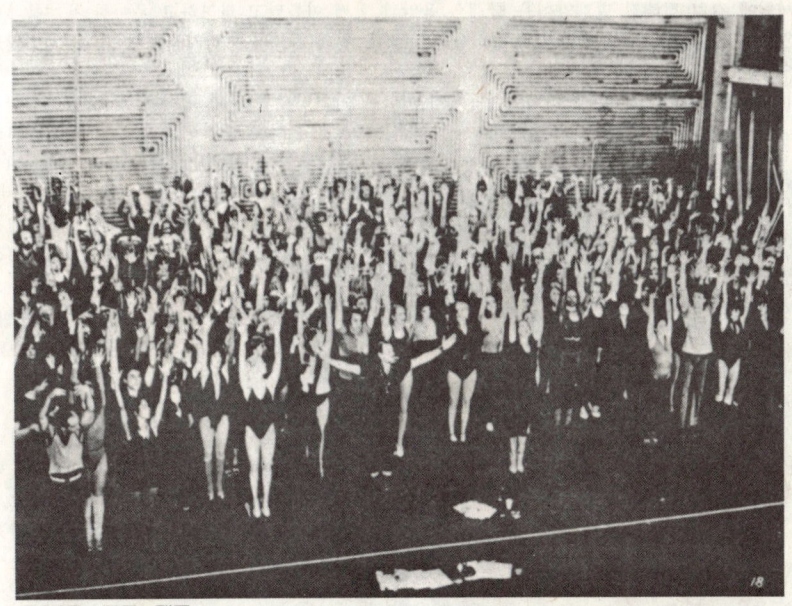

영화「올·잣트·재즈」

클래식을 근거로 한 재즈댄스

예술로서의 무용

재즈댄스는 표현예술이며 무용의 원점인 고전무용의 영향을 받아 왔다. 그리고 그 고전적인 요소 속에서 독자의 스타일을 만들어내고, 오늘날의 예술에 맞는 다양한 요소를 가진 예술로 발전시켜왔다.

무용은 다른 예술과 비교하면, 진보발전이 늦다고 하는데 그것은 그 특성에 유래하는 것 같다. 즉, 음악과 같이 적당한 기록법을 갖고 있지 않으며, 다른 어느 예술보다도 주관적으로 객관적 방법에 의한 연구가 곤란하다는 것이 큰 원인이다. 오늘날과 같이 필름이나 비디오테이프에 의한 전승조차 불완전하며 그 목적을 달성하기에 불충분하다.

무용은 단 하나의 목적이 아닌 복수의 목적을 갖고 있다. 그런 까닭에 형태도 매우 복잡하며, 계통적인 분류와 정의도 어려운 것 같다. 요컨대 무용은 다른 예술에 비해 보다 인간적이며 생활에 밀착한 것이기 때문에 아무리 예술로서의 무용이 발달하고 그 이념이 높아지더라도, 그것을 확인하고 받아들이지 않는, 즉 예술로서 받아들이지 않는 경향이 있다. 그러므로 그것을 극복하기 위해 더 한층 무용의 고전적 요소에 의지하는 경향이 있다.

클래식과 모던의 접점

오랜 세월에 걸쳐 전해진 발레양식은 클래식 음악과 함께 아름답고 화려하고 우아한 세계를 만들어내 많은 사람들을 매료시켜 왔다. 그 양식을 표현하는 발레 테크닉은 어려서부터 갈고 닦지 않으면 습득할 수 없다.

클래식 발레에 있어 테크닉은 확립되어 온 세계 어디를 가더라도 공통의 형식을 갖고 있다. 단시간에 몸에 배는 테크닉은 아니지만, 보다 정확하게 마스터하므로써 무용을 통한 표현은 끝없이 넓어진다. 확립되고 형식화된 발레 테크닉은 작품에 있어서도 그 형식만이 중시되어, 다른 중요한 동작, 자유로운 표현이 없고, 그 시대를 표현하는데는 필요조건이기는 해도 충분조건은 아니다.

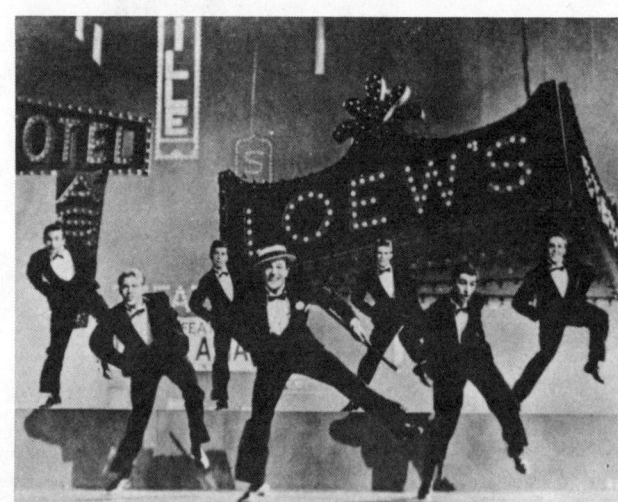

영화「파리의 아메리카인」

그래서 나타난 것이 모던댄스이다. 금세기초 이사도라 덩컨이 새로운 무용을 발표하고, 그 때까지 형식만을 따르던 발레에 대항하였다. 모던댄스는 동작을 결정하는 것도, 작품의 구성을 획일화하는 것도 아닌, 움직임을 형식으로 다음 시대로 전달

하지도 않는다. 혹 형식을 정하면 어느 작품에서나 나온 형식이 나오므로 작품은 모두 유형화되어 버리기 때문이다. 그래서 작품을 만들 때는 그 작품에서 필요한 표현운동만을 만들어낸다. 그것을 사용하면 다른 작품에는 없는 개성이 나올 수 있다는 생각인 것이다. 또 하나의 형식을 정하지 않는 큰 이유는, 발레는 하나하나의 패턴(스텝)을 꺼내 그것을 감상하지만, 모던댄스는 작품전체를 보고 그 작품이 무엇을 말하려고 하는 지를 이해하려는 것이다. 그러므로 동작은 그 작품의 테마를 떠나서는 존재할 수 없고, 그 테마를 표현하기 위한 것일 뿐이다. 작품을 창작할 때도 만드는 사람의 개성을 중시하므로 그 사람의 인생관, 세계관, 시대감각과 센스와 깊은 관련이 있다.

또 모던댄스는 공간구성을 매우 중시한다. 무대를 살려 언제 어디서 어떤 동작이 전개되고, 어떤 체형이 어떻게 움직이고 어떻게 이동하는가. 그러면 거기에 어떤 느낌이 표현되고, 어떤 뉘앙스가 생겨나는가. 무대는 공간적으로 어떤 것을 만들어 내는 것이다. 또 모던댄스의 진수는 독자성을 중요시 하고, 거기서 깨달을 수 있는 진짜 개성적인 예술무용이 생겨난다고 할 수 있다.

앞으로의 모던댄스

오늘날의 모던댄스도 무용으로서의 이념은 남아 있다. 그러나 테크닉적으로만 계승되기 쉬운 경향이 있다. 내가 존경하는 마사 그래함의 방법도 확실히 확립되어 널리 세계에 전해지고 있다. 그러나 표면적인 계승보다 무엇보다도 그 이념을 깊이 이해한 뒤에 그 테크닉을 몸에 익히는 것이 중요하다. 그러므로 이제 앞으로는 발레의 양식미(樣式美), 그리고 모던댄스의 독자성등 무용표현으로서는 빠뜨릴 수 없는 많은 요소를 종합적으로 받아들일 필요가 있다. 그리고 그것을 새로운 감각의 무용인 재즈댄스의 뼈대와 살, 피로서 재생하고, 키워가는 노력이야말로 오늘날의 우리에게 주어진 의무이기도 하다.

내가 생각하는 재즈댄스

재즈댄스란

최근 '재즈댄스란 무엇이냐'는 질문을 자주 받는다. 매스컴에서도 거론되고, 연령을 불구하고 널리 퍼지고 있는 재즈댄스란 대체 어떤 것일까.

요 2, 3년 부움(boom)이 일고 있는 재즈댄스는 갑자기 생긴 것이 아니라, 옛날부터 존재하며 우리는 물론 선배들에 의해 활동이 계속되고 보급되어 왔다.

재즈댄스에는 많은 요소가 있으며, 매스컴에 의해 특히 사람들의 흥미를 끌것 같은 부분만이 확대되어 강조되어 온 것 같다. 그 부분이란 세이프업, 미용법, 건강법 따위이다. 재즈댄스는 확실히 미용에도 건강에도 좋은 결과를 가져온다. 또 패셔너블하며 화려한 일면이 모든 사람에게 인기를 끌기 쉽다. 그러나 재즈댄스의 궁극의 목적은 자유로운 감정 표현에 있다.

간단히 해석하면 재즈뮤직에 맞추어 춤추는 것이 재즈댄스라는 것이다. 그러므로 부루스, 스윙, 룸바, 맘보, 차차, 록큰롤, 데키시, 웨스턴, 디스코, 부기……, 우리가 귀에 익은 음악에 맞추어 스텝을 밟는, 바로 그것이 재즈댄스인 것이다.

그렇지만 우리, 표현으로서 재즈댄스를 가리키는 입장에서는 그것으로는 성에 차지 않아 밤낮 육체훈련은 물론 창조면의 개발에도 힘을 기울이고 있다. 자신의 이미지를 자유롭게 표현하기 위해서는 우선 표현할 수 있을 만한 테크닉을 몸에 익히지 않으면 안된다.

하나의 문화가 오래 계승되기 위해서는 그만큼 깊이 있는 것이 아니면 안된다. 큰 문화로서 존재하고 있는 뮤지컬은 미국에서 태어나 미국에서 자라 계속 발전하고 있다. 그 뮤지컬의 3대요소라

하면 음악, 무용, 연극이다. 이 중 어느 것이 빠져도 성립되지 않는다. 재즈댄스는 그 중요한 요소의 하나인 무용의 부분이며 중요한 표현으로서의 역할을 담당하고 있다. 솔직한 감정과 자유로운 이미지의 표현이 재즈댄스이다.

재즈댄스의 기능과 목적

재즈댄스는 건강한 육체와 동시에 자유롭고 창조성 있는 정신을 키울 수 있는 최고의 예술 장르이다. 인간의 육체는 한번 체득한 것은 결코 잊지 않는 습성을 가지고 있다. 즉, 한번 몸에 밴 버릇은 좀처럼 버릴 수 없다. 그러므로 재즈댄스를 시작하는 경우, 처음부터 정확한 기본을 확실히 마스터해 가는 것이 중요하다. 숙달하기 위해서는 까다로운 트레이닝을 견뎌내지 않으면 안되며, 그렇다고 해서 무리를 하면 부상을 입기 쉽다. 레슨을 시작할 경우, 확실하고 신용있는 선생님을 찾는 것이 무엇보다 중요한 일이다.

인생에 있어 여러가지 일, 많은 사람들과의 만남과 헤어짐이 있다. 그 중요한 시간을 뜻있게 최대한으로 살리는 것은 만인의 바램이다. 그러기 위해서는 건강한 육체와 순응성 있는 정신이 필요하다. 재즈댄스의 최대의 목적은 그 종합적인 인간성을 키우는 데 있다.

제1단계 신체의 해방

육체의 모든 근육을 풀고, 편안하게 하여 제로(O)의 상태에 자신을 둔다. 앞으로 많은 것을 흡수하기 위하여 꼭 필요한 것이다.

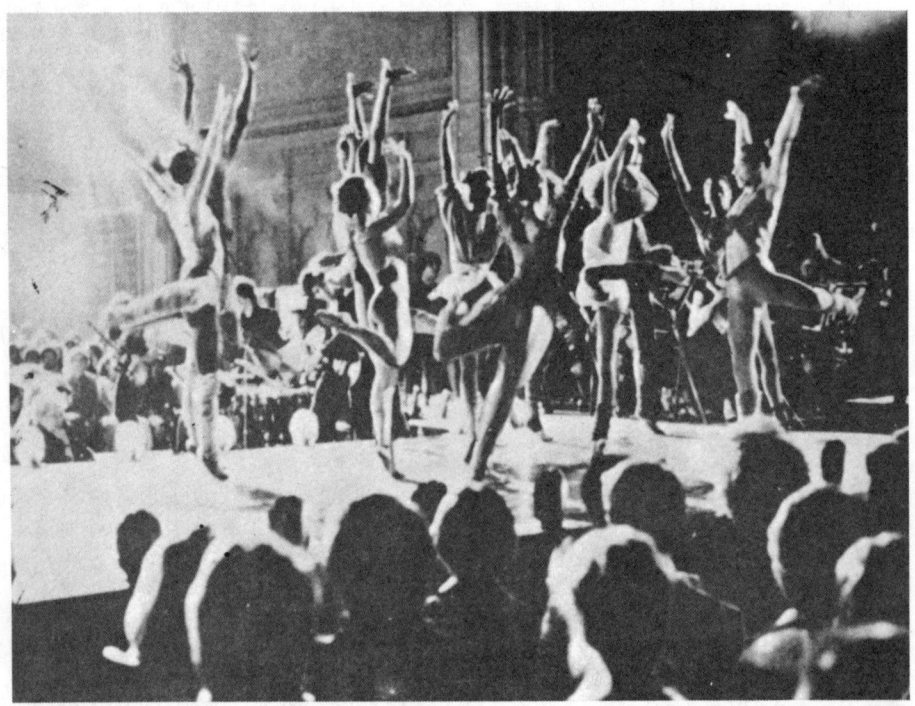

영화「햄」

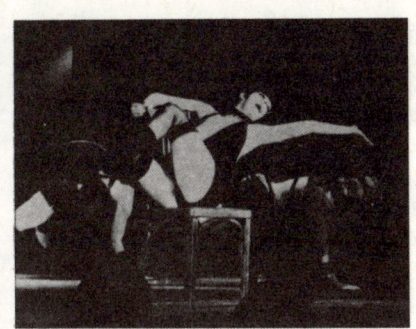
영화「카바레」

제 2 단계 자세의 교정
육체를 매체로 한 예술에 있어서 빠뜨릴 수 없는 단계이다. 각 골격의 위치와 그 사용법이 나쁘면 당연히 고장이 나고 밸런스도 나빠진다.

제 3 단계 댄스 테크닉의 습득 (기본)
전통있는 예술에는 모두 규칙이 있다. 재즈댄스도 역시 예외는 아니다. 클래식발레와 모던댄스 등의 훌륭한 형식과 동작이 무수히 받아들여져 왔다. 그 보편적인 미의 형식과 패턴의 기본을 정확히 몸에 익힌다.

제 4 단계 댄스 테크닉의 확대
지금까지 습득한 기초적인 테크닉을 구사하기 위하여 각 근력을 증강하고, 창조의 가능성을 넓혀 간다.

제 5 단계 응용
많은 댄스 테크닉을 모아 그 사용법을 살피고, 새로운 콤비네이션을 시도한다.

제 6 단계 표현으로서의 재즈댄스
일련의 움직임 속에 자기자신의 생을 확인한다. 이것은 테마에 준해서 어떤 제약 속에서 표현해 간다. 상당한 집중력과 압축도가 필요하다. 작품이라 할 수 있는 무용은 이 단계에서부터 발생한다.

제 7 단계 표현의 해방 – 애드리브 (adlib)
재즈댄스의 진수이다. 자신이 느낀대로 움직이고 표현한다. 재즈댄스는 자유로운 창조의 세계이다.

브로드웨이 사정(事情)

동경의 뉴욕
내가 최초로 브로드웨이에 간 것은 1971년, 뮤지컬을 동경하여 댄스계에 들어간 것은 그보다 8 년 전, 동경으로 나와 오직 영화에서 밖에 보지 못했던 뉴욕을 꿈꾸고 레슨에 힘썼다. 그리고 이윽고 눈으로 볼 수 있었던 뉴욕은 더럽고 냄새나고 도저히 뮤지컬이 생겨나 자란 곳이라고는 생각할 수 없었다. 절도, 폭행, 살인이 일상 다반사이며 어린아이들이 담배를 피우고, 소매치기를 하고 도둑질을 한다. 뉴욕에 도착하기까지 미국 각지를 여행하고 많은 미국인을 만나고, 미국을 이해한 것으로 알고 있었는데, 뉴욕은 전혀 다른 분위기로 놀라운 일이었다. 그러나 한동안 생활하다 보니 그리 주위에 신경쓰이지 않는 것이 신기하다. 무엇보다 가까운 사람들과 같은 생활을 하지 않을 수 없던 경제적 사정때문인지도 모르지만……, 어쨌든 서로 남에게 간섭하지 않고, 자신의 힘으로 생활해 가는 습관, 그 바이탈리티(vitality, 활동력, 생활력)를 느끼고 나서부터 무엇인가 공감하고, 뉴욕이라는 거리가 보이기 시작한 것을 기억하고 있다. 전세계의 인종이 뒤섞여, 부와 빈곤, 인종차별, 분노질투, 태만 등 모든 선과 악이 공존하는 거리. 그 위험한 긴장감에서 오는 자극때문인지, 자신의 감각이 열리고, 보고 듣고 한 것이 신선하게 받아들여져 만족감이 있는 나날이 계속되기 시작하였다. 그만큼 거리도 인간도 활기차 있는 것이다.

댄스 스튜디오에 레슨을 하러 가면 마구 GOOD／이라든가, BEAUTIFUL／같은 찬사를 내뱉는다. 내가 생각하면 별로인데, 왜? 하고 이상하게 느껴지지만, 미국에서는 우선 칭찬하고, 그리고나서 기초를 만들어 가는 것이다. 전체적으로 보면, '한국 쪽이 가르치는 방법이 정중한 것 같다'는 것은 미국에 있어서는 레슨에서는 개성을 키우는데 비중을 두고 있기 때문이다. 그러므로 컨디션이 좋고 잘되는 날은 그야말로 GOOD／, BEAUTIFUL／의 연발이다.

극장가 브로드웨이

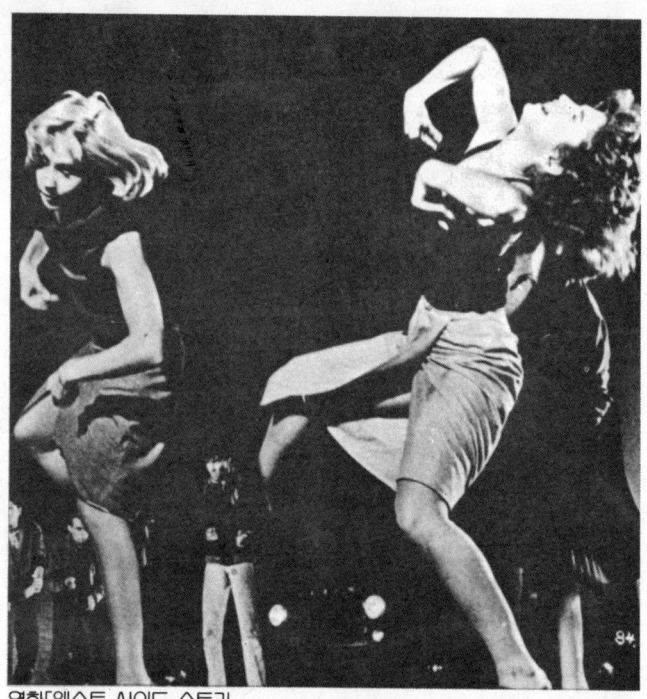

영화「웨스트 사이드 스토리」

브로드웨이에서는 몇천만의 댄서지망생이 연일 많은 스튜디오에서의 찬스를 기다리고 있다. 내용은 모두 발레에 제일 비중을 두고 있고, 발레를 하지 않으면 댄서가 아니라고 할 정도. 역할에 따라서는 얼마든지 살을 붙일 수 있으나, 뼈대없이는 살을 붙일 수 없다는 것이다. 역시 본고장만의 기본의 중요함을 중시하고 있다. 즉, 기본이 없으면 진짜는 결코 생겨날 수 없다고 주장하고 있는 것이다. 어쨌든 경쟁은 치열하고, 발레는 물론, 재즈, 텝, 모던, 노래, 연극등 모든 장르의 기본을 몸에 익혀 다시 더 고도의 테크닉을 닦아 창조력을 넓혀간다.

Lesson 1

제1장
발의 포지션

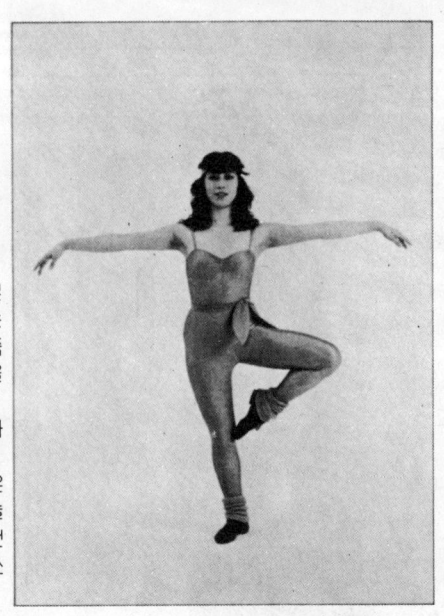

댄스의 제일 기본은 우선 똑바로 서는 것이다. 발, 등을 쭉 펴고, 허리에 힘을 주고 힙업(Hip up)한 상태에서 아름다운 자세를 만든다.

스텐딩 포지션은 크게 두가지로 나눌 수 있다. 오픈 스탠스와 크로우즈드 스탠스이다.

오픈 스탠스(OPEN STANCE)

POINT & MOVEMENT

　오픈 스탠스는 크게 네가지로 나눌 수 있다. 즉, First Position, Second Position, Fourth Position, Fifth Position 이다.

1. 무릎의 안쪽을 벌리고, 새끼발가락을 바닥에 붙이고 선다. 다리가 X자형인 사람은 무릎의 안을 붙이고 서므로 발뒤꿈치 사이가 벌어지는 경우도 있다.
2. 어깨폭만큼 약간 넓게 다리를 벌리고 선다.
3. 오른발을 앞으로 한 경우, 오른쪽 어깨가 앞으로 나오기 쉬우므로 뒤로 당기듯이 어깨를 수평으로 유지한다.
4. 발의 크로스는 가능한 한 깊게 하고, 또한 무릎이 느슨해지지 않도록 한다.

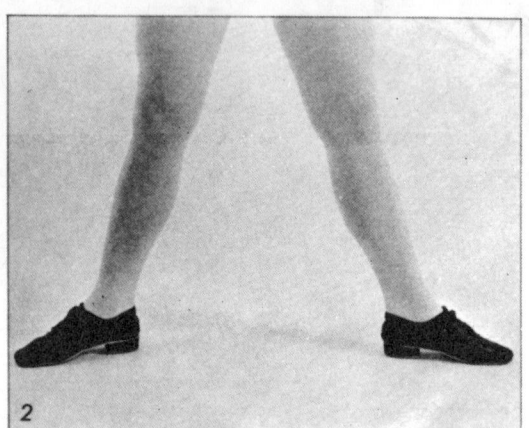

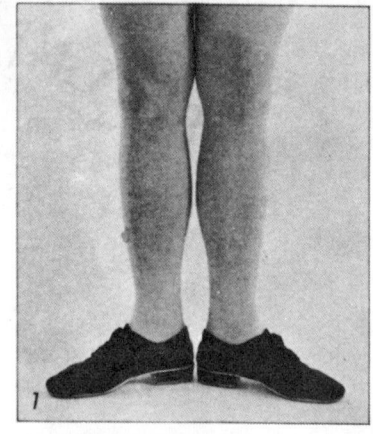

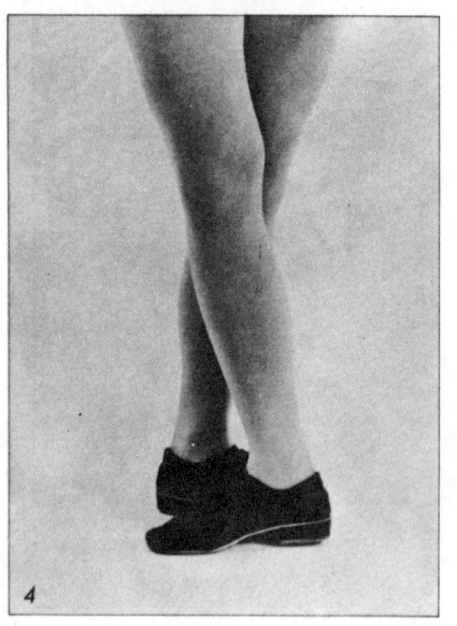

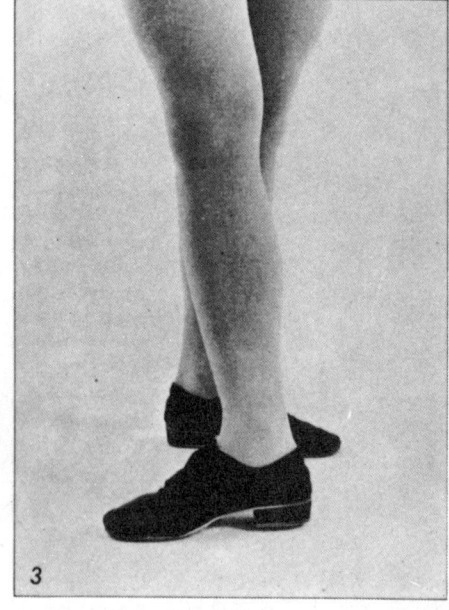

크로우즈드 스탠스(CLOSED STANCE)

POINT & MOVEMENT

크로우즈드 스탠드도 First, Second, Fourth, Fifth 로 크게 네가지로 나눌 수 있다. 상체의 자세는 오픈 스탠스와 같은 요령이다.

이것을 패럴렐(평행) 스탠스라고도 하며, 모던댄스와 재즈댄스의 자연체로서의 기본 자세이다.

1. 발끝, 발뒤꿈치, 무릎을 딱 붙이고 선다.
2. 발끝이 벌어지기 쉬우므로 주의한다.
3. 앞에서 볼 때, 무릎 사이가 벌어지지 않도록 한다. 또 밸런스가 깨지기 쉬우므로 양발뒤꿈치의 중심에 오게 선다.
4. 발바닥을 바닥에 딱 붙이고 선다.

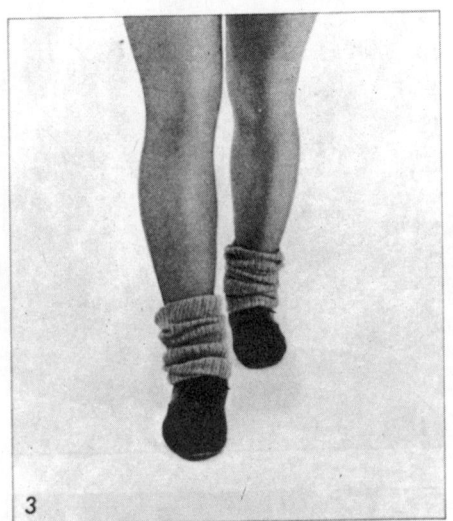

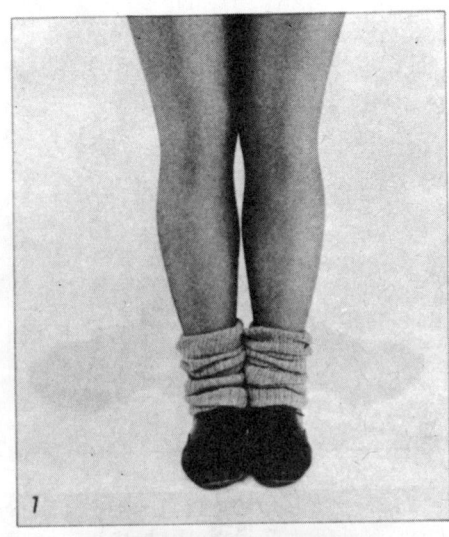

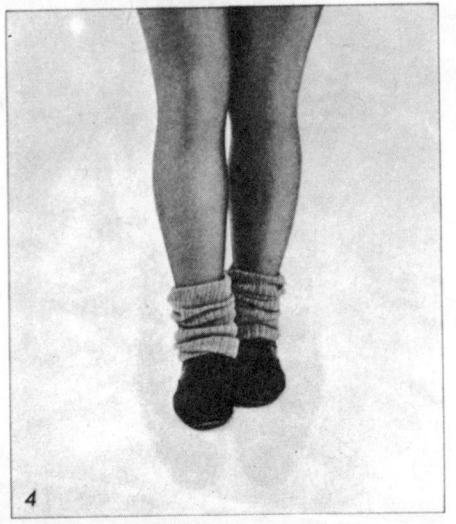

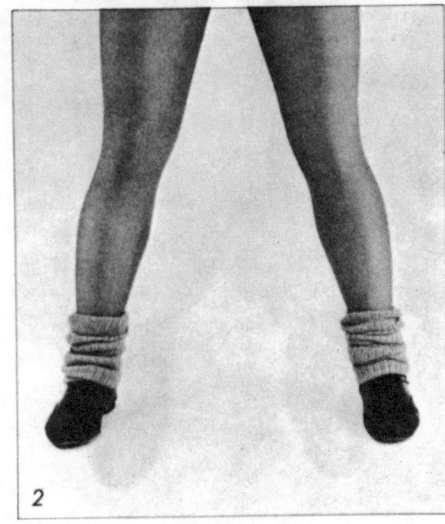

포완트 & 플렉스

POI NT & MOVEMENT

　이것은 발목에서 끝의 상태를 말한다. 재즈댄스에서는 포완트와 플렉스를 필요에 의해 자유자재로 구사하므로 발가락 끝까지 신경이 미치도록 훈련한다.

　1, 2는 플렉스, 3, 4는 포완트이다.

1. 패럴렐의 First Position 의 플렉스이다.
2. Turn Out First Position 의 플렉스이다.
3. Parallel First Position 의 포완트이다.
4. Turn Out First Position 의 포완트이다. 포완트는 장딴지와 아킬레스건이 움추려지지 않게 장심을 움추리고 발등을 밖으로 내듯이 발끝을 편다.

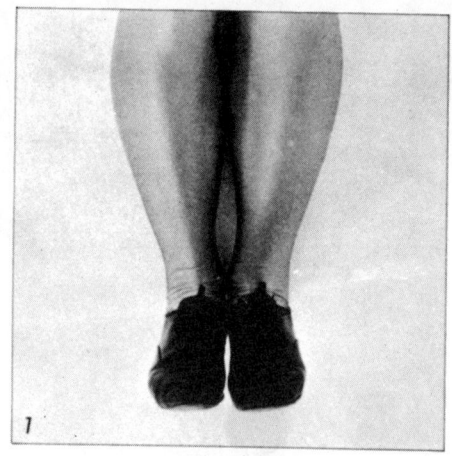

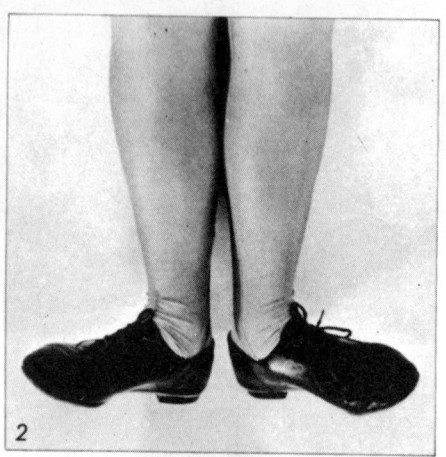

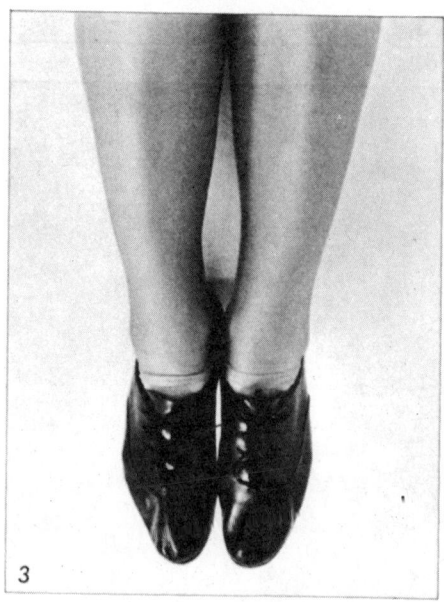

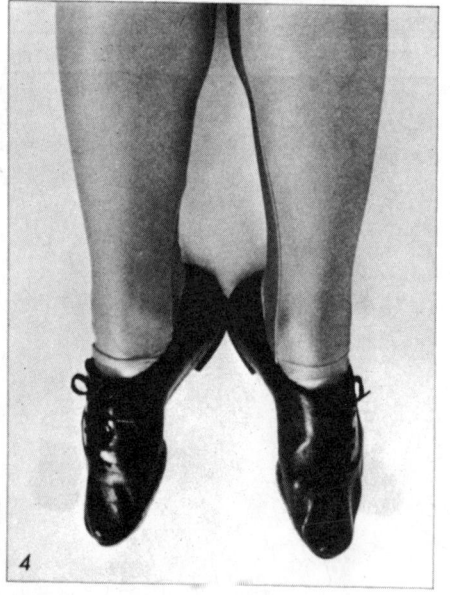

제2장 Lesson 2
바(BAR)를 사용한 레슨

춤추기 전의 워밍업(Warming·Up)이다. 전신의 근육을 풀고 밸런스를 키운다. 버릇이 있는 부분을 교정하고 댄스에 필요한 유연한 육체를 만든다. 동작의 가능성을 높이기 위해 바(보조)를 사용하여 정확한 기본을 몸에 익힌다.

이것은 단순하면서 육체적으로 힘든 레슨이지만 이 단계를 거치지 않고는 댄스의 숙달은 바랄 수 없다.

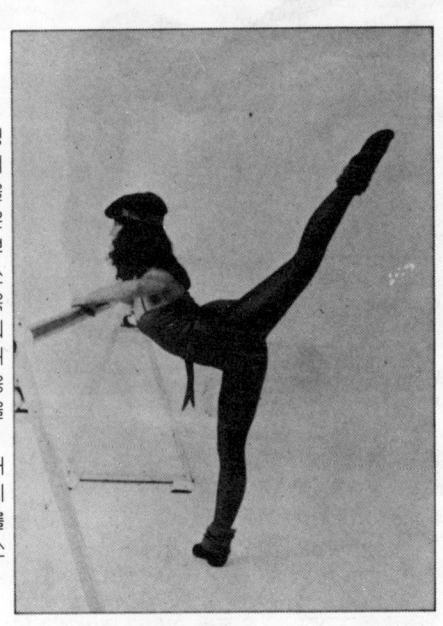

목 · 어깨 · 등의 리럭스

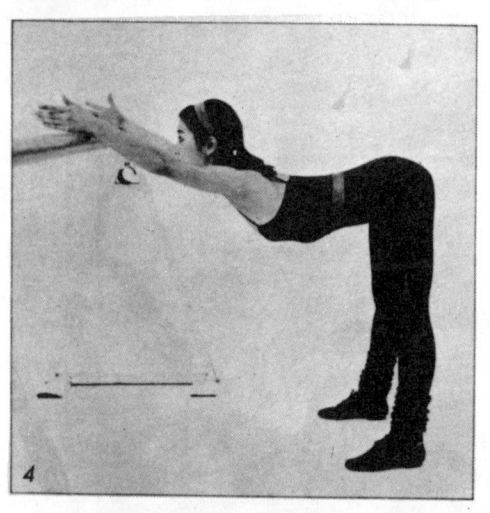

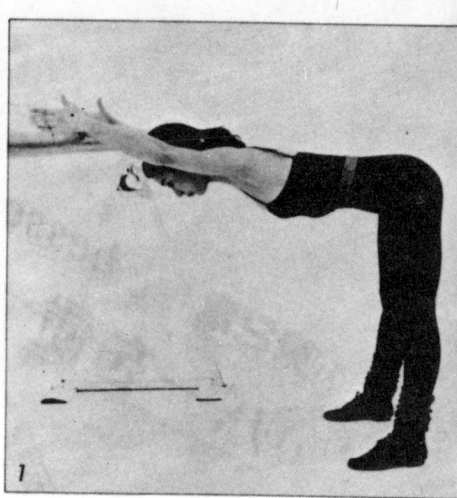

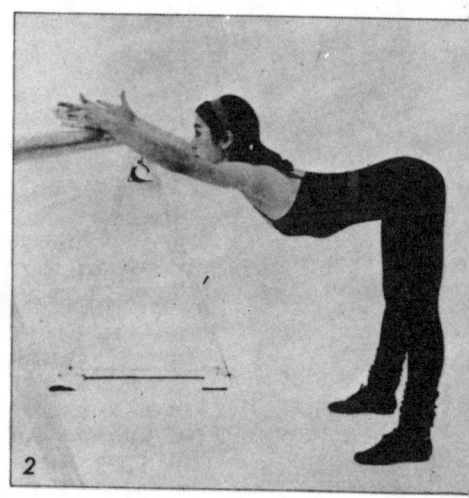

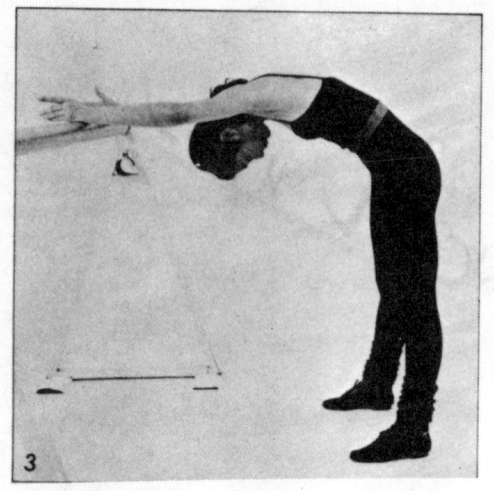

POINT & MOVEMENT

목 · 어깨 · 등의 상체는 인간의 품위를 나타내는 중요한 부분이다. 가는 목, 리럭스한 어깨, 곧게 뻗은 등을 만든다.

1. 바를 향해 Parallel Second Position 으로 서고 손목, 팔꿈치, 후두부(後頭部) 등을 수평으로 편다.

2. 머리를 들고 가슴을 아래로 내리듯이 한다. 이 때 팔꿈치가 절대로 구부러지지 않도록 주의한다.

3. 고개를 푹 숙이고, 가슴을 위로 밀어 올린다. 무릎이 구부러지지 않도록.

4. 2의 상태로 돌아간다. 이 운동을 상하로 몇번이고 반복하는 동안 서서히 어깨가 내려가고 새우등도 고쳐서 상체를 리럭스할 수 있다. 이 운동을 할 때 무릎의 뒤도 펴도록 한다.

스트레이트백 & 쁘리에

POINT & MOVEMENT

춤출 때는 다리관절의 유연함이 아주 중요한 포인트이다.

1. 후두부를 똑바로 하고, 목을 펴 등과 다리와의 각도가 직각이 되게 Second Position 으로 선다.
2. 발꿈치를 업(Up), 이 때 발등이 나올 정도로 가능한 한 높게 선다.
3. 발뒤꿈치가 내려가지 않도록, 무릎을 부드럽고 깊게 구부린다. 이 때 등이 휘지 않도록 수평을 유지한다. 고개도 내려가지 않도록 유지하고, 발끝은 항상 앞을 향하며 좌우의 다리는 수평으로,
4. 등의 모양을 흩뜨리지 않고 무릎을 편다.
5. 다리 안쪽의 근육을 펴듯이 발가락 끝쪽에서부터 서서히 발뒤꿈치를 내린다.

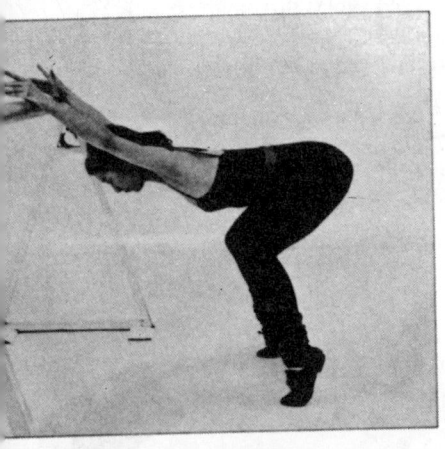

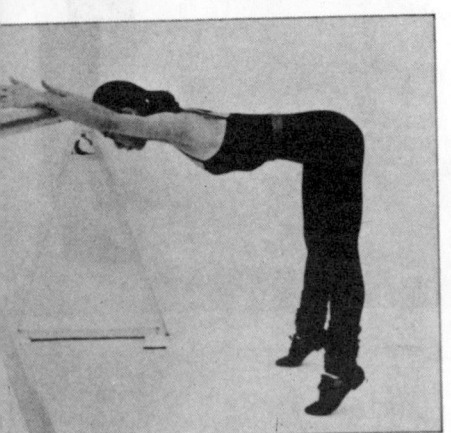

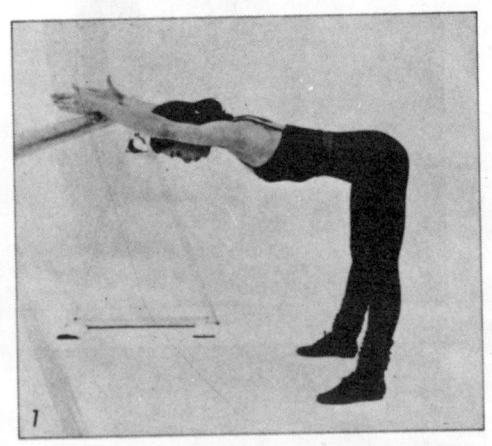

1

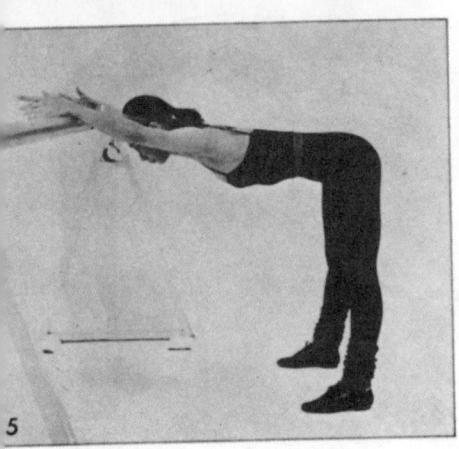

5

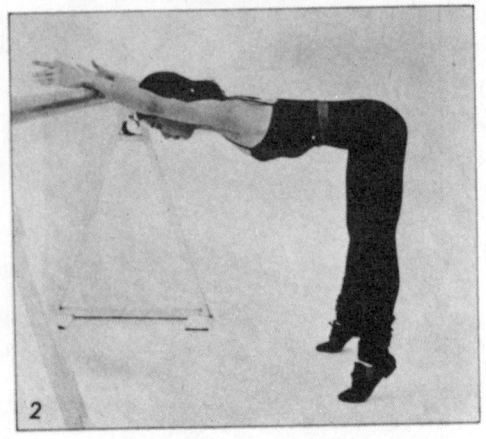

2

콘트럭션 & 릴리이스

POINT & MOVEMENT

　재즈댄스에서는 이 두가지 동작이 가장 큰 특징이며, 이것을 정확히 마스터하고 있느냐에 따라 동작의 아름다움이 좌우된다. 바를 사용하여 사진과 같이 몇번이고 반복하여 근육의 움직임이 세부까지 느껴지도록 하는 것이 필요하다. 나중에 콤비네이션 중에 많이 나오므로 바(보조)가 없어도 가능하게 하자.

　자세는 전항(前項)과 같다.

1. 배를 바싹 조이고 골반에서부터 콘트럭션(수축)을 시작한다.
2. 서서히 등까지 콘트럭션한다.
3. 릴리이스(해방)도 골반 밖에서부터 한다.
4. 처음의 스트레이트백으로 돌아간다.

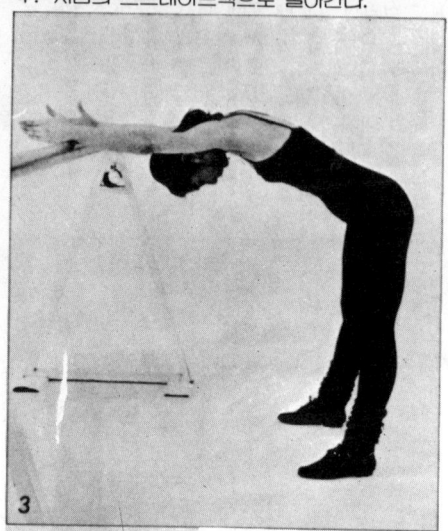

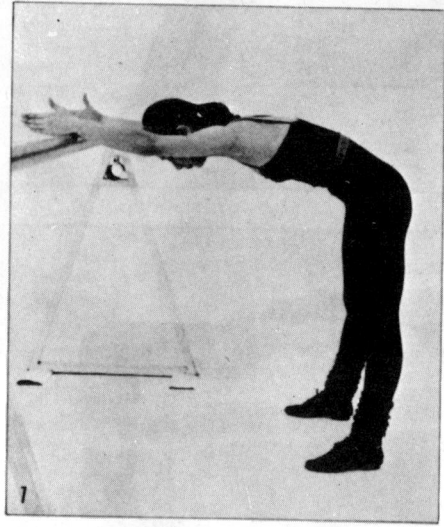

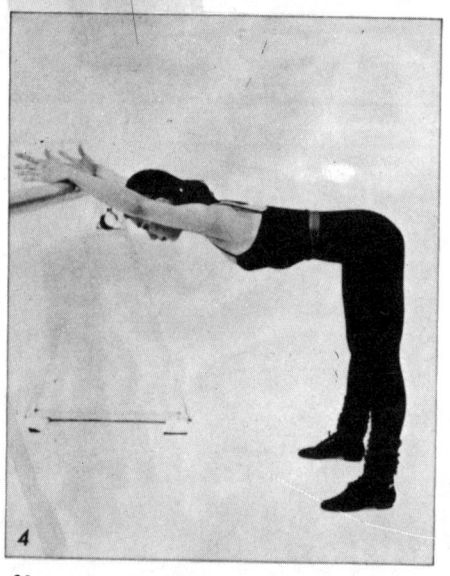

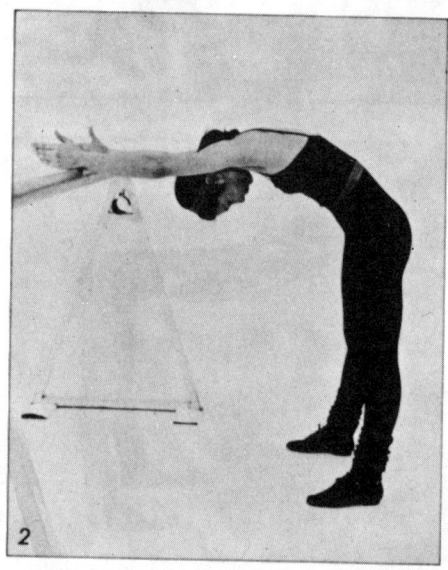

22

렉 스트렛치(LEG STRETCH)

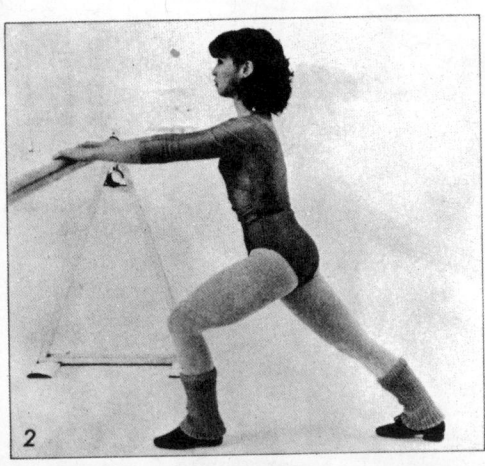

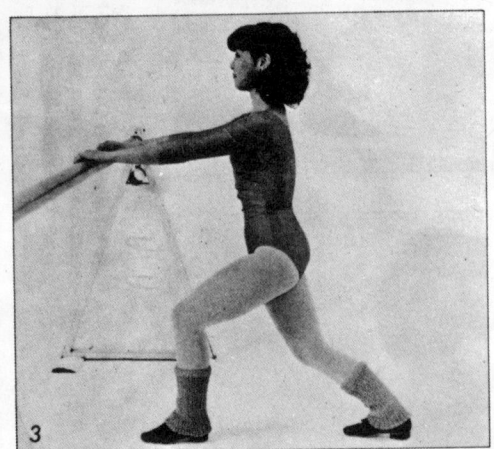

POINT & MOVEMENT

　무릎의 안과 아킬레스건을 펴는 것은 등
과의 관련도 의식해서 한다.
1. 바를 향해 Parallel First Position으로
선다.
2. 발끝을 똑바로 펴고 가능한 한 발을 앞
뒤로 벌리고, 뒷발의 아킬레스건을 편다.
3. 발바닥을 바닥에서 떼지 않도록 하고,
무릎을 깊게 구부린다.
4. 양발을 업(Up), 뒷발을 가능한 한 멀리,
뒤의 무릎은 구부러지지 않도록 주의하고,
앞발은 바닥에 수직으로, 상체도 똑바로 세
우고 허리를 깊게 숙인다.

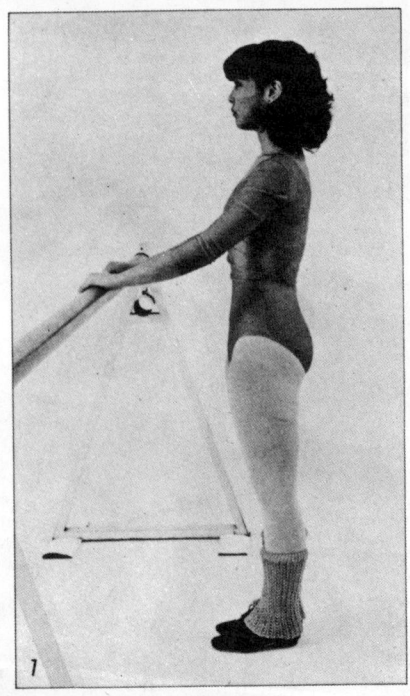

콘트럭션 & 리럭스

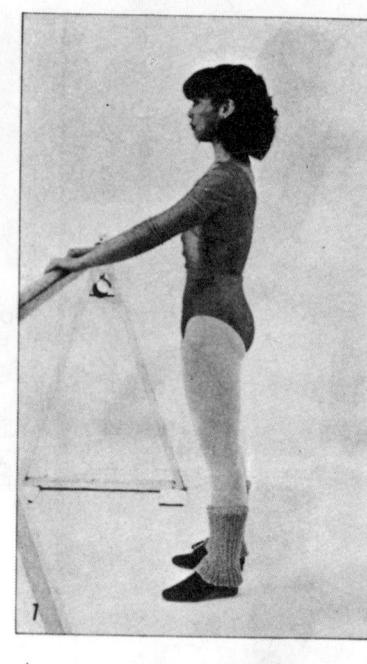

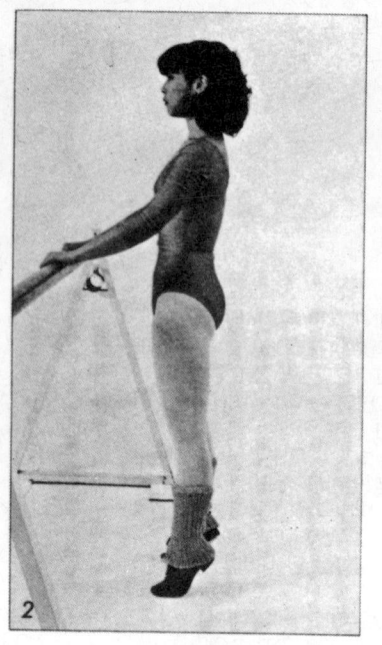

POINT & MO-VEMENT

　상반신을 유연하게 하는 훈련이다. 콘트럭션 응용의 첫걸음이다.
1. Parallel Seco-nd Position 으로 선다.
2. 그대로 다리를 업(Up).
3. 상체가 자빠지지 않게 무릎을 깊이 구부린다. 발꿈치도 떨어지지 않게 주의한다
4. 허리가 뜨지 않도록 콘트럭션 한다. 허리 위에 머리가 오도록.
5. 허리를 콘트럭션 한 채, 상반신을 뒤로 리럭스 시킨다.
6. 구부린 무릎을 서서히 편다.
7. 처음 상태로 돌아간다.

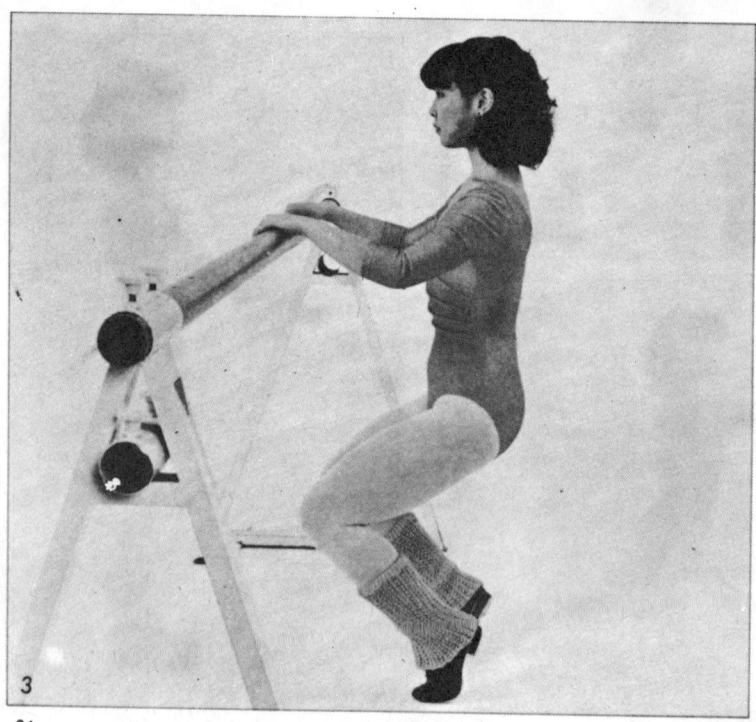

24

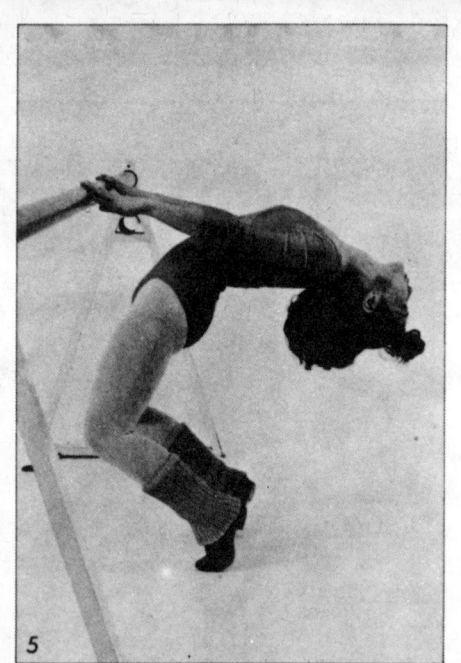

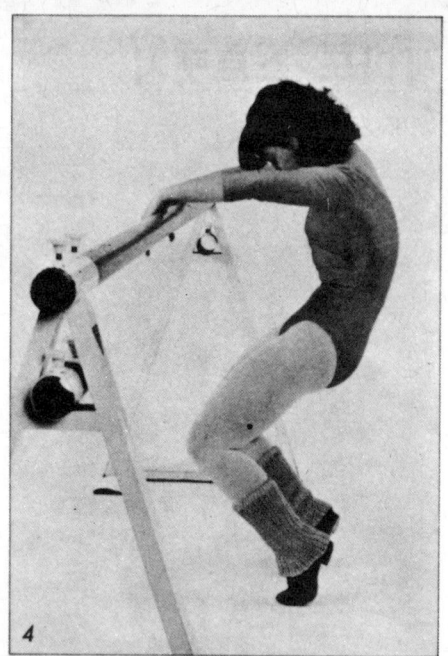

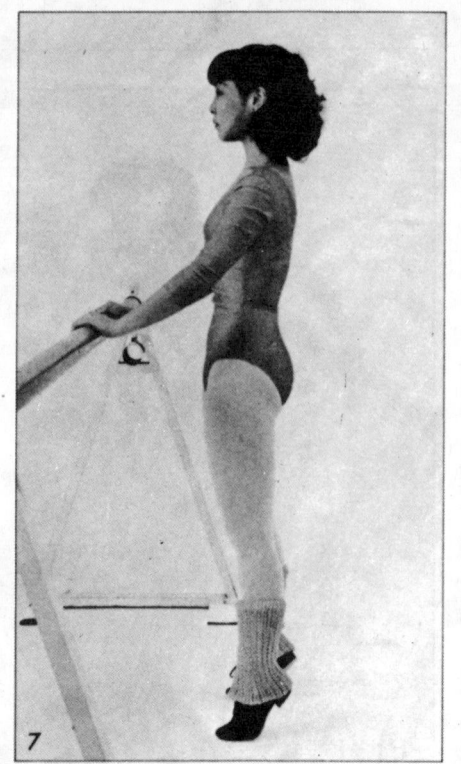

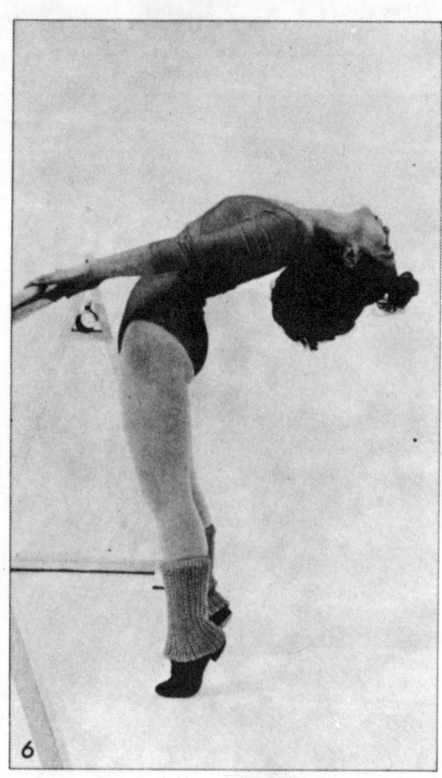

사이드 스트렛치

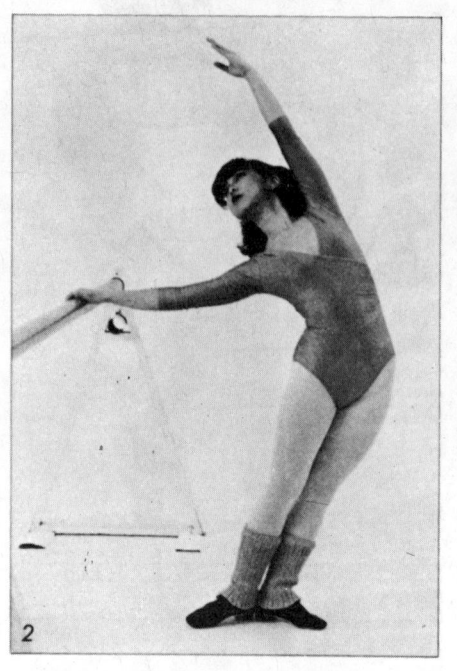

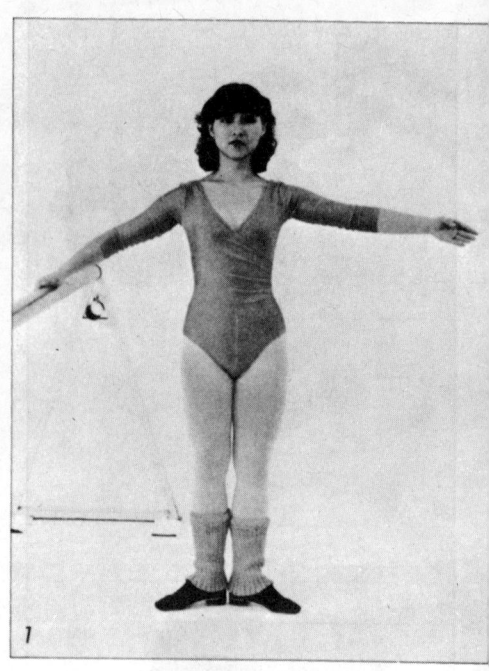

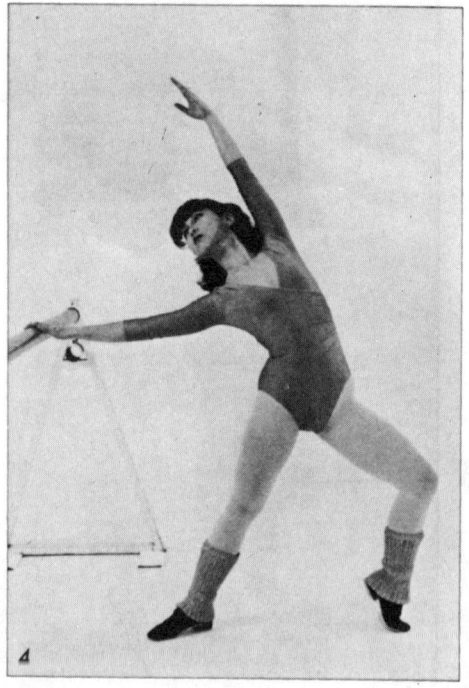

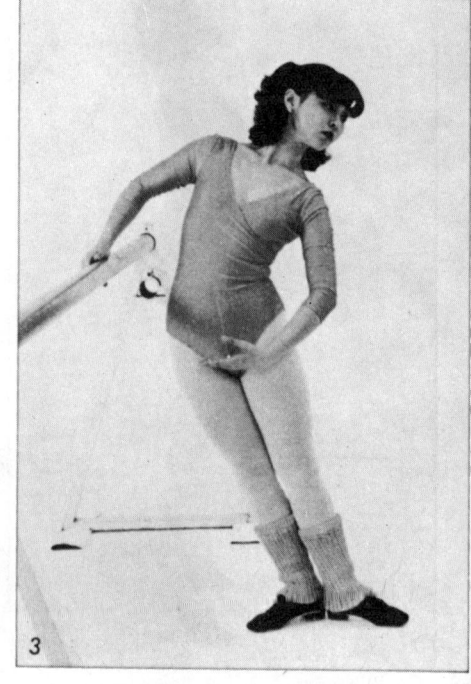

POINT & MOVEMENT

손과 머리를 밸런스있게 움직이면서 팔을 내린다.
1. Open First Position으로 선다.
2. 손끝, 팔꿈치를 위로 뻗고 허리를 왼쪽으로 내밀듯이 겨드랑이를 편다.
3. 옆구리가 움추려들지 않게 하고, 올린 팔을 얼굴 앞을 거쳐 내린다. 허리는 바깥으로 당기듯이
하고 얼굴은 밖을 향한다. 양발은 떨어지지 않도록 딱 붙인다.
4. 왼발을 크게 옆으로 내, 무릎을 구부리고, 겨드랑이를 편다. 이 때 발꿈치를 올리고 무릎은 옆
을 향하여 한다.
5. 다시 양발을 붙여 3과 같은 상태로 한다. 6. 이번에는 오른발을 턴인(Turn In) 시켜, 팟세.
7. 3, 5와 같다. 8. 발을 턴아웃(Turn Out) 시켜 팟세로 편다.

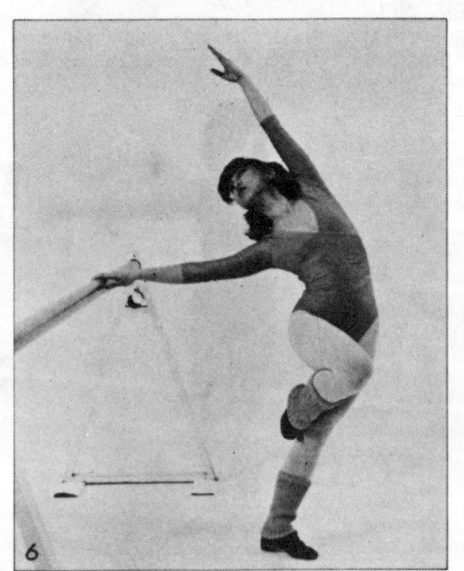

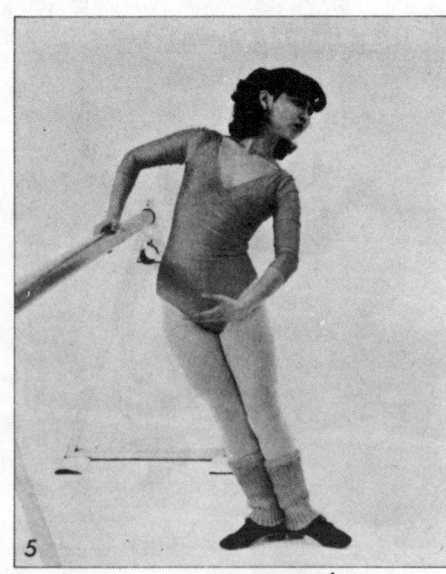

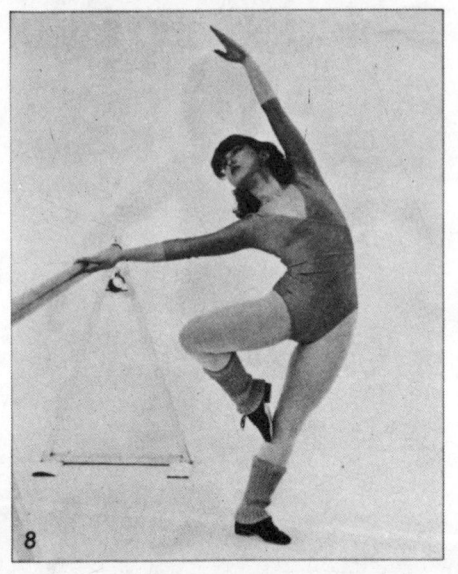

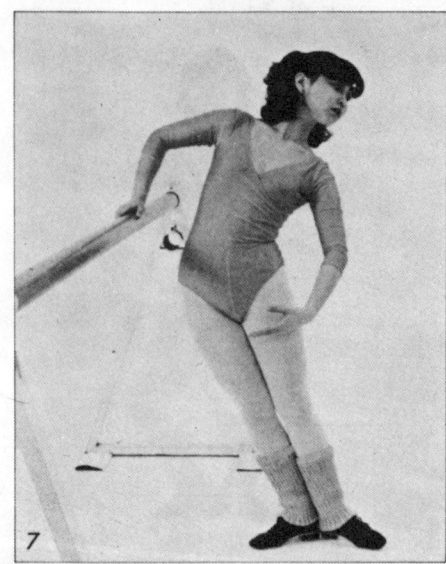

쁘리에와 포올드브라

이 두가지는 수용의 기본이다. 쁘리에는 발을 단련하여 스텝을 유연하게 밟도록, 또 포올드브라는 팔이 아름답게 움직이도록 보디와 함께 트레이닝 한다.

FIRST POSITION

POINT & MOVEMENT

1. Open First Position 으로 선다.
2. 무릎을 발끝과 같은 방향으로 부드럽게 구부린다. 발꿈치가 올라가지 않게 제일 깊은 위치까지 구부린다. 동시에 손도 서서히 내린다. 듀 쁘리에 라고 한다.
3. 무릎을 다시 깊이 구부린다. 발끝은 무리하게 돌리려 하지 말 것. 손도 이대로, 이것을 그랑 쁘리

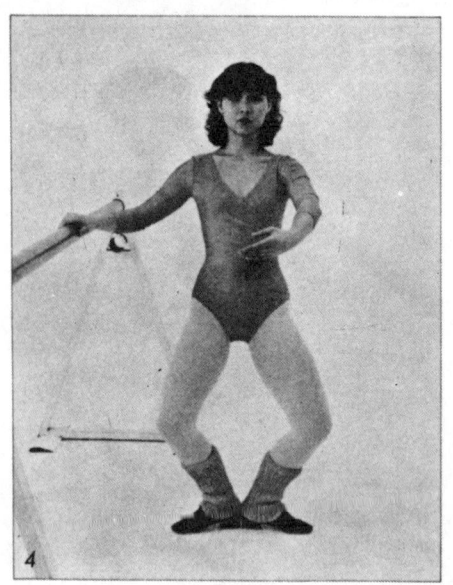

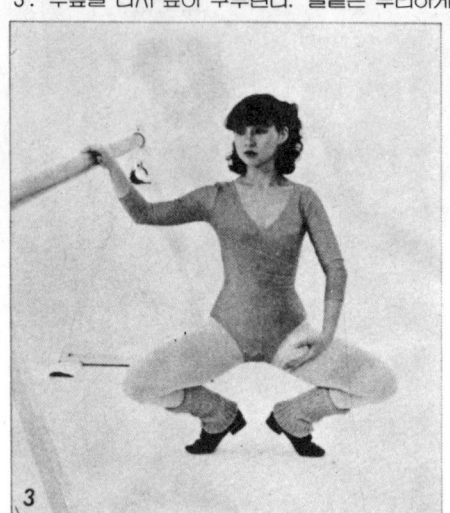

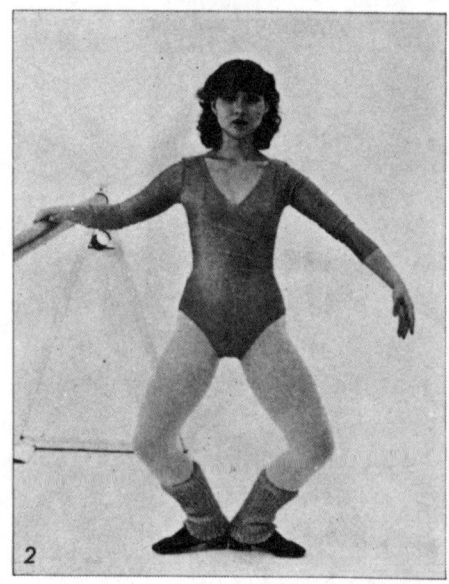

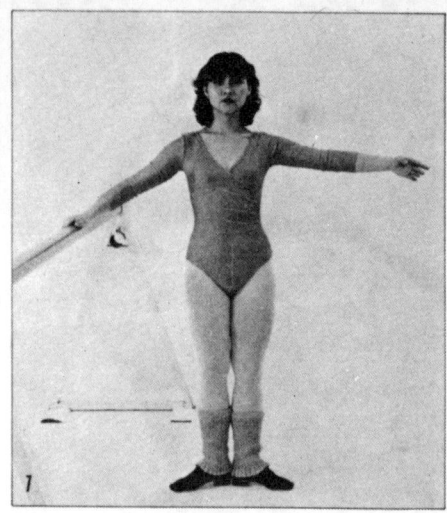

에라 한다.

4. 그랑 쁘리에에서 우선 발꿈치를 먼저 붙이고, 듀 쁘리에로 돌아간다. 이때 손을 가슴 앞으로 가져온다. 그리고 최초의 자세 1로 돌아간다.

SECOND POSITION
POINT & MOVEMENT

1. 바를 향해 Open Second Position 으로 선다.
2. 발꿈치를 올리고, 무릎을 깊이 구부린다. 양무릎이 앞으로 쓰러지지 않게 주의하여 가능한 만큼 허리를 내린다.
3. 전신을 펴고 제일 높은 자세가 되게 똑바로 선다.
4. 배가 앞으로 나오지 않게 조이면서 가슴에서 뒤로 젖힌다.

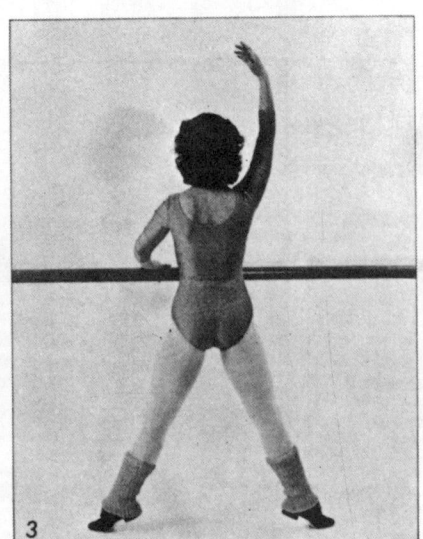

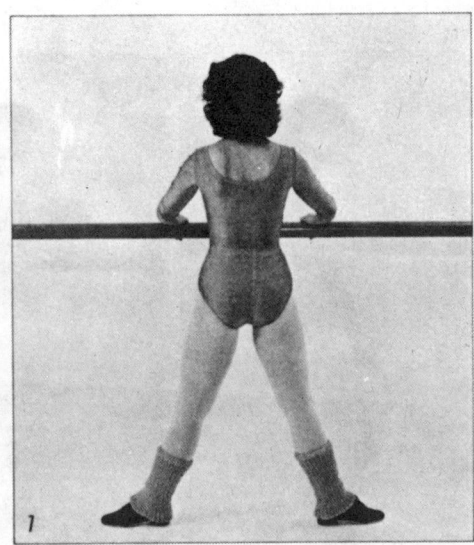

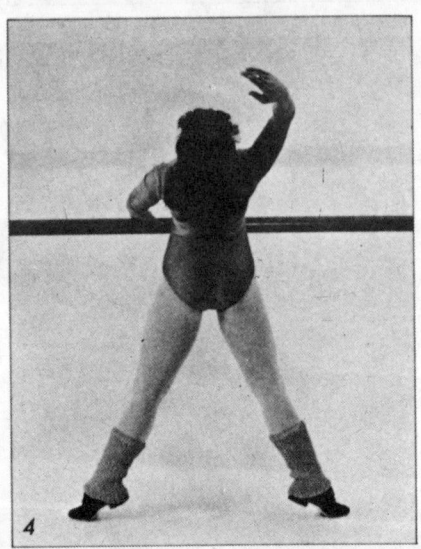

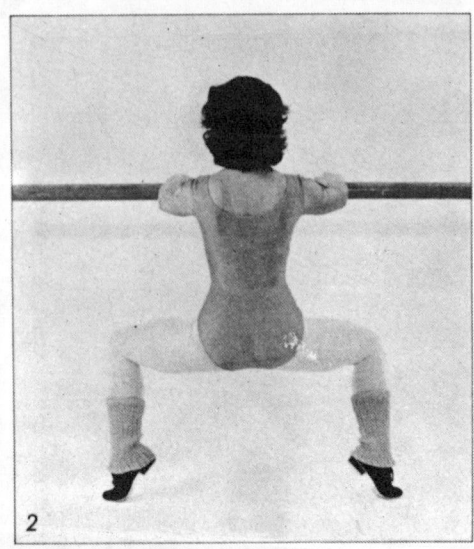

FOURTH & FIFTH POSITION
POINT & MOVEMENT

1. Open Fourth Position으로 선다. 한발짝 만큼 떼고, 양발을 앞뒤로 벌리고 힙(Hip)이 나오지 않게 골반을 세우고, 허리,위치가 바와 직각이 되게 선다.

2. Open Fifth Position. 왼발 뒤꿈치와 오른발끝이 딱 붙게 선다. 이 때 힙(Hip)이 나오기 쉬우므로 특히 허리를 똑바로 세운다. 2~6의 요령은 First Position의 쁘리에와 같다.

7. 발꿈치를 올렸을 때는 양무릎을 조여 한점에서 상체를 떨군다. 이 때 허리의 위치가 뒤로 가지 않게 주의한다. 발꿈치도 떨어지지 않게 주의한다.

8. 허리에서부터 서서히 상반신을 일으키고, 똑바로 선다.

9. 허리 위치가 변하지 않게 가슴에서부터 마음껏 크게 뒤로 젖힌다.

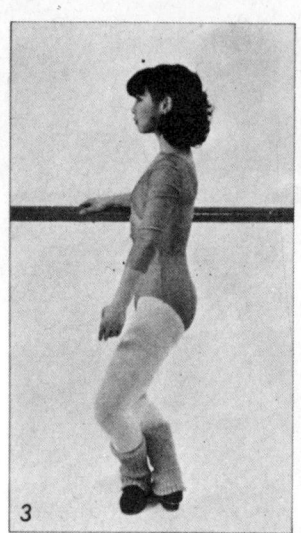
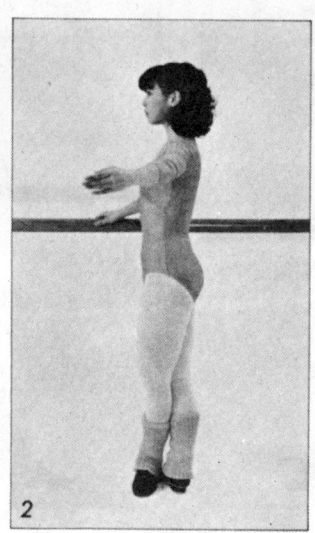
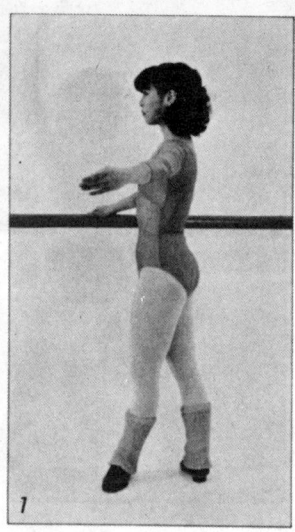

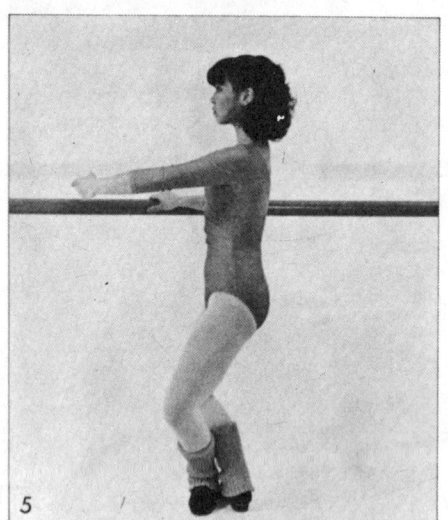
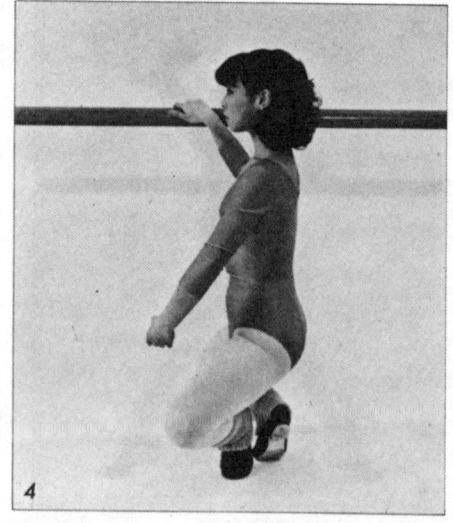

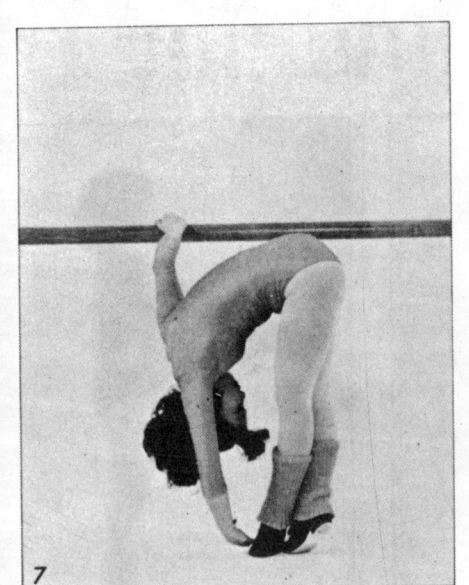

7

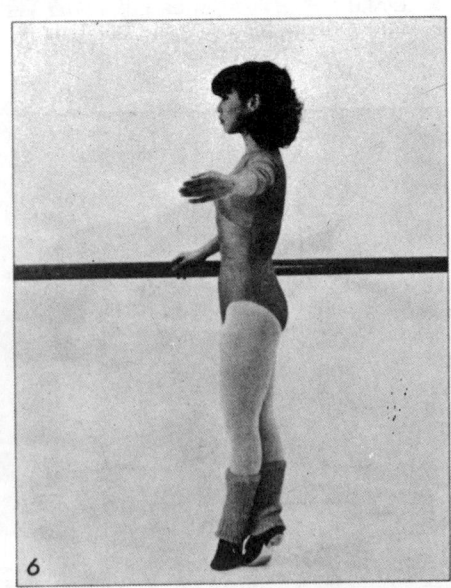

6

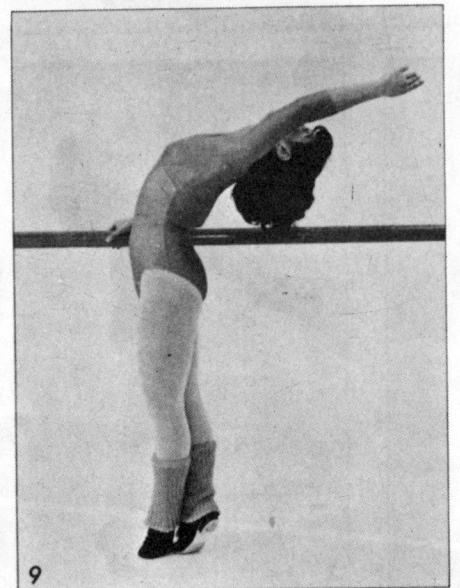

9

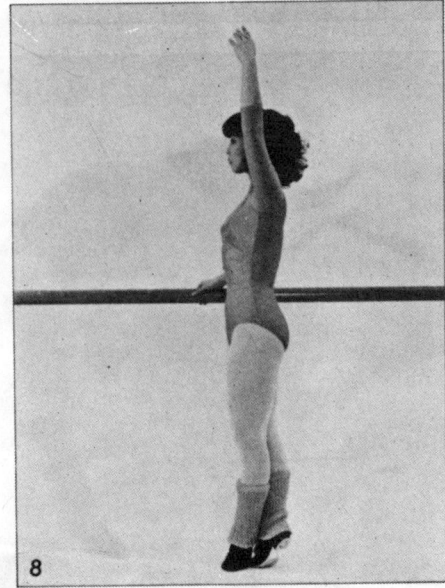

8

패럴렐 림버링

POINT & MOVEMENT

등근육과 다리 안쪽 근육의 하드 스트렛치(Hard Stretch)이다.

1. 오른발을 바에 올린다. 바에 올려놓은 오른발의 무릎이 위를 향하게 하고, 발끝을 편다. 등을 펴고 허벅지와 가슴이 붙게 하고 선다.
2. 등이 휘지 않게, 또 가슴이 허벅지에서 떨어지지 않게 천천히 무릎을 편다.
3. 받치고 있는 왼발꿈치를 올리고, 상체를 뒤로 젖힌다.
4. 다시 상반신을 잡아 늘이면서 무릎을 편다.

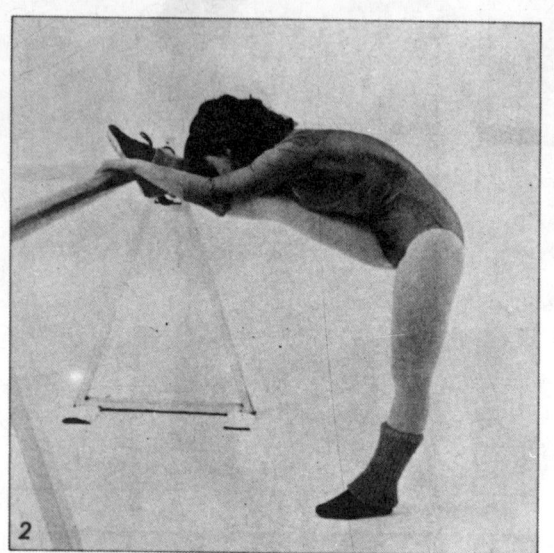

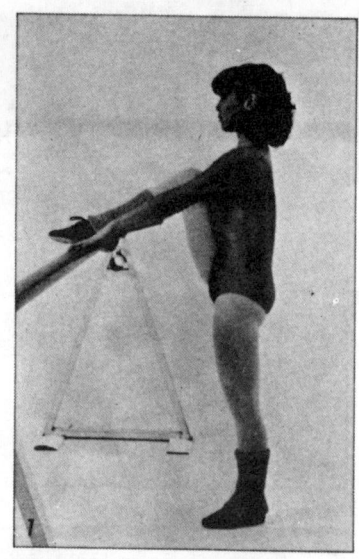

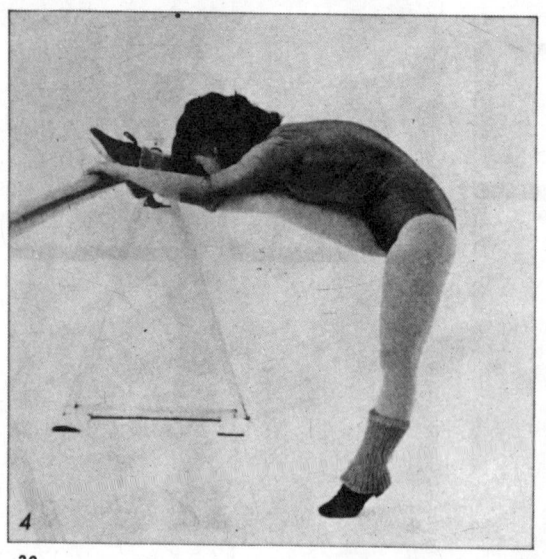

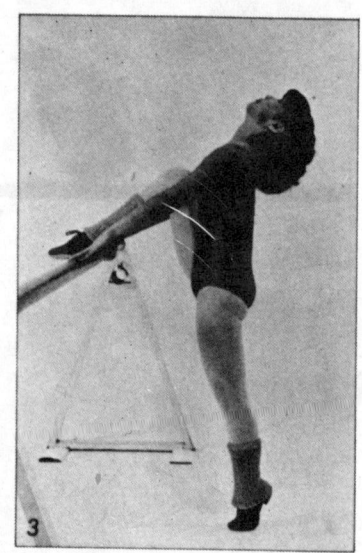

킥 & 버트맨

재즈댄스에서는 '킥'이라는 것을 자주 사용한다. 이것은 먼저 무릎을 올리고, 발끝을 편다. 버트맨은 올리는 발의 무릎을 구부리지 않고 크게 흔들어 올리는 방법이다. 이 두종류를 잘 사용하면 발을 올리는 동작에 요령이 생기고 동작을 다양하게 할 수 있다.

FRONT

POINT & MOVEMENT

1. 발은 Parallel Position으로 뒷발을 펴고, 발꿈치를 바닥에 붙인다. 상체는 똑바로.
2. 뒷발의 무릎을 높이 올리고, 곧 발끝을 편다. 이것을 발꿈치를 업한 상태에서도 시도해 보자. 이것이 프론트 킥이다.

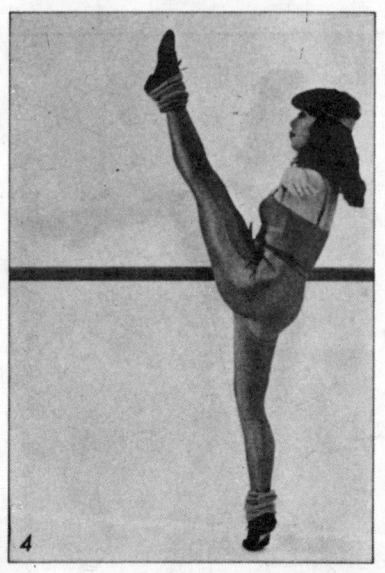

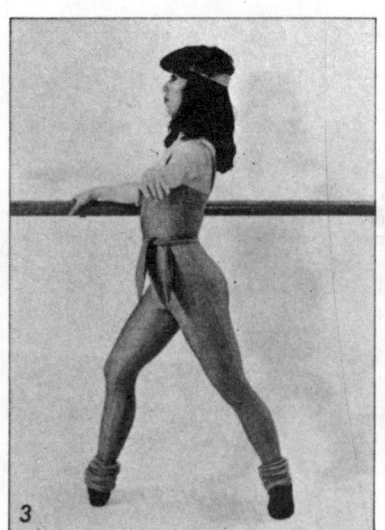

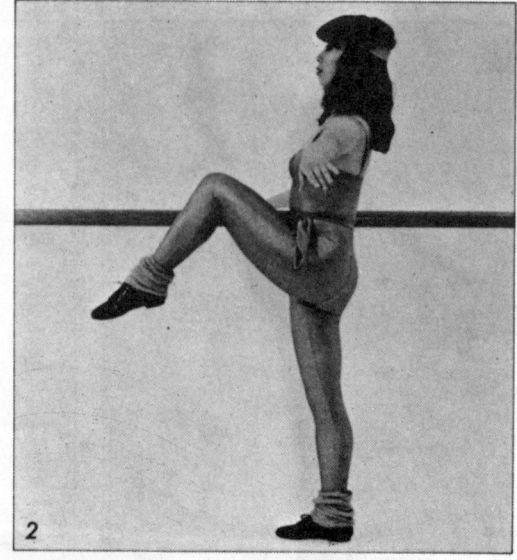

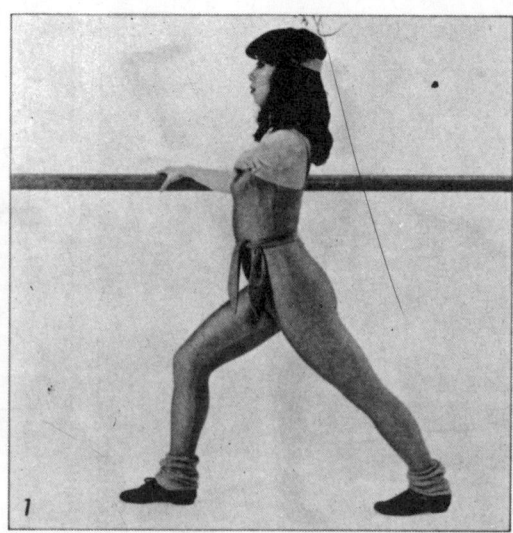

3. Open Fourth Position으로 뒷발의 무릎을 편다.
4. 뒤의 무릎을 구부리지 않고 그대로 앞으로 흔들어 올린다. 이 때 등이 내려가지 않게 주의한다.
이것이 프론트 버트맨이다.

SIDE

POINT & MOVEMENT

1. 스타트 위치이다. 허리선은 바에 직각으로 뒤에 무릎을 펴 상체를 똑바로 세운다.
2. 왼쪽 무릎을 옆으로 올리고 발끝을 편다 ㅡ사이드 킥.
3. 1의 자세에서 플렉스로 사이드 버트맨, 가능한 한 다리를 올린쪽의 허리가 올라가지 않게 주의한다.
4. 1의 자세에서 포완트로 사이드 버트맨.

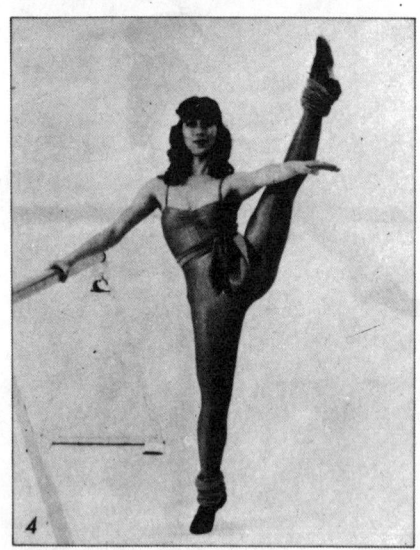

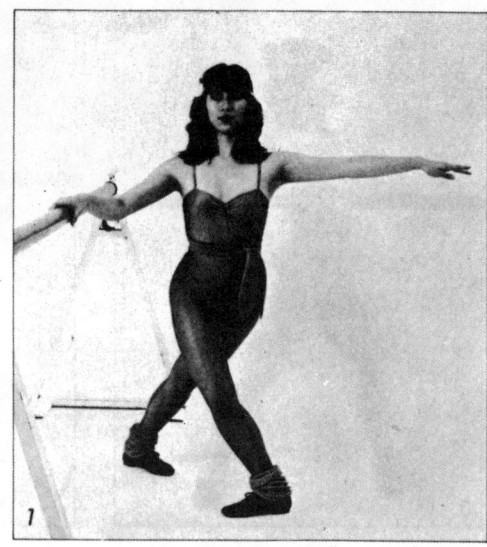

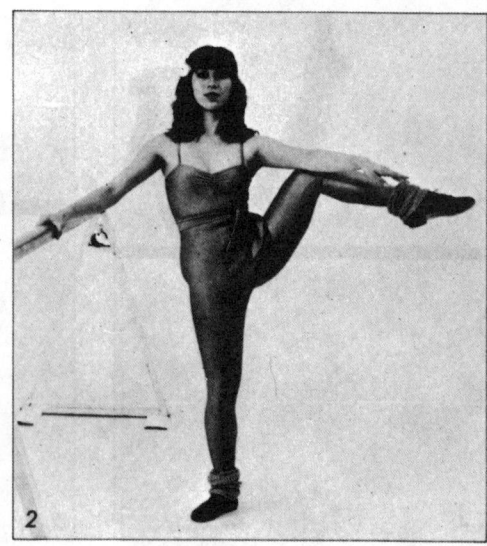

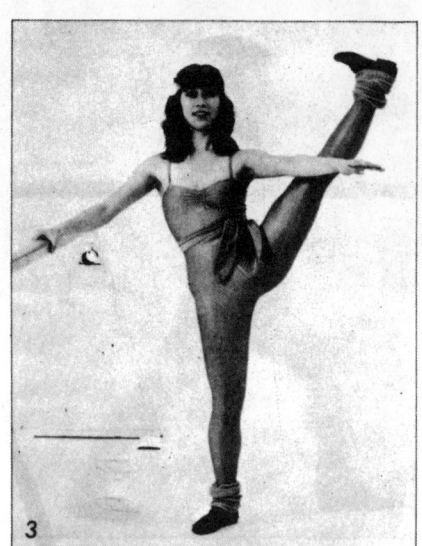

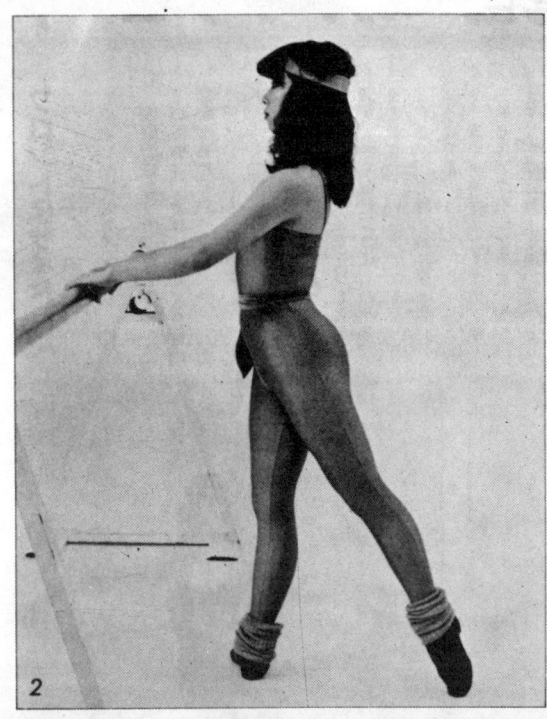

BACK
POINT & MOVEMENT
1. 바를 향해 Open Fifth Position으로 선다.
2. 왼발끝이 마지막으로 바닥에서 떨어지는 순간이다.
3. 발끝을 편 채, 왼발을 높이 흔들어 올린다. 감각적으로는 발목에서 끝을 올리는 것이 아니라 허벅지를 흔들어 올리는 기분으로 한다.

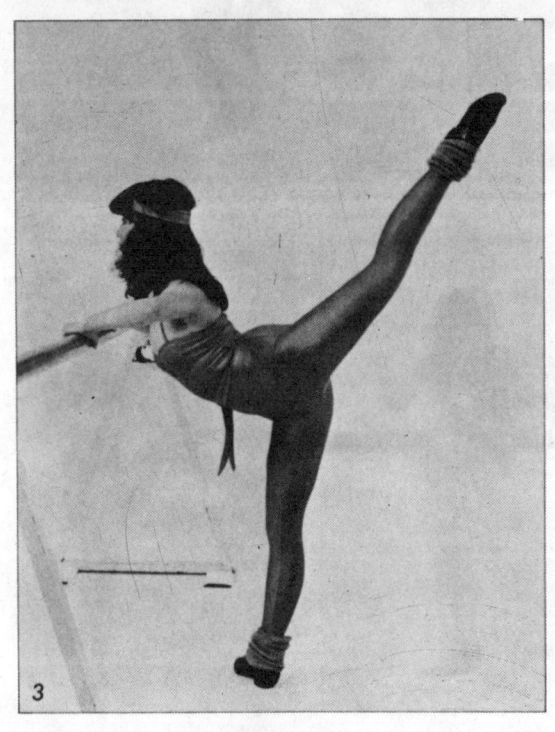

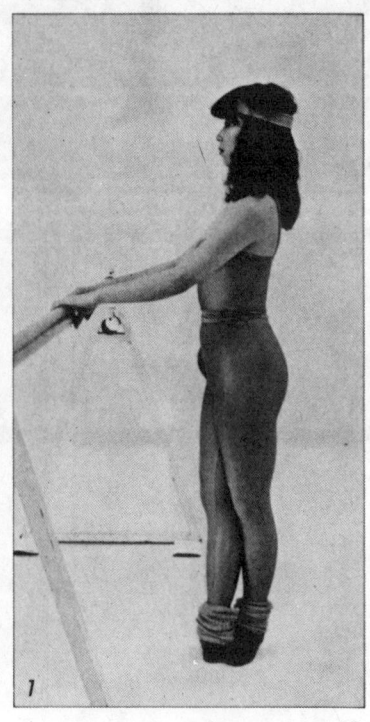

사방으로의 아티튜우드

FRONT & SIDE
POINT & MOVEMENT

다리관절의 모든 방향에 대한 유연과 거기에 연동하는 등근육의 증강이 목적이다.

1. 바에 대해 옆에 위치하고, 발을 바에 올려 가볍게 오른발 무릎을 굽히고, 발끝을 똑바로 편다. 발을 올린 쪽의 허리가 올라가지 않게 하면서, 지탱하고 있는 발을 쁘리에한다. 오른무릎이 앞으로 기울지 않게 주의.

2. 등을 편 채로 상체를 앞으로 수평이 될 때까지 숙인다. 오른무릎은 위를 향하고 있을 것. 그 후, 상반신을 위로 펴면서 뒤로 젖힌다.

3. 밸런스를 확인하게 양손을 떼고 또한 발을 바에서 떼고 지탱한다.

4 - 5. 바를 향해 오른발의 발꿈치가 몸의 센타에 오게 발을 바에 올려놓고, 무릎을 가능한 한 내린다. 상체의 요령은 옆의 경우와 같다.

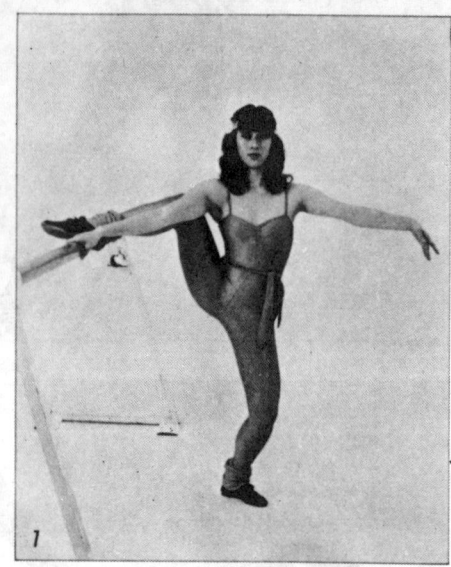

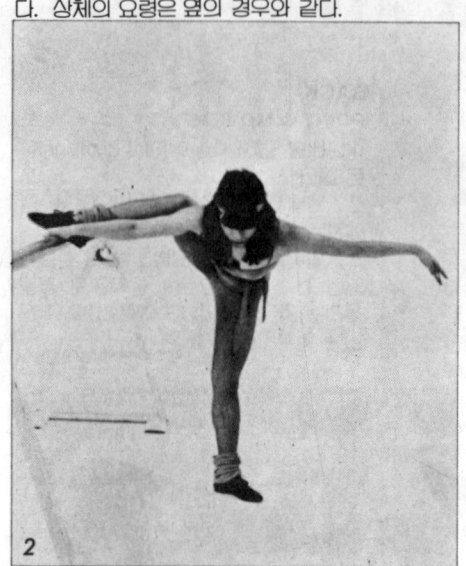

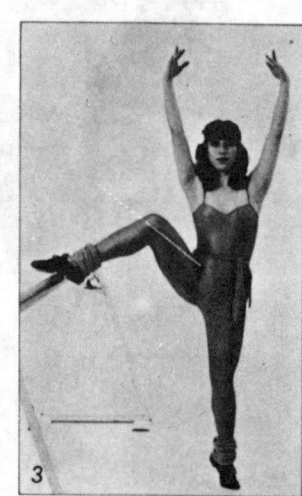

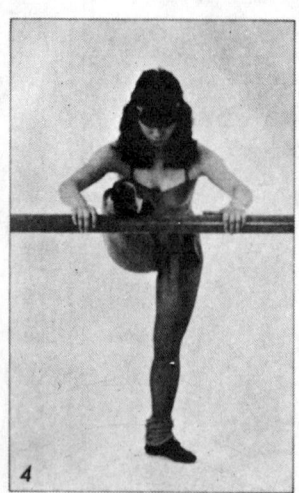

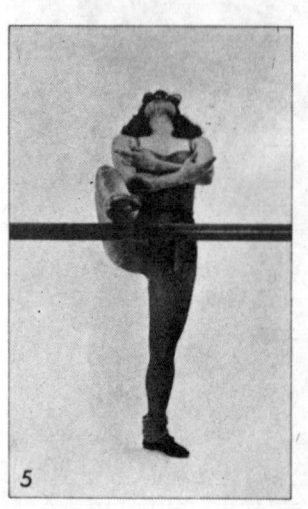

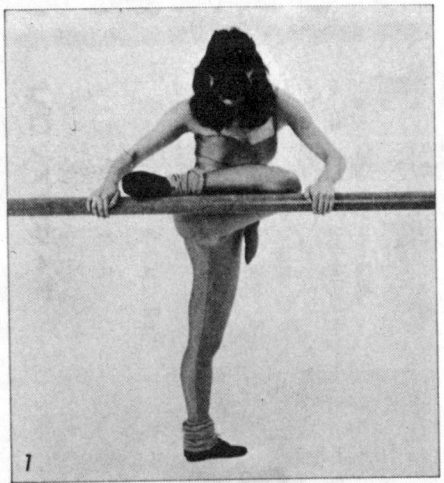

OUTSIDE & BACK

POINT & MOVEMENT

1 - 2. 다리관절을 턴인(Turn In)하여 발을 바에 올려놓고, 발꿈치와 엉덩이가 닿게 한다. 상체는 바와 마주하게 노력한다. 역시 앞뒤로 젖히고, 밸런스를 취해 본다.

3. 바에 등을 향하고 오른발목을 바에 걸치고, 또한 양무릎이 붙게 한다.

4. 바에서 손이 떨어지지 않게 상체를 내려 가슴과 허벅지를 붙인다.

5. 상체를 일으키고, 발꿈치를 올려 무릎을 깊이 구부리고 고개가 발에 닿을 정도로 젖힌다.

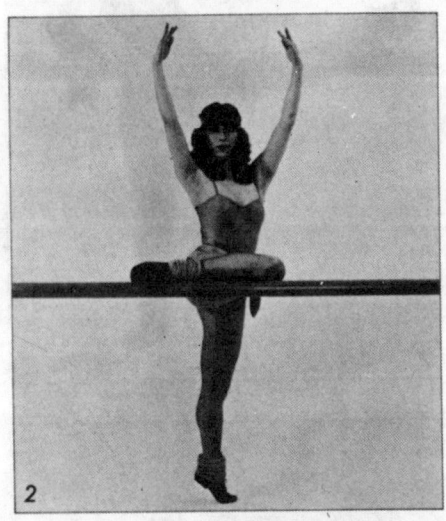

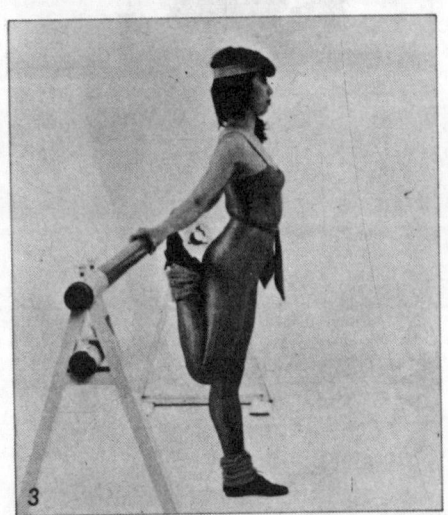

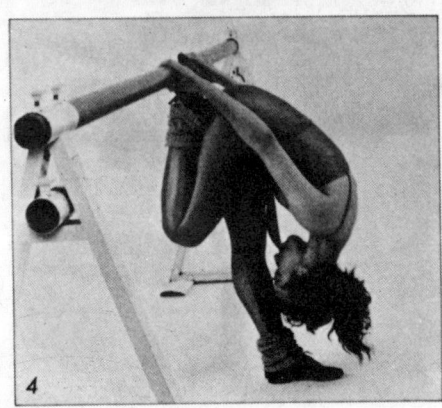

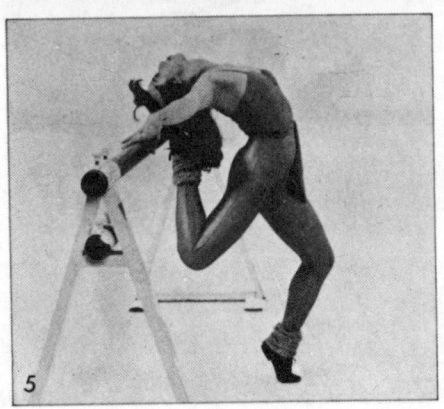

림버링

FRONT & SIDE

POINT & MOVEMENT

　바를 사용한 신장율(伸張律)이 최대의 스트렛치이다.
1 - 2. 오른발을 바에 올리고, 가능한 한 상체를 전후로 크게 편다. 발끝을 항상 펴고 있을 것.
3 - 4. 사이드의 경우는 엉덩이가 뒤로 가지 않게 주의.

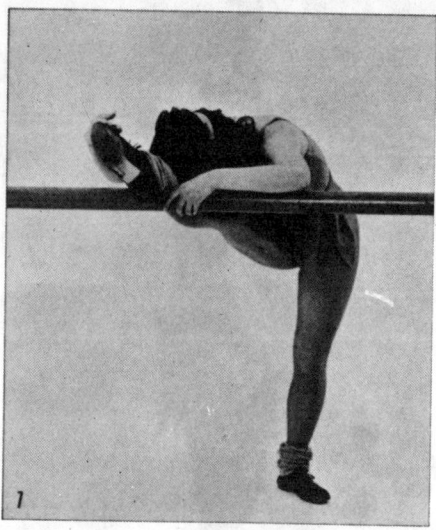

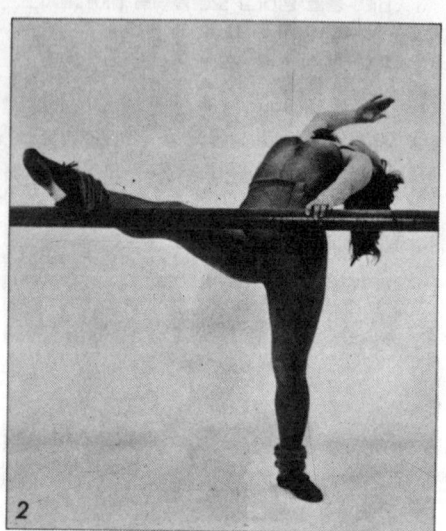

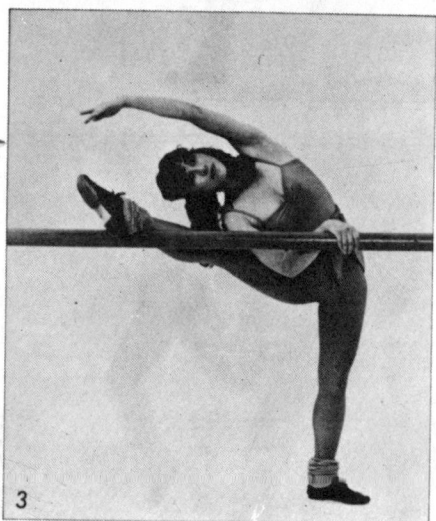

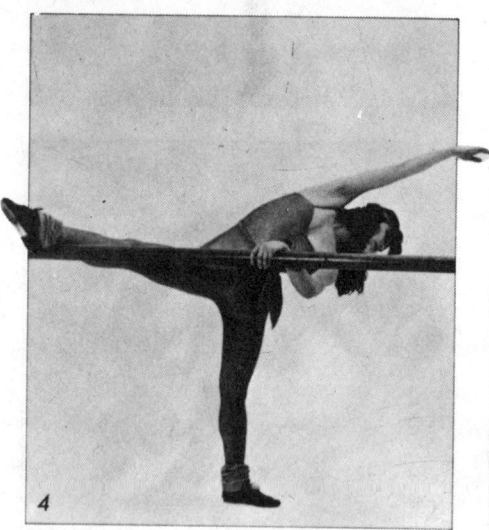

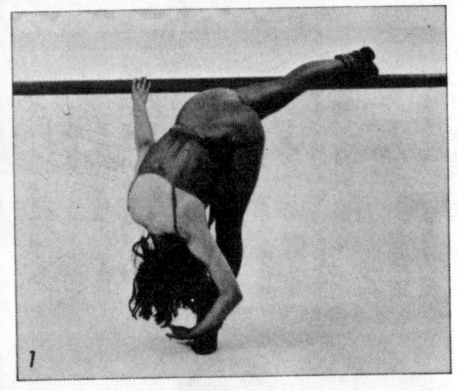

BACK & GRASPHEEL

POINT & MOVEMENT

1 - 2. 뒷발이 등골의 센타에 오게 주의한다.
3. 왼발의 발꿈치를 손으로 들고, 서 있는 쪽
발을 뽀리에.
4 - 5. 서 있는 쪽의 오른발을 펴면서 들고 있
던 왼발을 옆으로. 다시 플렉스로 하여 자기 귀
쪽으로 끌어당긴다.

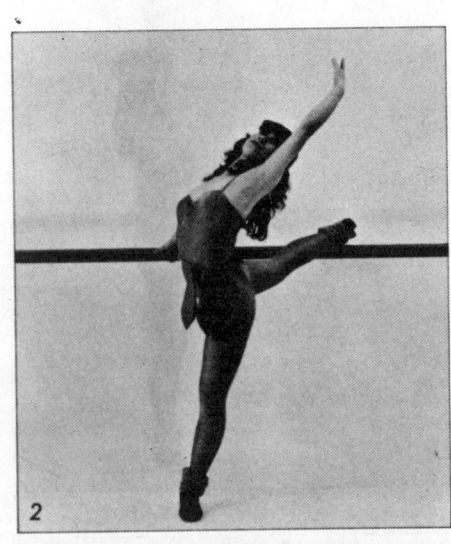

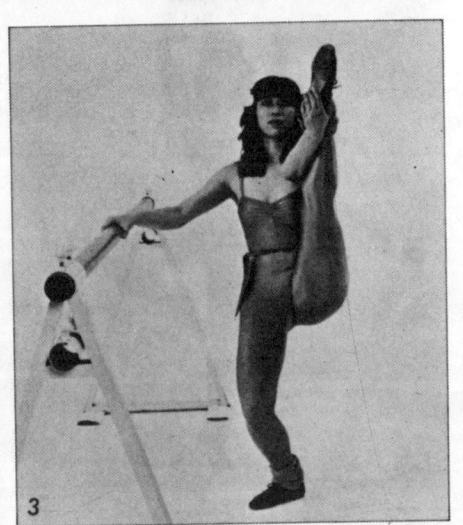

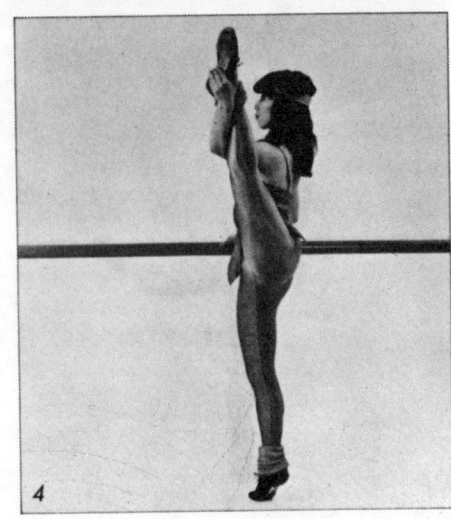

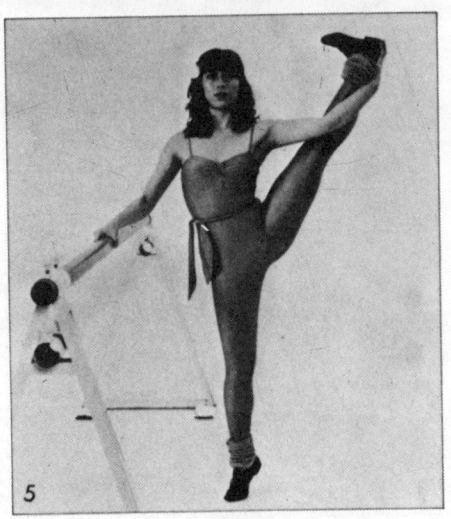

밸런스

POINT & MOVEMENT

 이것도 댄스테크닉에서는 고등(高等)의 부류로 전신이 밸런스있게 단련되지 않으면 할 수 없다. 양발 밸런스와 한쪽발 밸런스가 있는데, 여기서는 대표적인 한쪽발 밸런스를 소개한다. 처음에는 바를 사용해 서고, 나중에 손을 떼어 본다.
 1. 팟세밸런스. 왼쪽무릎을 높이 들고, 발끝을 오른무릎에 댄다. 팟세한 발은 앞으로 오지 않게 마음껏 벌린다.
 2. 아티튜드 언너번에서의 밸런스.
 3. 아티튜드 아라스곤드의 밸런스.

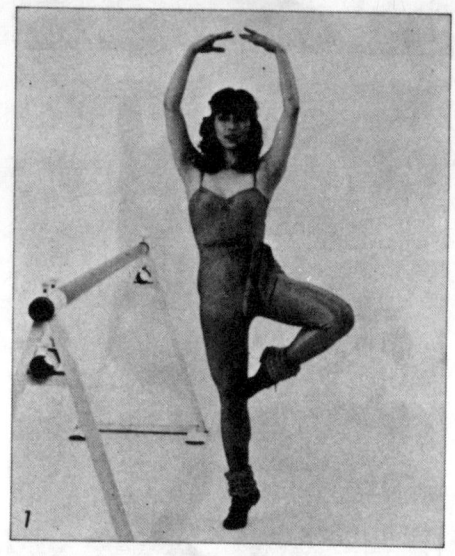

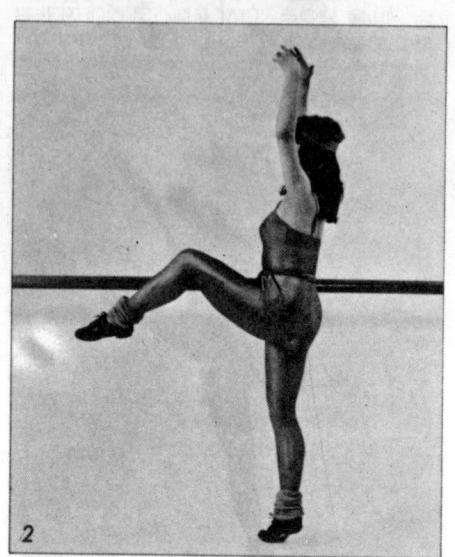

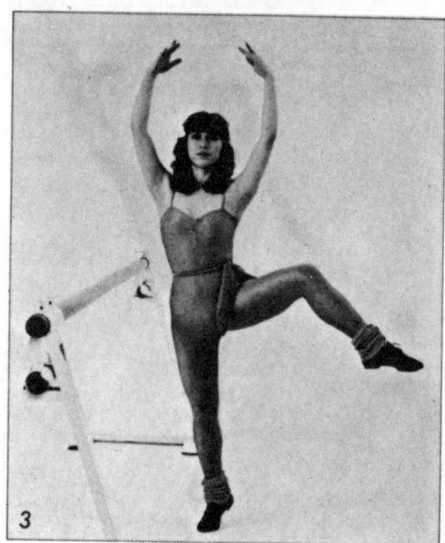

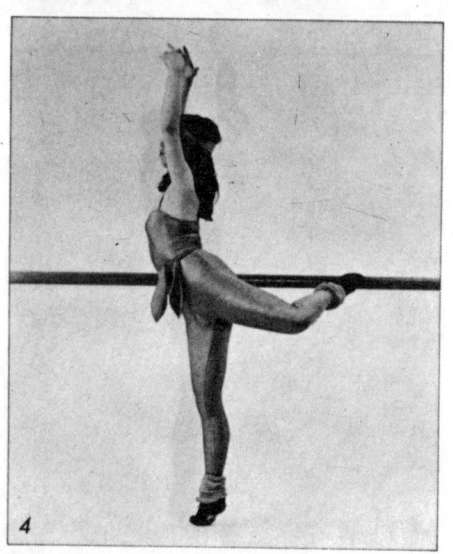

4. 아티튜우드 언너리에르의 밸런스. 이들 아티튜우드의 밸런스는 무릎을 약간 구부리고 높이 들어
그 발은 턴아웃한다.
5. 아라베스크의 밸런스. 뒤의 무릎을 펴고 있는 것에 주의.

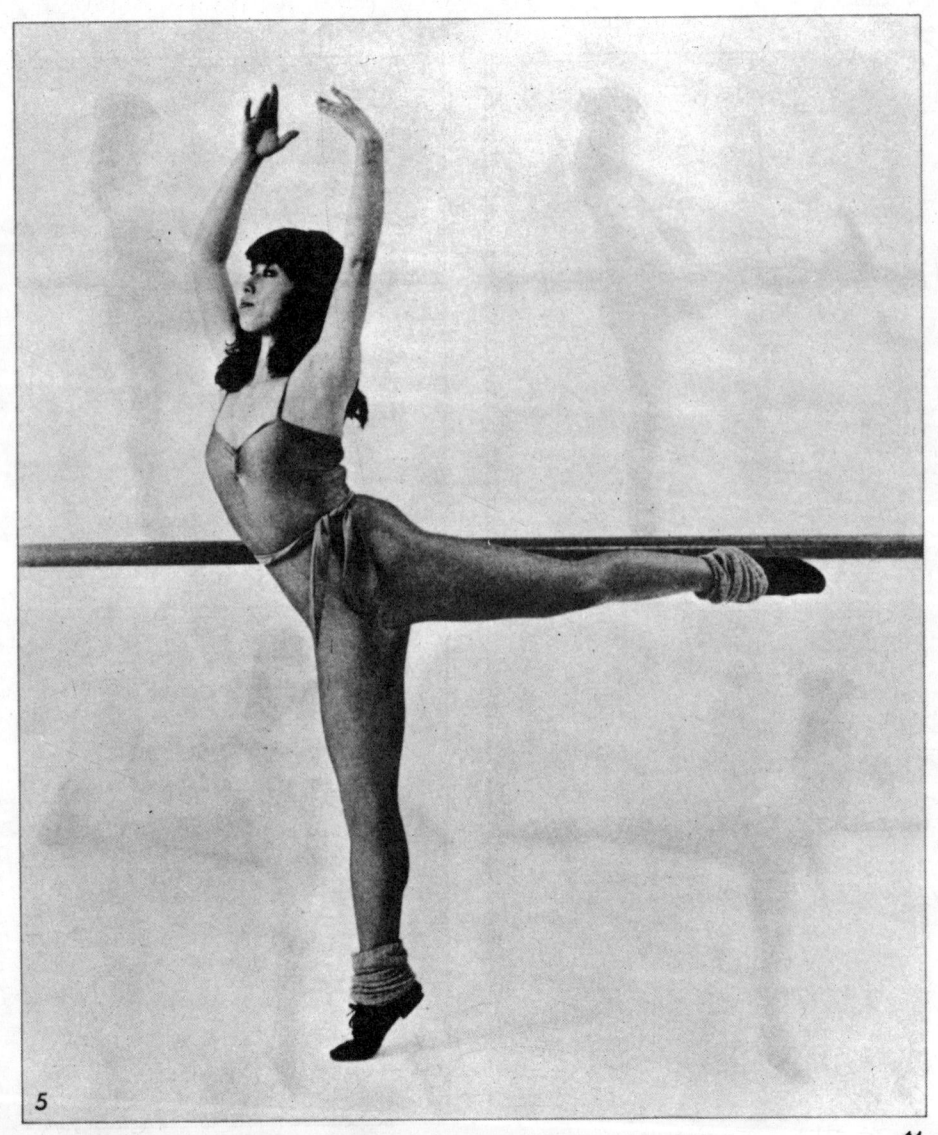

5

킵(KEEP)

POINT & MOVEMENT

근력의 지속성을 키우는 운동으로 보다 높이, 보다 길게 발을 킵(Keep) 한다. 대체로 팟세에서 앞·옆·뒤로 발을 편다.
1. 발을 앞으로 포완트로 편 상태.
2. 앞의 플렉스.
3. 옆의 플렉스.
4. 뒤의 포완트. 이 포오즈를 아라베스크 라고 한다.
   이상은 Open Stance에서의 킵(Keep) 이지만, 당연히 Parallel Stance에서도 앞·옆·뒤로 킵할 수 있다.

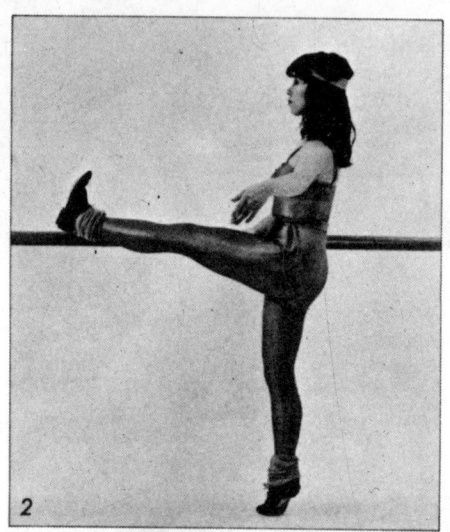

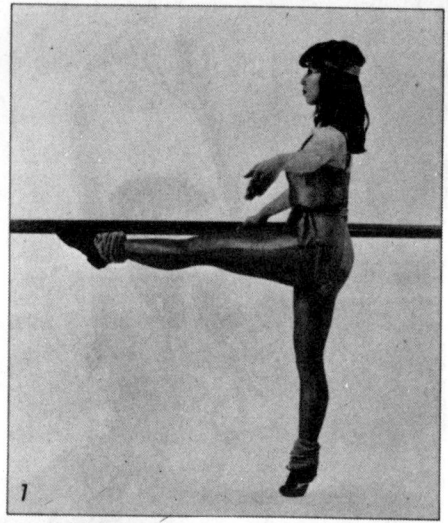

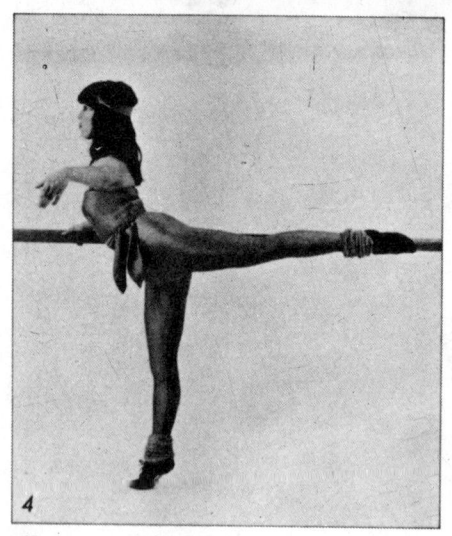

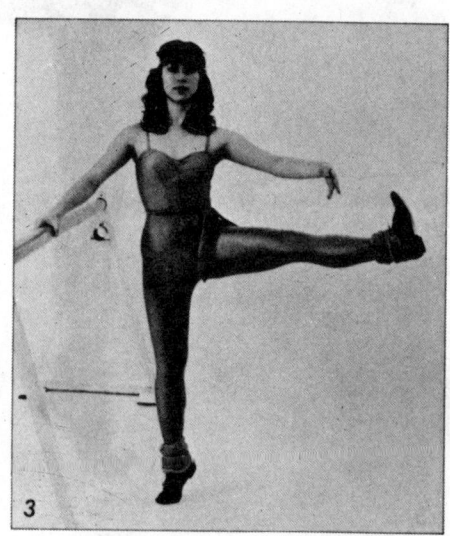

토탈 레슨

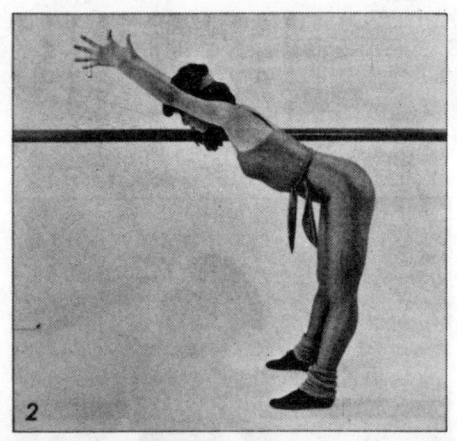

POINT & MOVEMENT

지금까지 레슨해 온 바를 사용한 스트렛치의 응용이다. 일련의 순서로 되어 있으므로 스무스 하게 몇 번이고 반복해 한다.

1. Parallel Second Position으로 선다.
2. 상체는 똑바로 한 채 바와 수평이 될 때까지 수그린다.
3. 팔은 손가락끝까지 쭉 편다. 발꿈치는 업(u-p).
4. 그대로 양무릎을 깊이 구부린다.

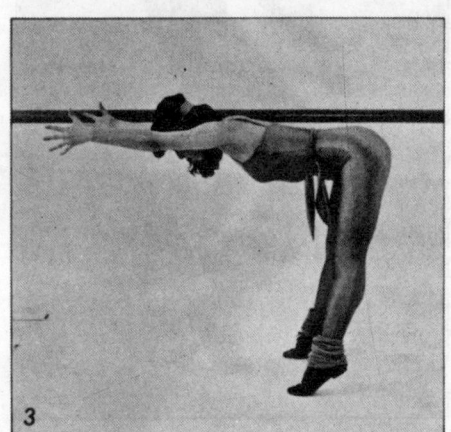

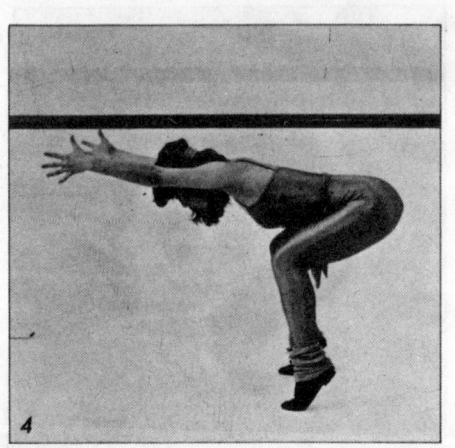

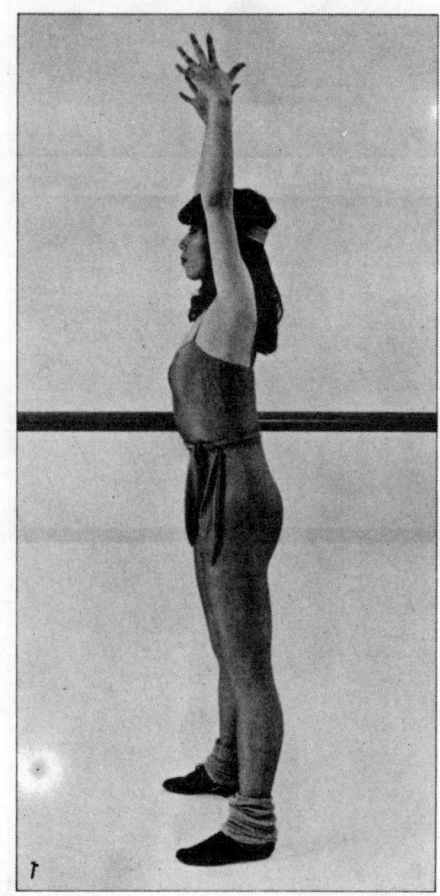

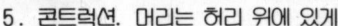

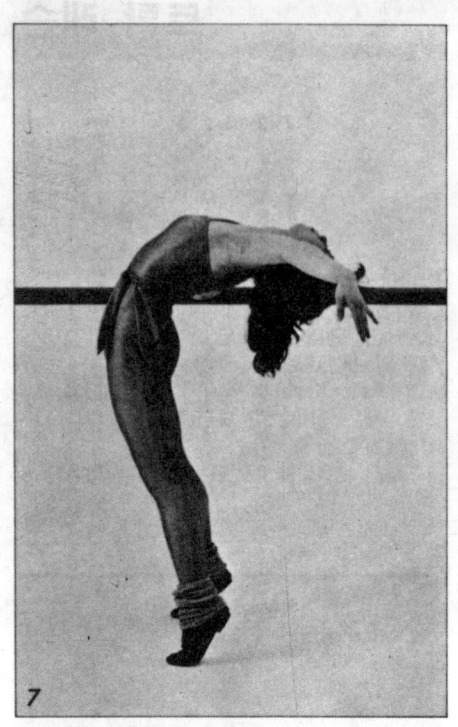

5. 콘트럭션. 머리는 허리 위에 있게.
6. 뒤로 크게 리럭스한다. 머리를 바닥에 대는 기분으로.
7. 하반신에서부터 서서히 편다.
8. 처음의 똑바로 선 상태로 돌아간다 (8카운트로 해 본다. 사진넘버와 카운트는 같다).

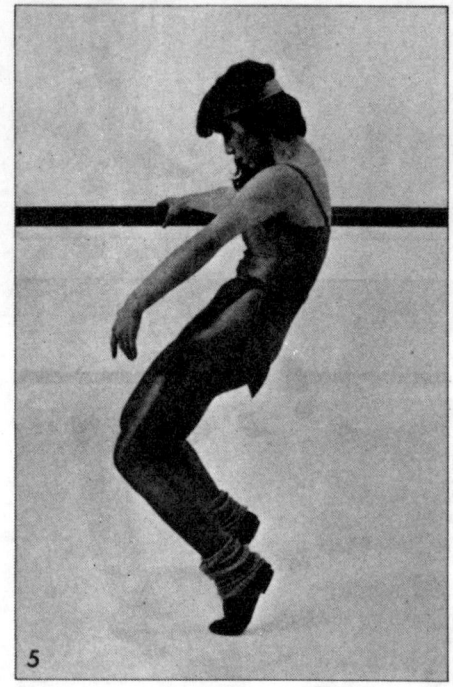

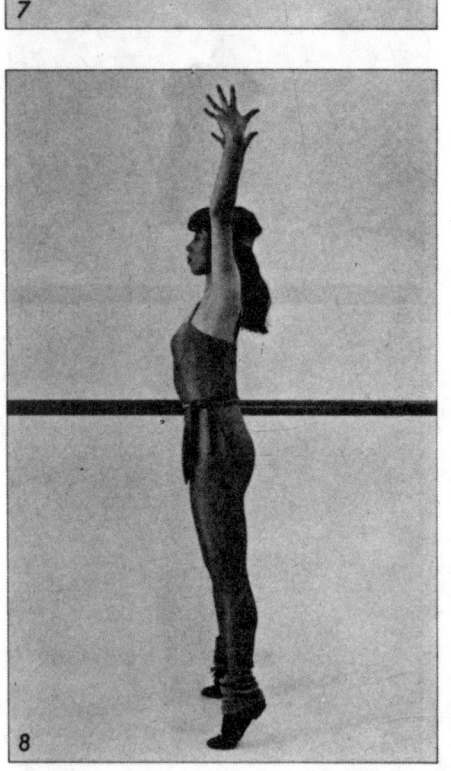

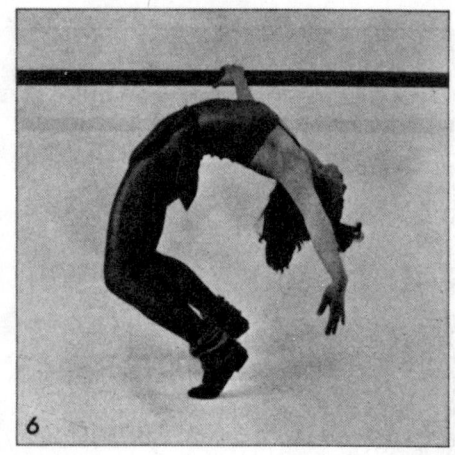

제3장 Lesson 3
바닥에서의 기본운동

모든 움직임을 이용하여 표현의 가능성을 높이기 위해서는 서서 하는 운동만으로는 불충분하다. 당연히 무릎을 붙이기도 하고, 앉기도 하고, 구르기도 하는 동작도 필요하게 된다. 그러기 위해서는 마루를 이용한 움직임이 필요해진다. 여기서는 그 대표적인 엑서사이즈(Exercise)를 소개한다.

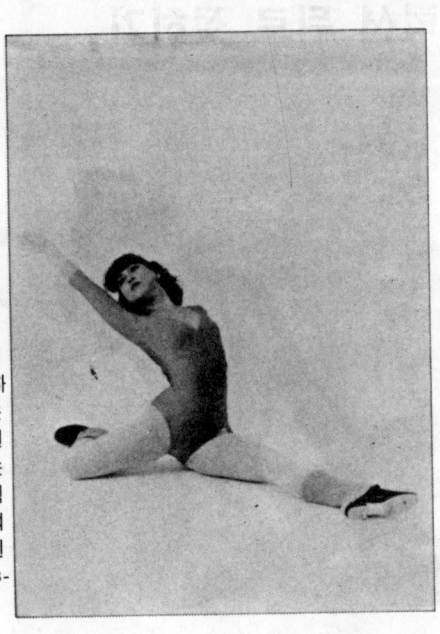

플렉스에서의 스트렛치

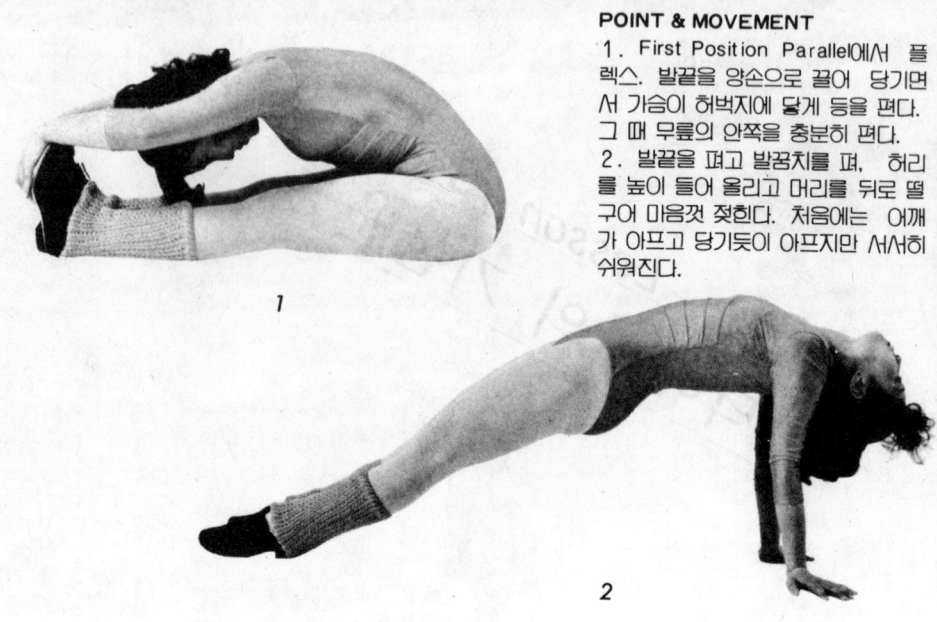

POINT & MOVEMENT

1. First Position Parallel에서 플렉스. 발끝을 양손으로 끌어 당기면서 가슴이 허벅지에 닿게 등을 편다. 그 때 무릎의 안쪽을 충분히 편다.

2. 발끝을 펴고 발꿈치를 펴, 허리를 높이 들어 올리고 머리를 뒤로 떨구어 마음껏 젖힌다. 처음에는 어깨가 아프고 당기듯이 아프지만 서서히 쉬워진다.

콘트럭션 뒤로 젖히기

POINT & MOVEMENT

1. 좌우 발바닥을 마주하고 무릎을 바닥에 붙이는 기분으로 앉아 허리에서부터 콘트럭션하여 상체를 앞으로 숙이고, 등을 편다.

2. 허리에서부터 릴리이스하여 등을 바닥에 수직으로 일으키고, 가슴을 높이 끌어 올려 뒤로 젖힌다.

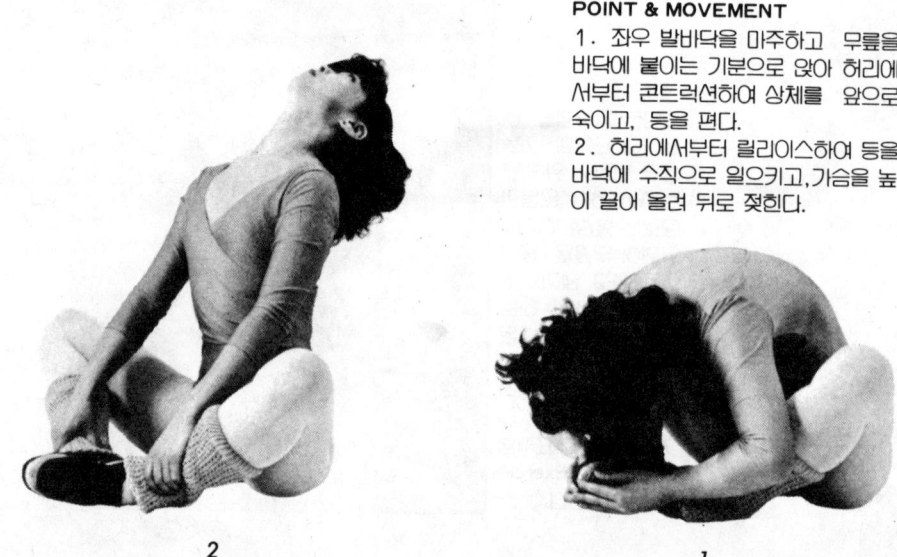

46

다리벌려 스트렛치

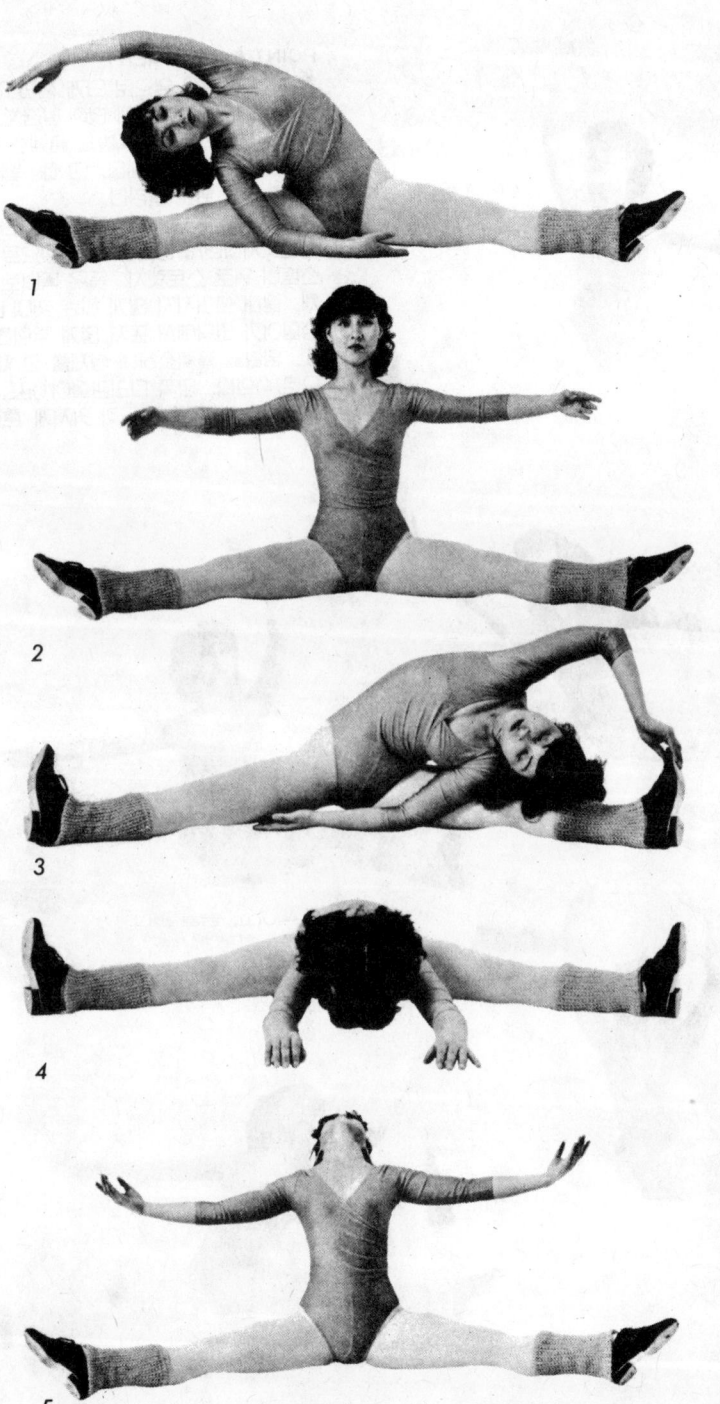

1

2

3

4

5

POINT & MOVE-MENT

1 - 2. 양발을 옆으로 크게 벌리고, 등을 펴고 똑바로 앉는다. 발은 발끝까지 쭉 펴고 상체를 옆으로 기울인다. 이 때 기울인 반대의 엉덩이가 뜨지 않게 양쪽 엉덩이를 바닥에 딱 붙인다. 상체는 앞으로 빠지지 않게 한다.

3. 발끝을 플렉스로 하고, 똑같이 좌우로 기울인다.

4. 발끝이 앞으로 기울지 않게 주의하면서 상체를 앞으로 숙이고 바닥에 배가 닿게 한다. 이것을 포인트에서도 반복한다.

5. 상체를 일으키고 양손을 위에서 옆으로 벌리면서 가슴을 펴고 뒤로 젖힌다. 배가 앞으로 나오지 않게 주의.

다리벌려 플렉스 스트렛치

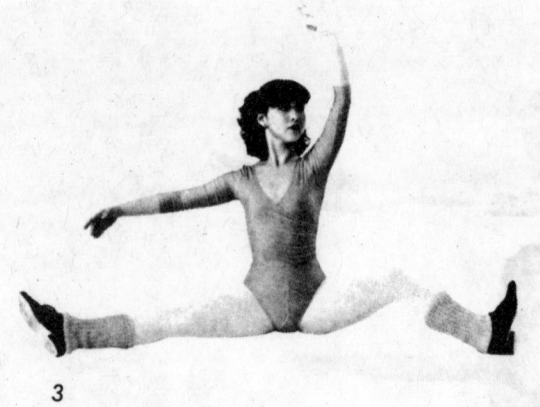

POINT & MOVEMENT

1 – 3. 양발을 옆으로 크게 벌리고, 등이 바닥에 수직이 되게 앉아 발꿈치의 위치를 바꾸지 않고 한쪽발을 플렉스. 다른 발은 포완트를 유지한다. 그 때 플렉스한 쪽 팔을 위로 올린다.

2 – 4. 플렉스한 발을 포완트로 천천히 스트렛치하면서 상체를 그 방향으로 비스듬히 위로 스트렛치. 등은 똑바로 편 채, 절대 쓰러지지 않게 하는 것이 비결. 엉덩이가 바닥에서 뜨지 않게 주의한다.

5. 양발을 플렉스하여 상체를 편 채, 앞으로 숙인다. 양쪽 다리관절이 아프고 당기겠지만, 조금씩 각도가 커지게 훈련한다.

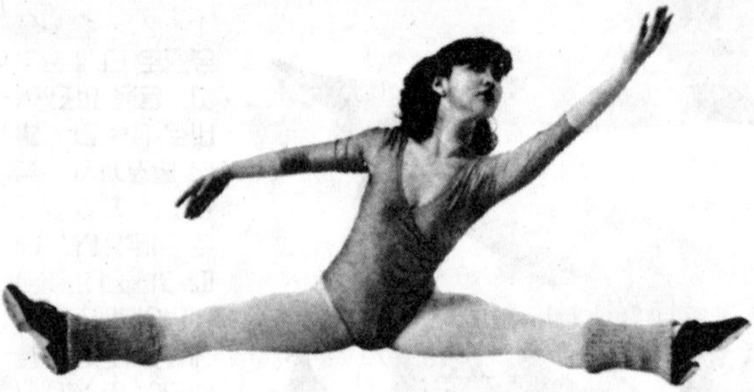

3

4

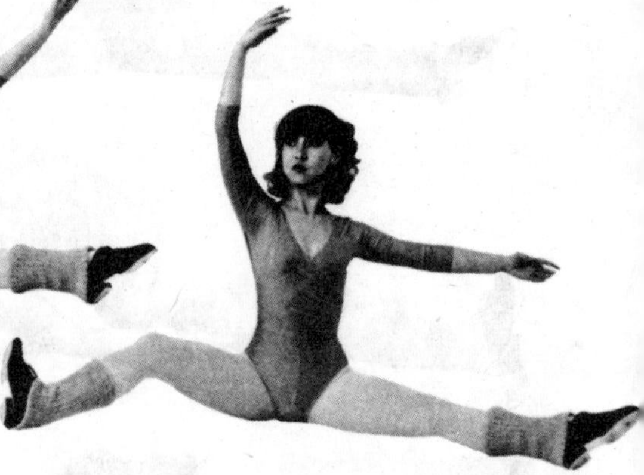

1

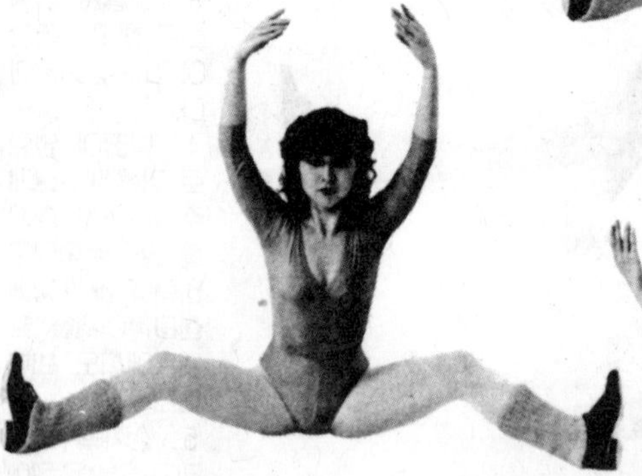

5

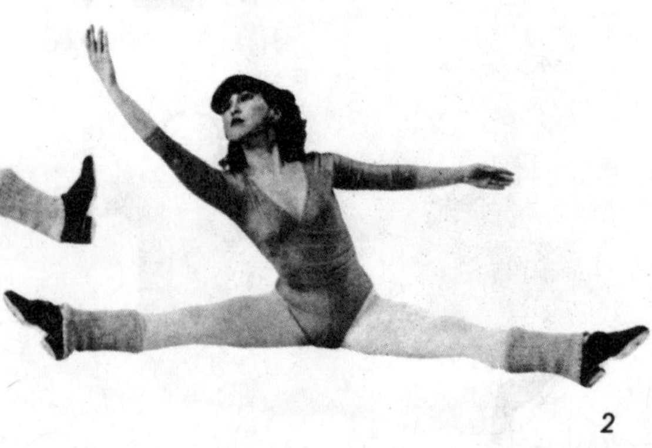

2

뒤 아티튜우드의 스트렛치

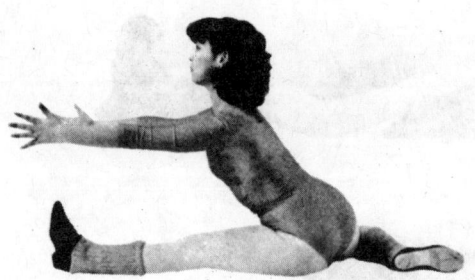

POINT & MOVEMENT

1. 한쪽발을 앞으로 뻗고, 발목을 플렉스. 또 한쪽발은 구부리고 뒤로 아티튜우드. 등을 펴고, 양손을 앞으로 손가락을 벌려 펴고 가능한 한 멀리 스트렛치한다.

2 - 3. 발끝을 펴고 오른발을 앞으로 뻗고 있으면 오른손을, 왼발을 뻗고 있으면 왼손을 바닥에 대고 몸을 뒤로 젖힌다.

4. 바닥에 등을 대고 아티튜우드한 발 쪽으로 다시 젖힌다. 배꼽의 안쪽을 바닥에 붙이듯이 하면 아티튜우드한 쪽발의 허벅지 근육이 당기는 것을 느낄수 있다.

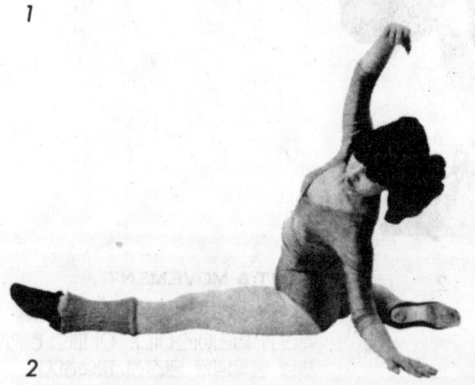

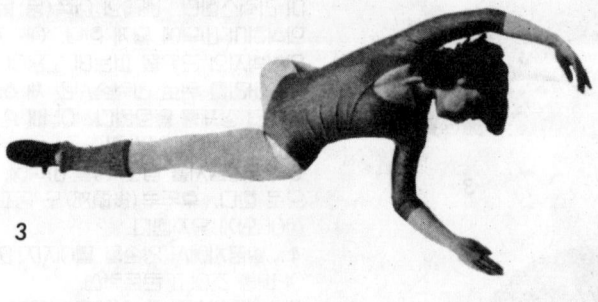

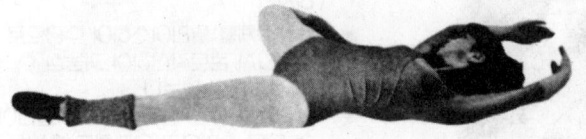

양무릎을 붙인 콘트럭션 & 릴리이스

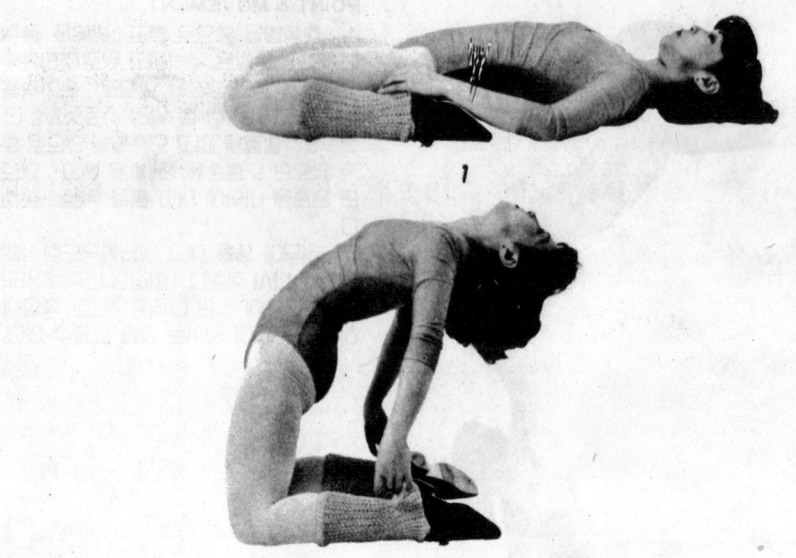

1

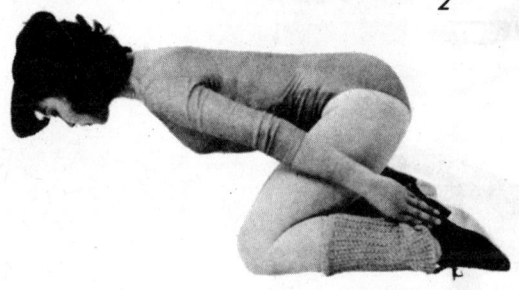

2

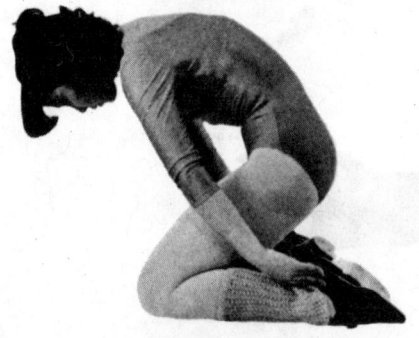

3

4

POINT & MOVEMENT

순수한 허리와 상체만의 콘트롤 콘트럭션과 릴리이스이다. 이 때의 허리와 상체의 움직임을 완전히 파악하자.

1. 양무릎을 붙이고 등 전면을 바닥에 대 릴럭스한다. 배꼽의 안쪽(등)을 특히 의식하며 바닥에 닿게 한다. 이 자세는 양허벅지의 근육을 펴는데 도움이 된다.
2. 머리를 뒤로 릴럭스시킨 채 허리에서부터 상체를 일으킨다. 이 때 손을 사용하지 않고 일어날 것.
3. 양발꿈치를 잡고 등을 바닥에 수평으로 한다. 후두부(後頭部)도 등과 일직선이 되게 유지한다.
4. 발꿈치에서 양손을 떨어지지 않게 하여 배를 조이고 콘트럭션.
5. 콘트럭션한 채 상체를 일으켜 뒤로 당긴다. 이 때 허리가 떨어지지 않게 주의한다.
6. 상체를 릴리이스하여 수평으로.
7. 다시 콘트럭션하여 가능한 한 깊이 가슴을 집어 넣는다.
8. 제일 깊은 콘트럭션에서 릴리이스하여 등을 수평으로 유지하고 충분히 스트렛치한다. 이 콘트럭션 릴리이스는 처음에는 무릎의 간격을 어깨폭 정도로 벌리고 하지만, 가능해지면 모으고 해 본다. 아주 어려운 훈련이다.

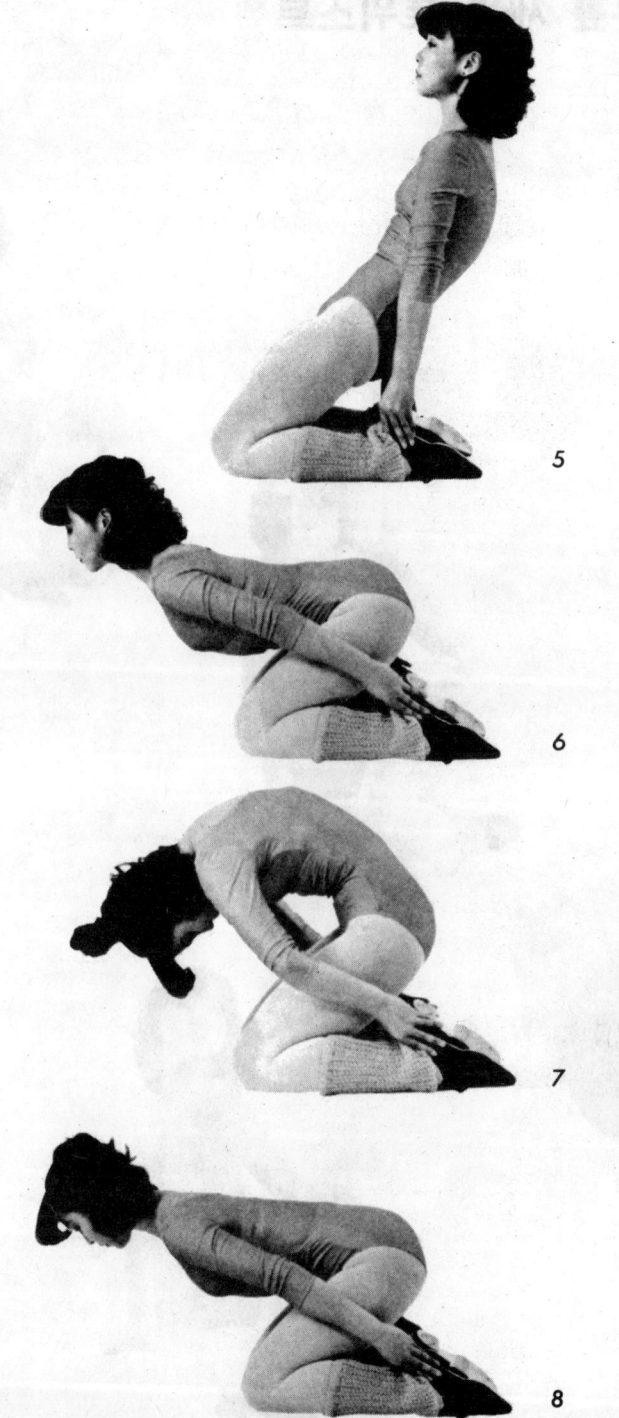

5

6

7

8

한쪽 무릎 세워 트위스트

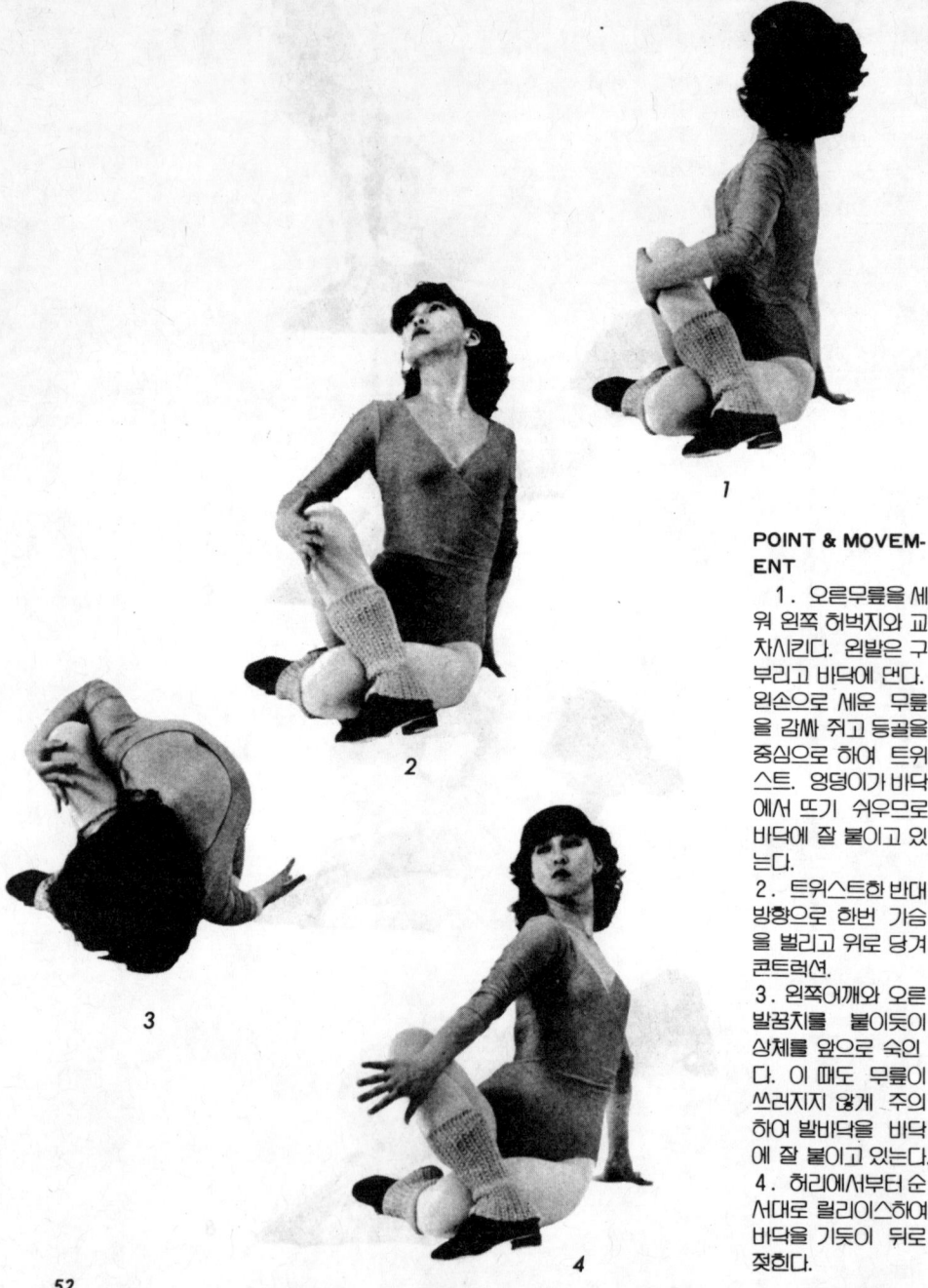

POINT & MOVEMENT

1. 오른무릎을 세워 왼쪽 허벅지와 교차시킨다. 왼발은 구부리고 바닥에 댄다. 왼손으로 세운 무릎을 감싸 쥐고 등골을 중심으로 하여 트위스트. 엉덩이가 바닥에서 뜨기 쉬우므로 바닥에 잘 붙이고 있는다.

2. 트위스트한 반대 방향으로 한번 가슴을 벌리고 위로 당겨 콘트럭션.

3. 왼쪽어깨와 오른발꿈치를 붙이듯이 상체를 앞으로 숙인다. 이 때도 무릎이 쓰러지지 않게 주의하여 발바닥을 바닥에 잘 붙이고 있는다.

4. 허리에서부터 순서대로 릴리이스하여 바닥을 기듯이 뒤로 젖힌다.

양무릎 붙여 아티튜우드 스트렛치

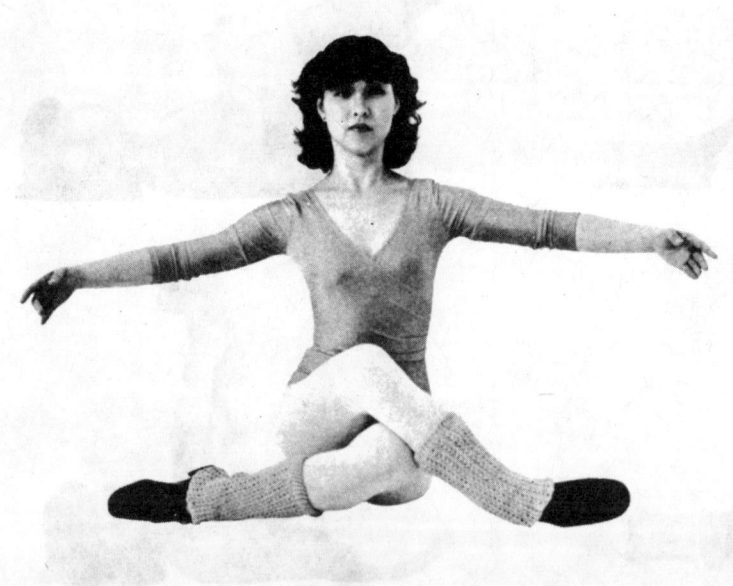

1

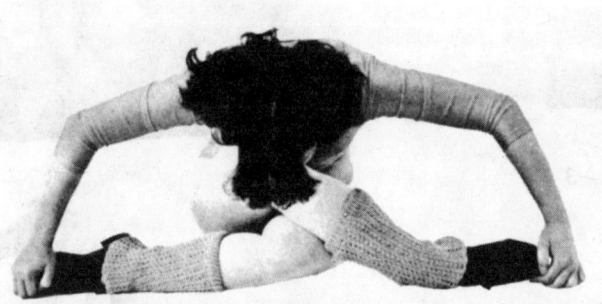

2

**POINT & MOVEM-
ENT**
1. 등을 펴고 앉아
서 양무릎을 교차시
키고, 발꿈치를 멀리
밀어내듯이 하여 양
발끝과 무릎이 일직
선이 되게 한다.
2. 양무릎을 바닥에
닿게 앞으로 상체를
숙인다.

렉 스트렛치(LEG STRETCH)

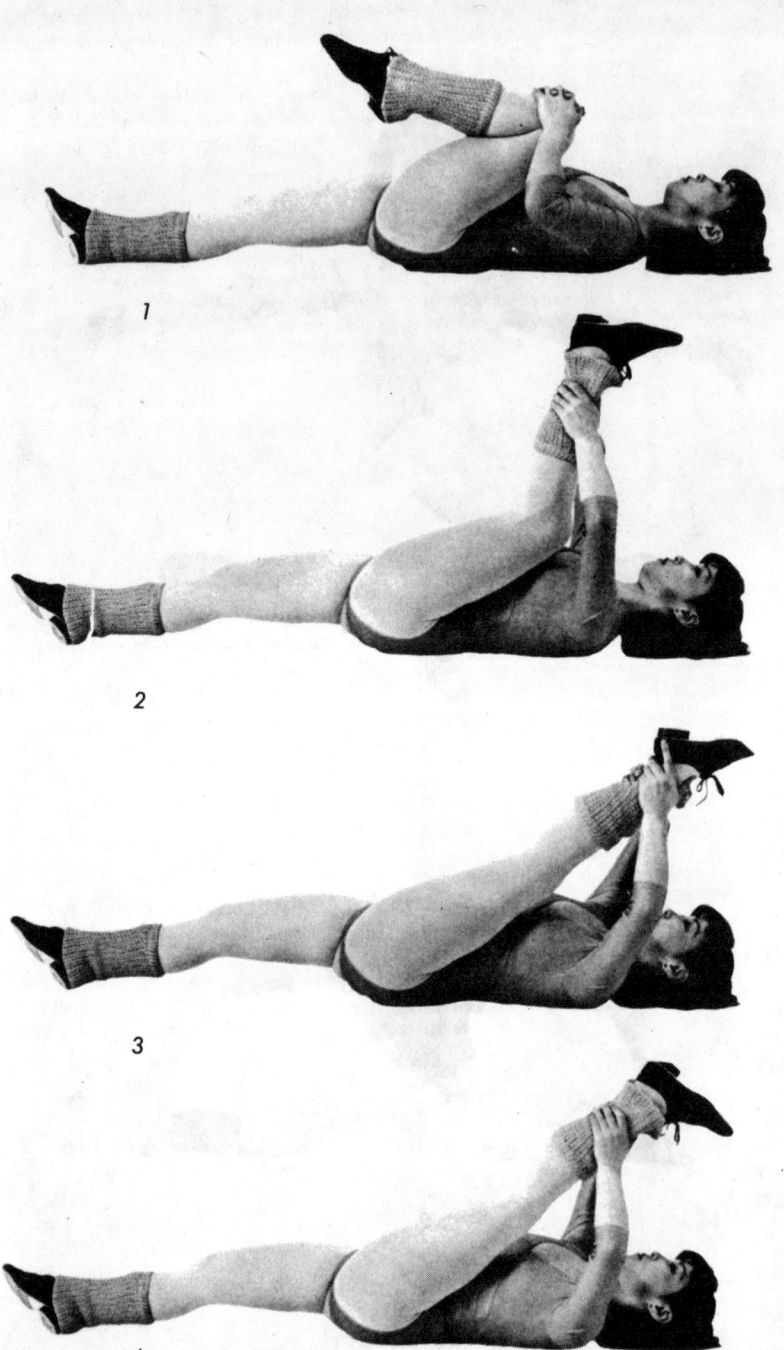

1

2

3

4

POINT & MOVEMENT

1. 바닥에 등을 대고 눕는다. 양손으로 왼무릎을 잡고 가슴에 닿도록 끌어 당긴다. 전신을 리럭스시켜 다리관절을 부드럽게 한다.

2. 양손으로 왼발목을 쥐고, 무릎은 가볍게 구부린 채 허벅지 안쪽을 펴듯이 끌어 당긴다. 전신을 리럭스.

3. 양무릎을 천천히 펴고 왼발을 가슴에 닿게 끌어 당긴다. 이 때 등이 바닥에서 뜨지 않게 조심한다. 오른발도 바닥에서 뜨지 않게 한다.

4. 다시 발끝을 플렉스로 하고, 아킬레스건과 발바닥의 근육을 마음껏 편다.

앞 아티튜우드의 스트렛치

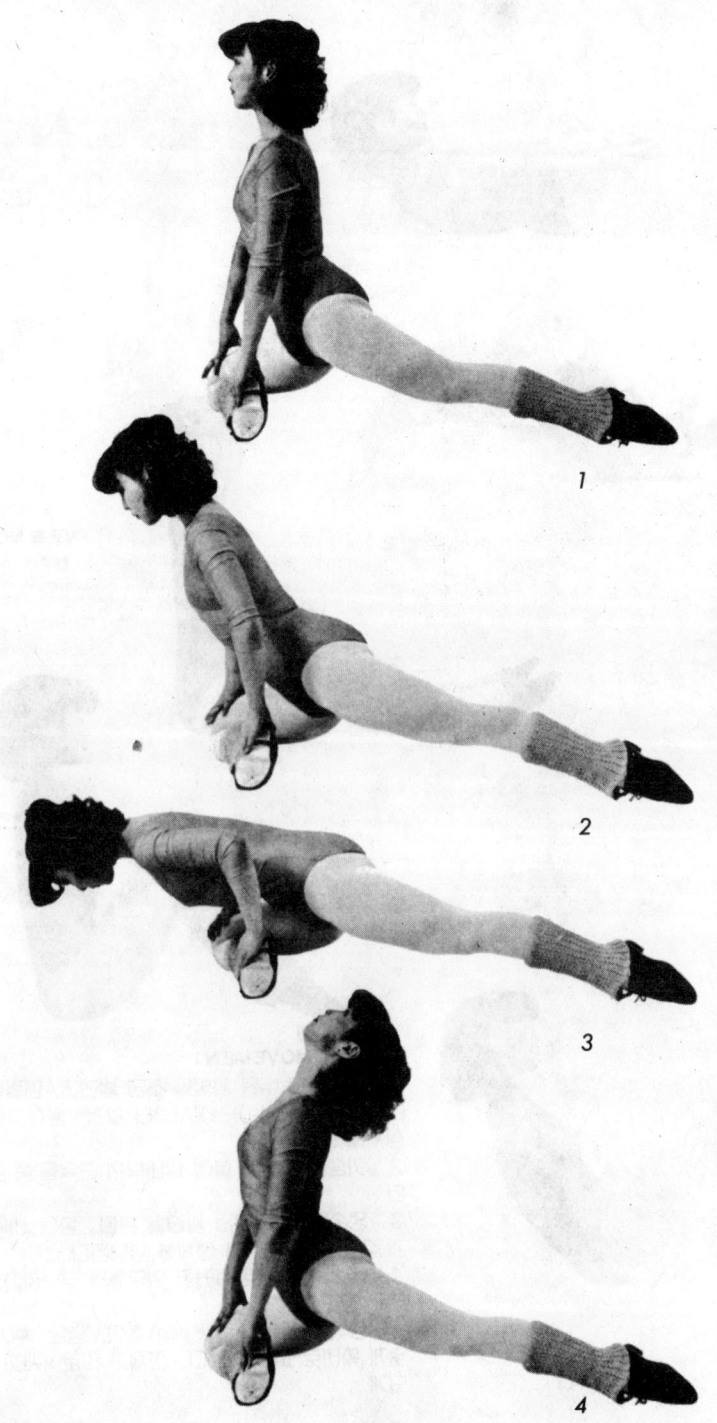

1

2

3

4

POINT & MOVEMENT

등을 단련하여 다리관절을 부드 럽게 하는 훈련이 다.

1. 오른발의 무 릎을 구부리고 그 발꿈치에 신체의 센타가 오도록 상 체를 올려 놓는다. 뒤로 뻗은 발은 턴아웃으로 무릎 이 바닥에 닿지않 게 발끝까지 쭉 뻗는다. 구부린 오 른발의 발꿈치는 밖으로 밀어내듯 이 하여 정강이와 허리선이 평행이 되게 한다.

2-3. 등을 펴 상체를 앞으로 기 울이고, 체중을 오 른발에 두고 머리 에서 발끝까지 일 직선이 되게 한다.

4. 상체를 일으 켜 위를 보듯이 가슴을 충분히 젖 힌다. 뒤의 무릎 이 구부러지기 쉬 우므로 주의.

콤비네이션(1)

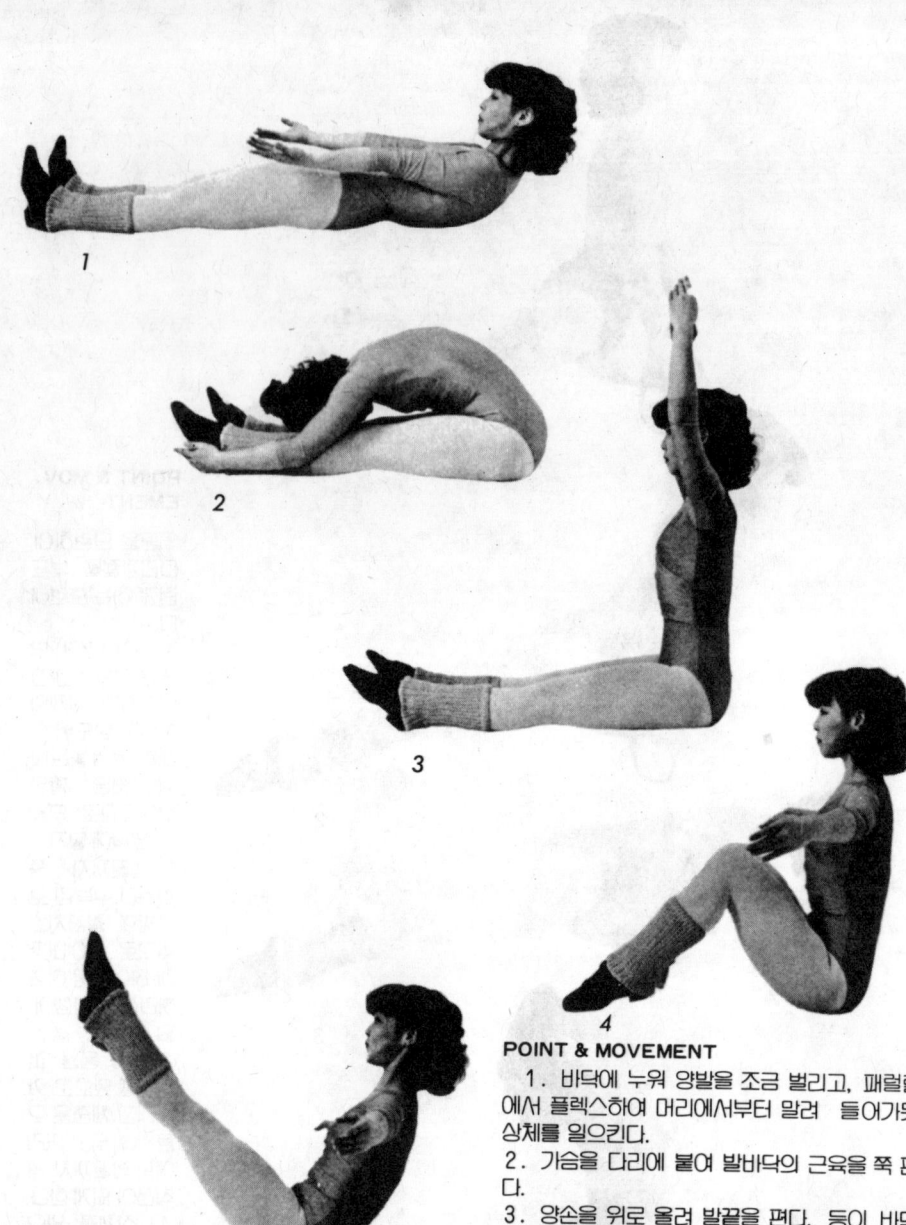

POINT & MOVEMENT

1. 바닥에 누워 양발을 조금 벌리고, 패럴렐에서 플렉스하여 머리에서부터 말려 들어가듯 상체를 일으킨다.

2. 가슴을 다리에 붙여 발바닥의 근육을 쭉 편다.

3. 양손을 위로 올려 발끝을 편다. 등이 바닥과 수직이 될 때까지 상체를 일으킨다.

4. 양손을 옆으로 벌리고 양무릎을 구부린다. 등은 그대로이다.

5. 양무릎을 펴고 킵(Keep) 한다. 등은 휘지 않게 똑바로 펴고 있는다. 신체가 바로 V자가 되게.

6. 양발을 턴아웃(Turn Out)으로 무릎을 구부리고 플렉스. 양손은 가슴앞에. 등은 그대로이다.
7. 양무릎의 높이를 그대로 양발을 펴고 킵(Keep). 발끝도 편다.
8. 콘트럭션하여 무릎을 구부리고 양손으로 무릎을 감싼다. 발끝은 바닥에서 뗀다. 이 동작을 한번에 한다.
9. 모으고 있던 무릎을 약간 떼고, 천천히 허리쪽에서부터 바닥에 댄다.
10. 완전히 바닥에 누워 리럭스.

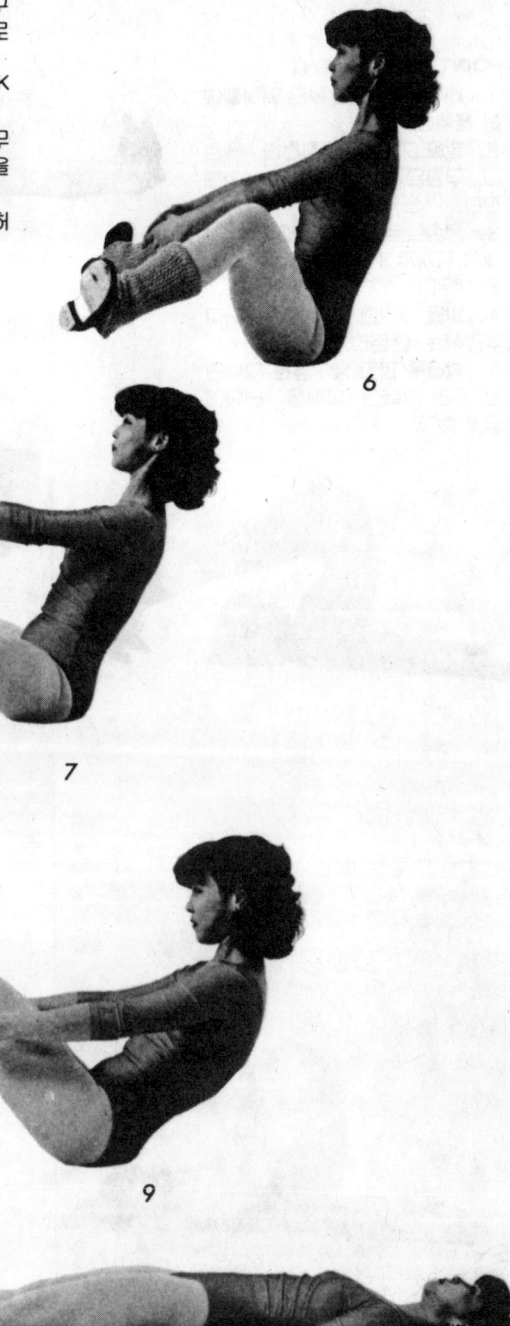

6

7

8

9

10

콤비네이션 (2)

POINT & MOVEMENT

1. 바닥에 눕는다. 발은 패럴렐에서 플렉스.
2. 발을 가능한 한 천천히 올린다. 무릎은 편 채, 배 근육이 강해진다.
3. 양손으로 허리를 받치고 발끝에서 등까지가 똑바로 되게 신체를 세운다.
4. 발을 내린다. 이 때 무릎을 구부려서는 안된다.
5. 발끝을 펴고 양무릎을 구부리고 전신 리럭스. 무릎을 바닥에 닿게 한다.

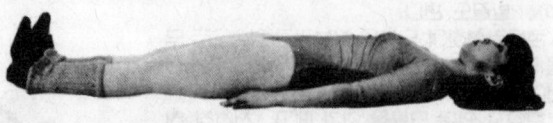

1

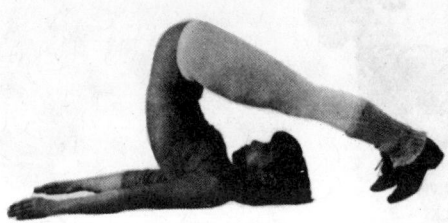

2

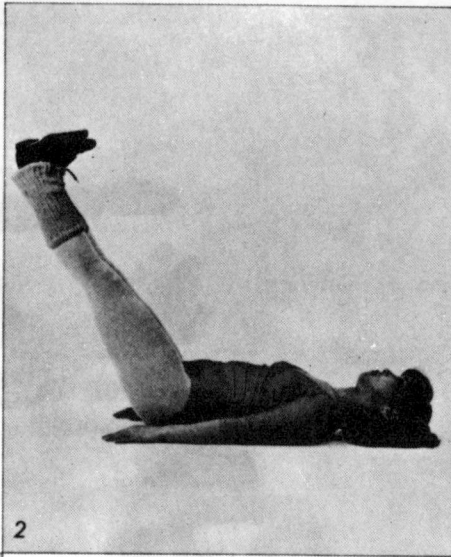

3

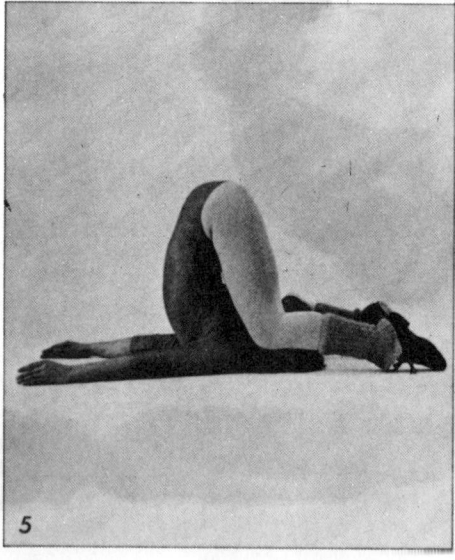

4

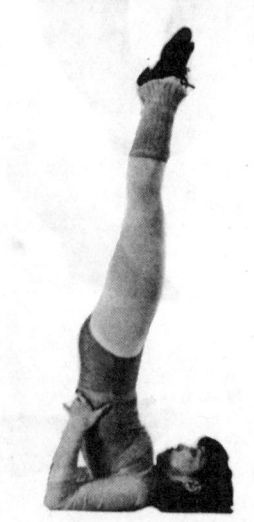

5

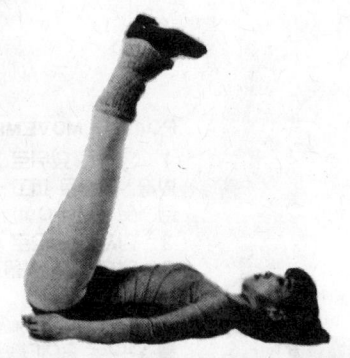

6. 양무릎을 펴고 발꿈치를 밀듯이 등과 발바닥의 근육을 모두 편다. 처음에는 목이 아프고 지겹지만 훈련을 거듭하여 부드러워지면 쉬워진다.
7. 포완트로 하여 양손으로 발목을 잡고 가슴에 발을 대듯이 당기면서 등을 바닥에 댄다.
8. 손을 발목에서 뗀다. 발을 플렉스로 천천히 바닥에 수직인 위치까지 돌아온다.
9. 포완트로 하여 무릎을 편 채, 양발을 교대로 교차시키면서 천천히 내린다.
10. 양손을 머리 위에 대고 발끝으로 전신을 젖힌다. 이때 양허벅지와 무릎을 쭉 편다.

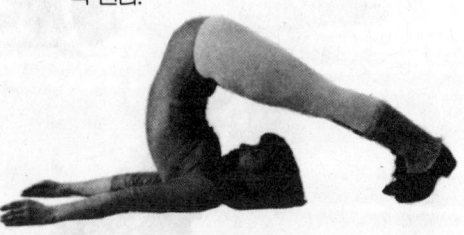

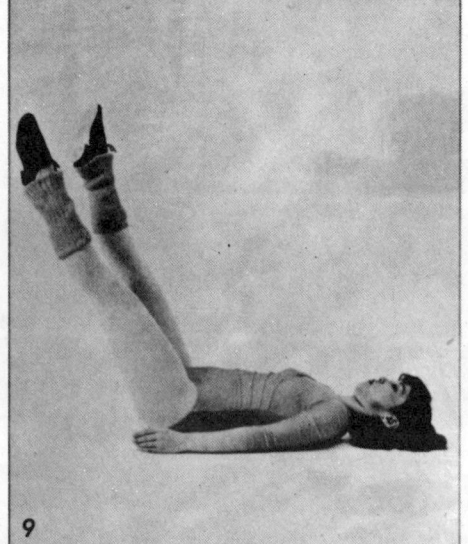

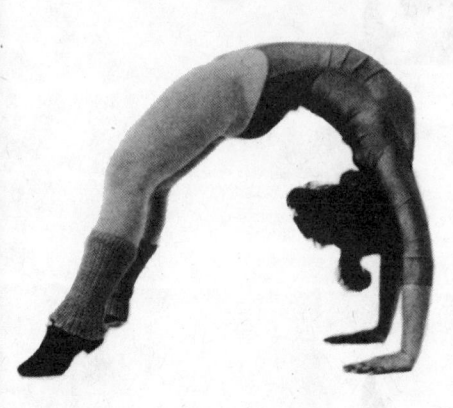

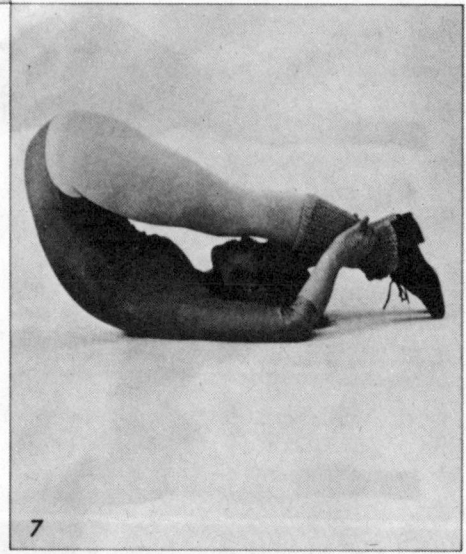

59

스피릿츠

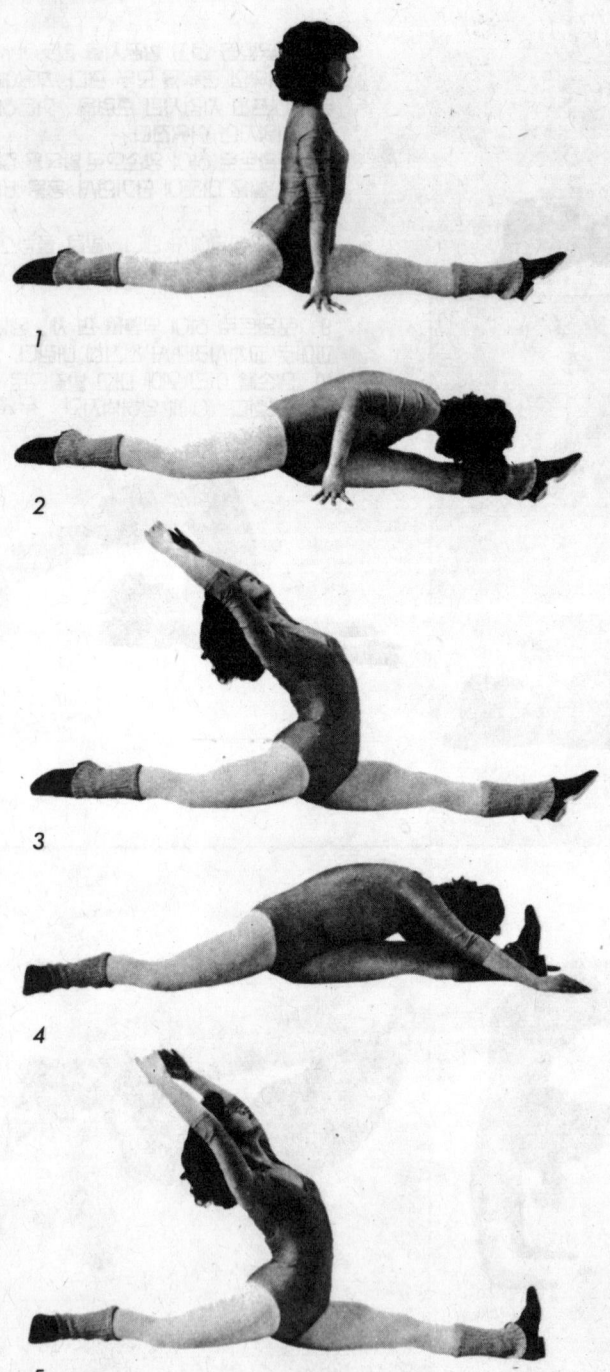

1. 양발을 앞뒤로 벌린다. 발끝, 무릎을 펴고 양발을 터아웃(Torn Out).
3. 상체를 앞으로 숙인다.
3. 양손을 위로 올리고 뒤로 젖힌다.
4. 양발 플렉스에서 상체를 앞으로 숙인다.
5. 발은 플렉스한 채 손을 올려 뒤로 젖힌다.

1

2

3

4

5

토탈 레슨

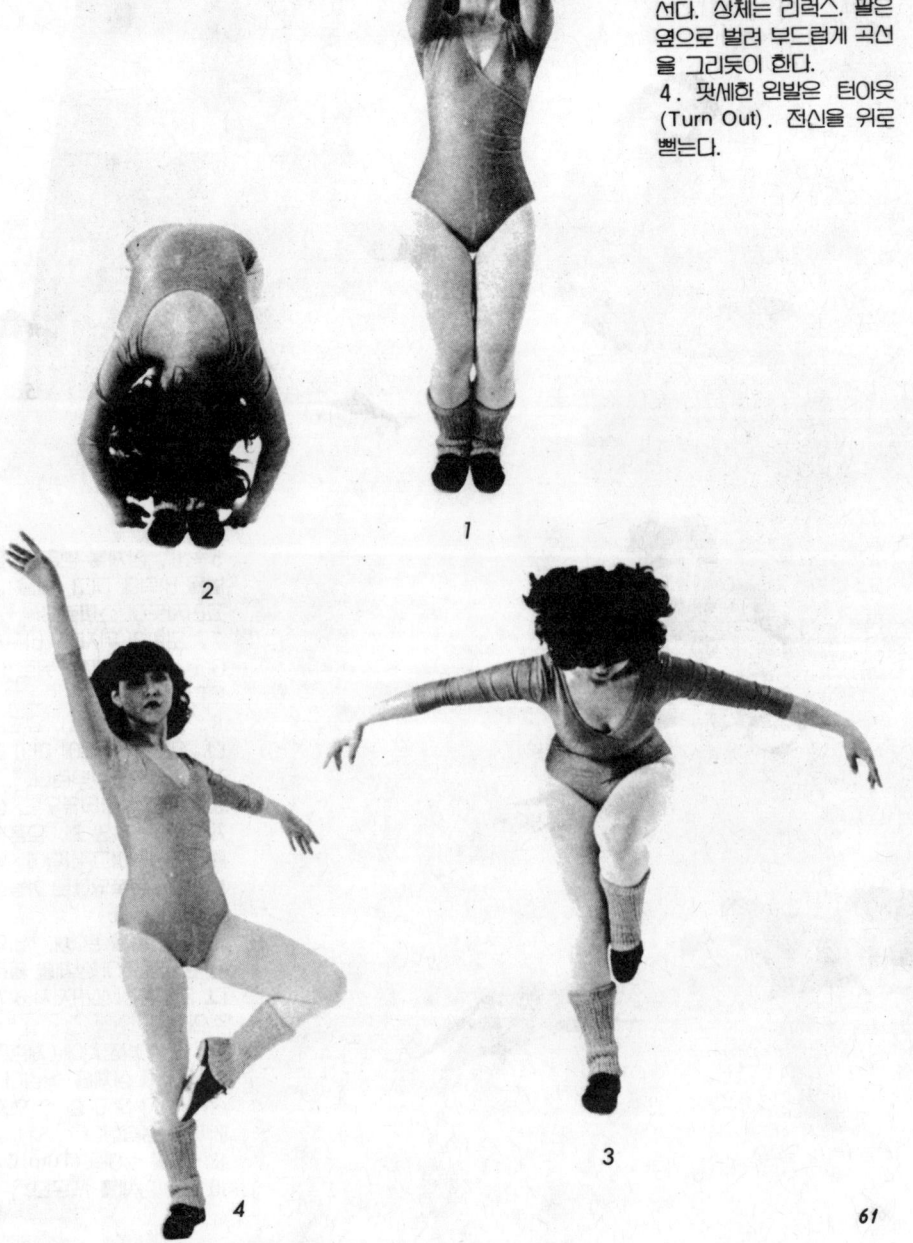

1

2

3

4

61

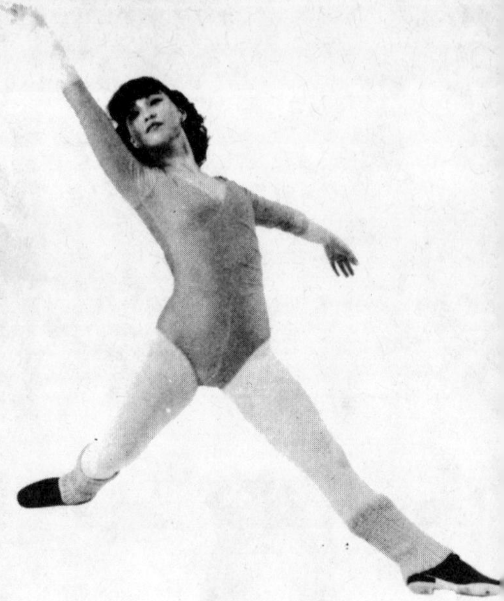

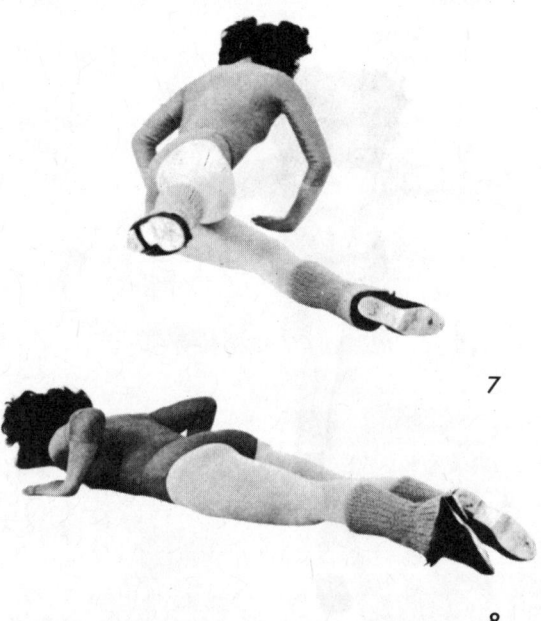

5

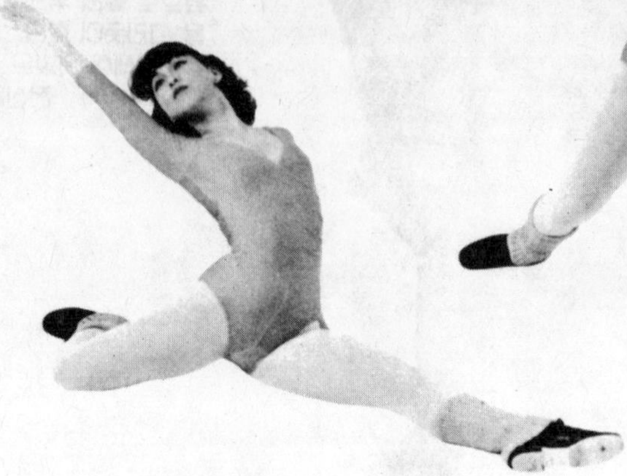

6

7

8

5 - 6 . 상체를 뻗은 채, 왼발을 바닥에 대고 발을 미끄러지듯이 스피릿츠.

7 . 왼발의 위치를 바꾸지 않고 상체를 왼쪽 뒤로 비튼다.

8 . 양발을 모으고 엎드린다. 양손을 바닥에 대고 팔꿈치를 약간 구부린다.

9 . 왼발을 아티튜우드. 상체를 바닥에 댄 채, 오른발의 발끝을 펴고 바닥에 딱 붙인다. 왼쪽무릎은 가능한 한 높이 든다.

10 - 11. 등을 편 채, 바닥을 쓰다듬듯이 상체를 돌린다. 왼무릎이 쓰러지지 않게 주의한다.

12. 왼쪽 발꿈치에 체중이 갈 때까지 상체를 돌린다. 손을 쓰지 않고 할 수 있을 때까지 연습한다.

13. 왼발 턴아웃(Turn Ou-t)으로 상체를 세운다.

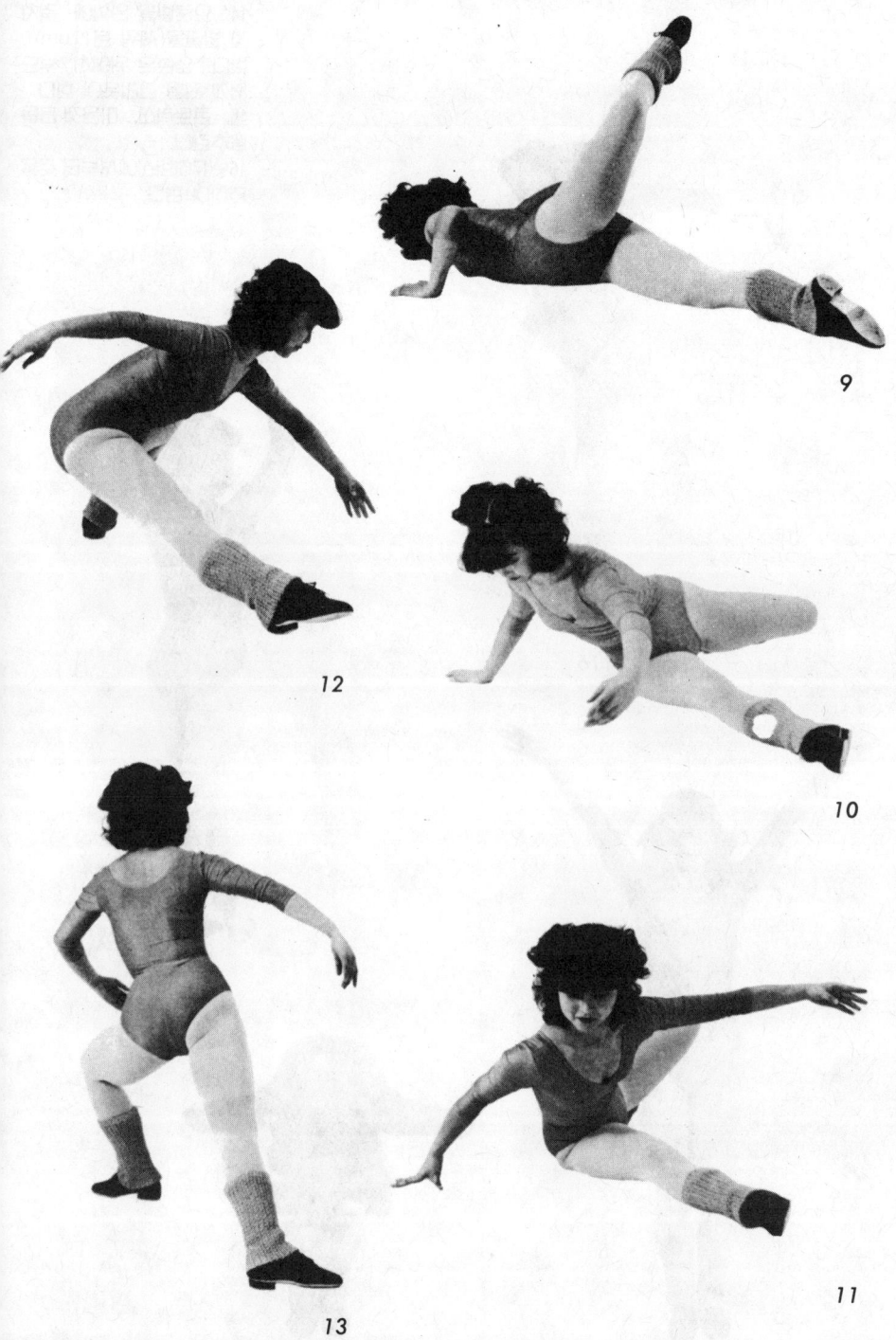

9

12

10

13

11

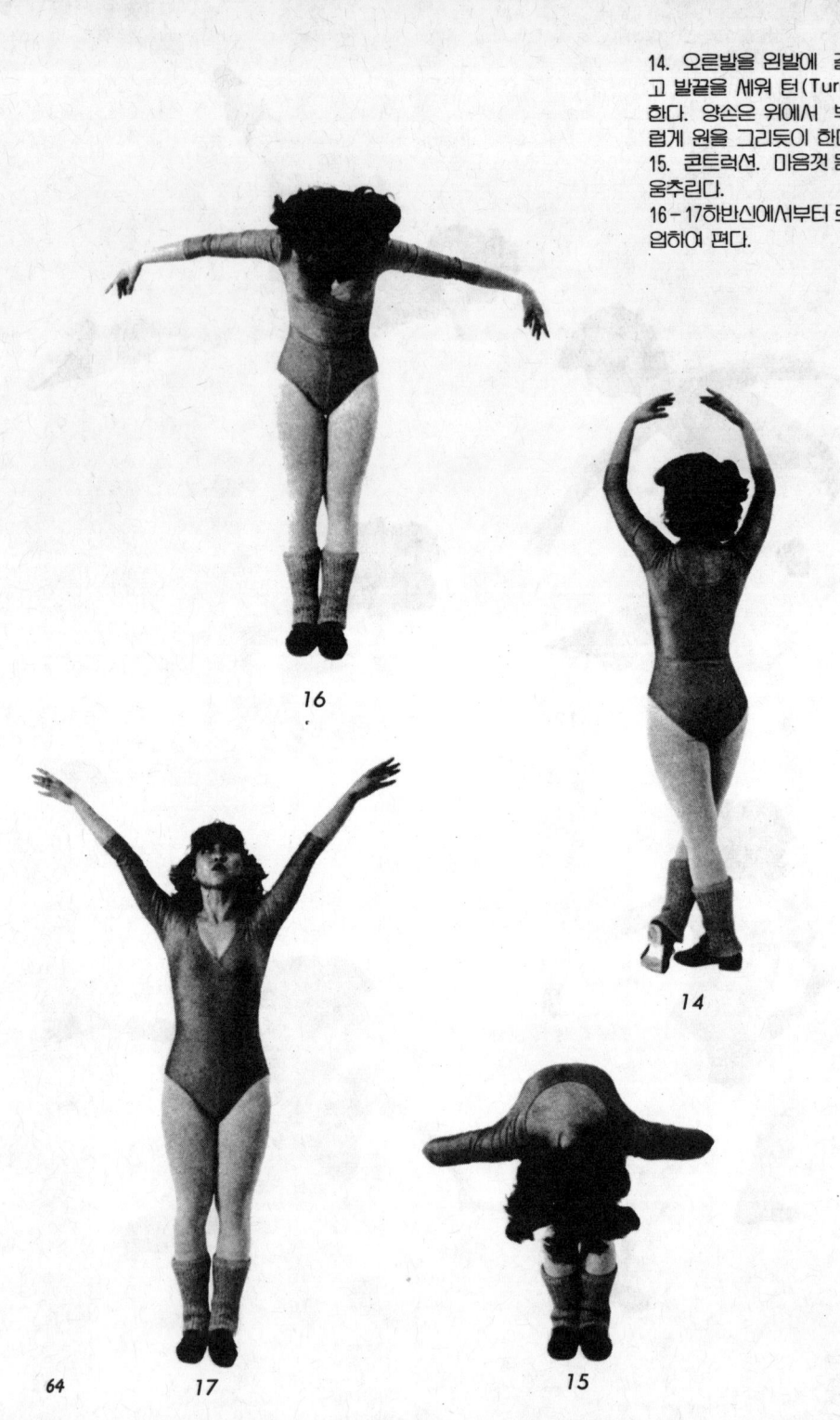

14. 오른발을 왼발에 걸치고 발끝을 세워 턴(Turn)한다. 양손은 위에서 부드럽게 원을 그리듯이 한다.
15. 콘트럭션. 마음껏 몸을 움추린다.
16~17하반신에서부터 로울업하여 편다.

16

14

17

15

POINT A MOVEMENT

제4장 Lesson 4
각부분의 아이소레이션

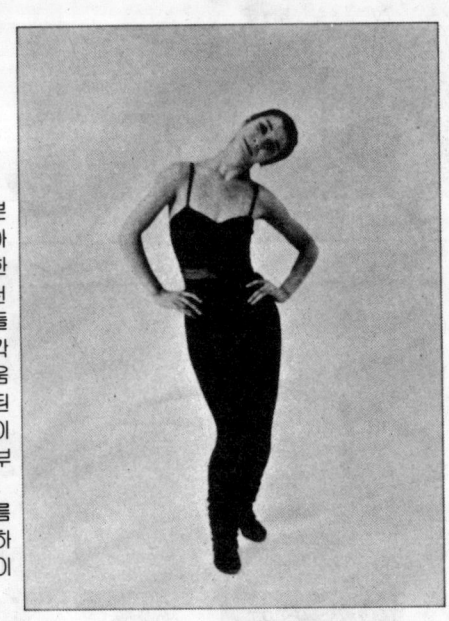

댄스란 물론 부분 부분의 움직임이 아 니라 전신을 사용한 표현동작이다. 밸런 스있는 동작을 만들 어 내기 위해서는 각 부분이 완벽하게 움 직이지 않으면 안된 다. 아이소레이션이 란 그것을 위한 각 부 분의 독립운동이다.
리듬을 타고 아름 다운 흐름을 표현하 기 위한 기본 레슨이 다.

목(네크 아이소레이션)

POINT & MOVEMENT

　목을 자유롭게 모든 방향으로 움직이게 하기 위한 레슨이다. 힘을 빼고 리럭스하여 보자.

1 – 4. 머리를 전후좌우로 떨꾼다. 다시 목을 우로 한번, 좌로 한번 천천히 크게 회전시킨다. 이 때 어깨를 내리고, 가슴이 움직이지 않게 한다.

5 – 6 목을 좌우로 비튼다. '더 이상은 무리'가 될 때까지 가슴의 위치를 움직이지 않게 하고 비튼다.

7. 목을 오른쪽으로 떨군다. 동시에 왼손을 옆으로 펴고 오른손을 배 위에 가져 온다.

8. 목을 왼쪽으로 떨군다. 손을 좌우 모두 7과 반대 방향으로 움직인다.

9 – 10목을 전후로 떨군다. 손을 7, 8과 같은 요령으로 움직인다.

7 – 10은 하나, 둘, 셋, 넷의 리듬에 맞추어 딱딱 끊어지게 움직인다.

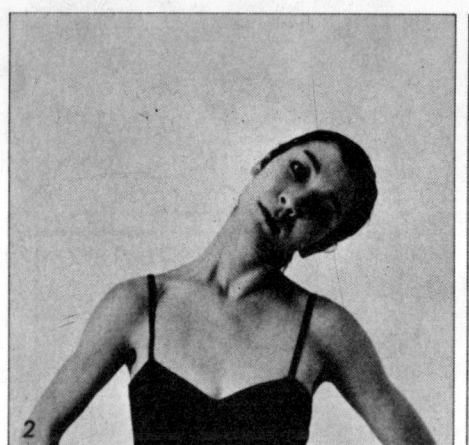

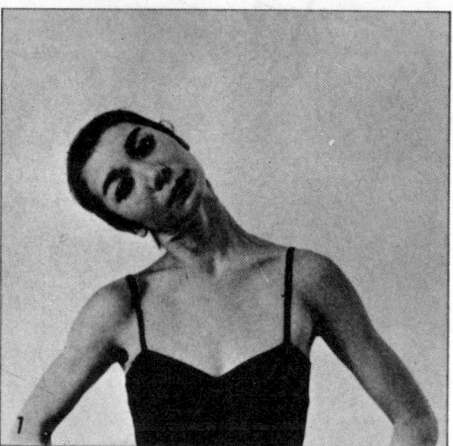

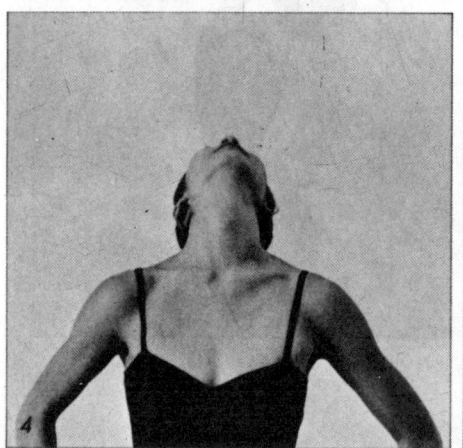

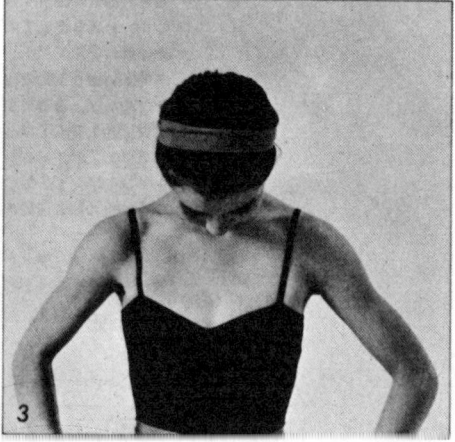

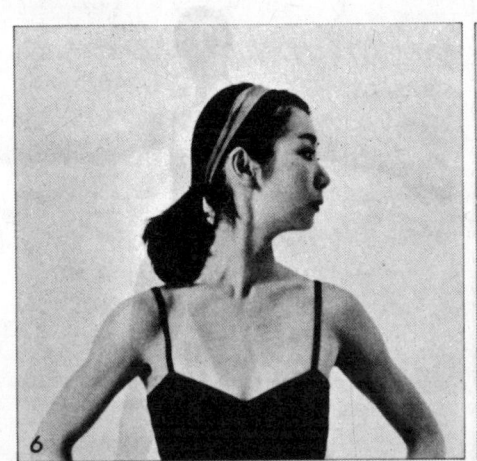
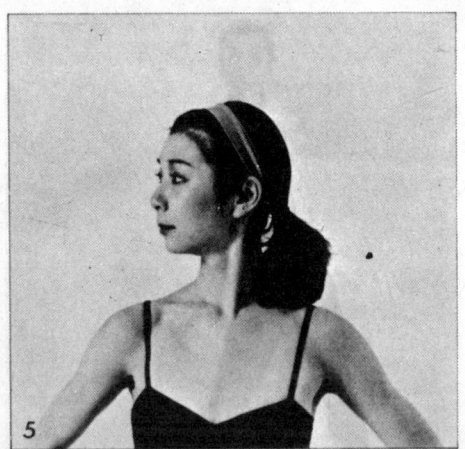
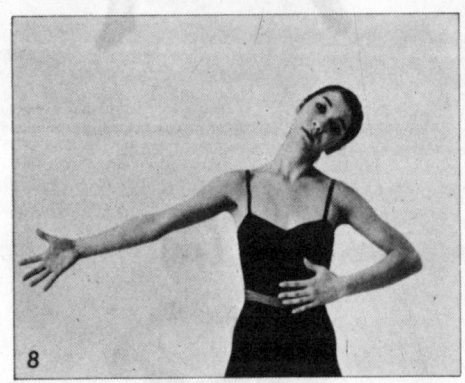
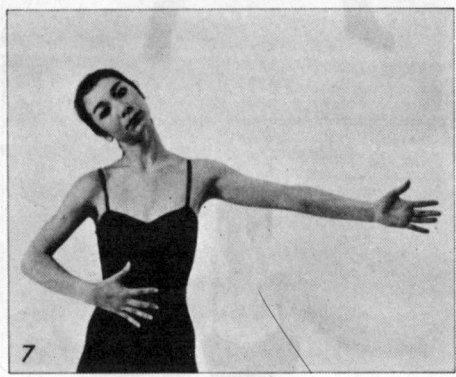
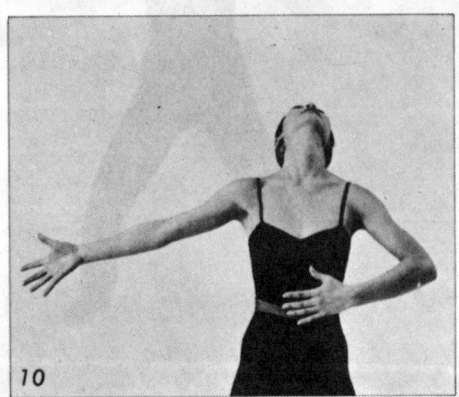
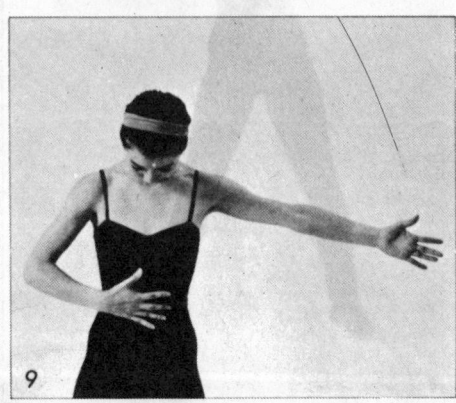

어깨(쇼울더 아이소레이션)

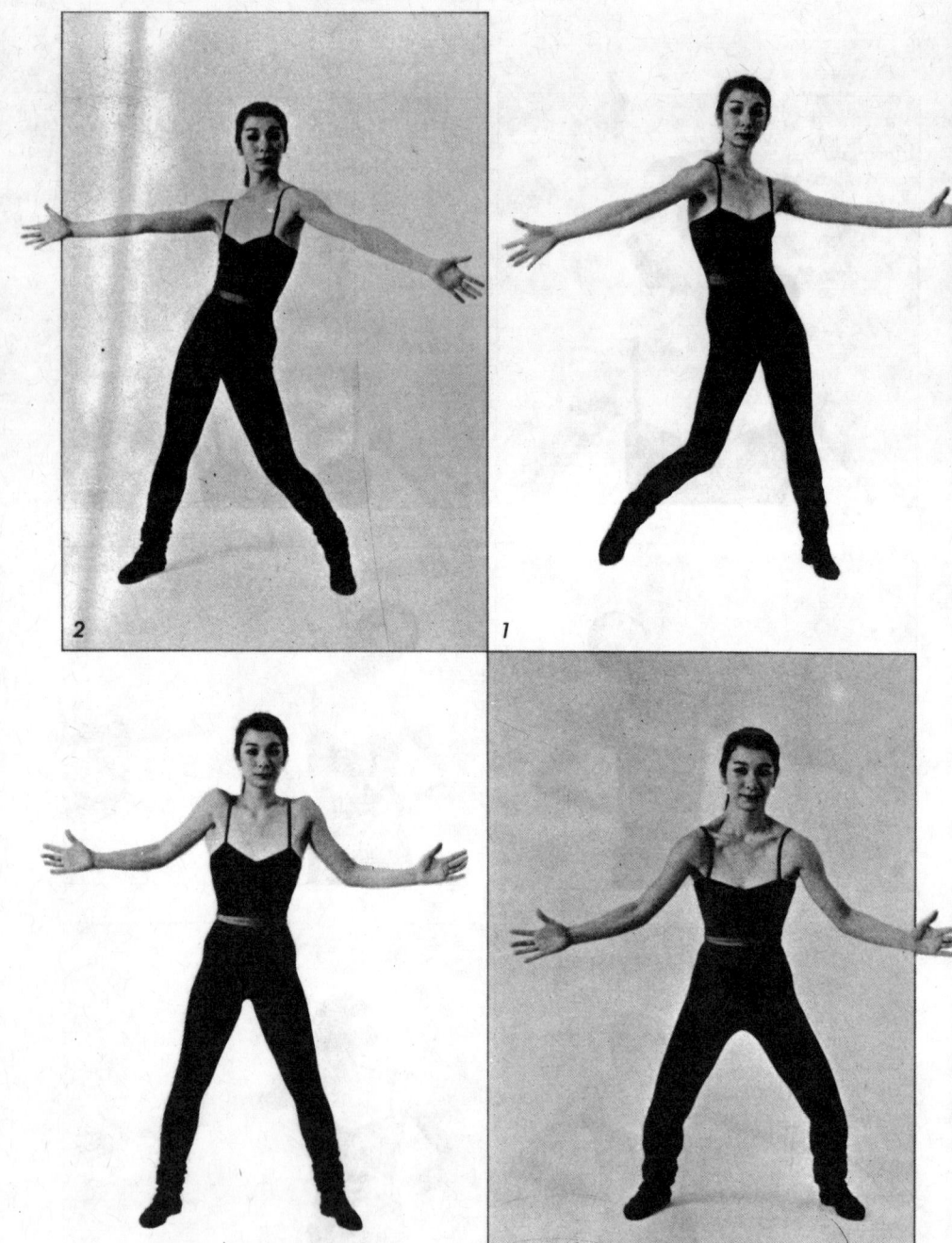

POINT & MOVEMENT

1 - 2. Parallel Second Position으로 서고, 양손은 옆으로 벌리고 양어깨를 동시에 전후로 움직인다. 즉, 오른쪽 어깨를 앞으로 냈을 때는 왼쪽 어깨를 뒤로 당긴다. 이것을 동시에 한다. 그 때 앞으로 낸 어깨쪽의 무릎을 구부린다. 하나, 둘 리듬에 맞추어 한다.

3. Parallel Second Position 으로서, 양어깨를 같은 방향으로 돌리고, 앞으로 내려 멈춘다. 동시에 양무릎도 구부리고 콘트럭션.

4. 양어깨를 뒤로 돌리고 무릎도 편다.

5 - 6. 좌우의 어깨를 각각 상하로 움직이고 다시 앞뒤로 돌린다.

7 - 8. 양어깨를 동시에 전후로 돌린다. 어깨를 올리는 것은 비교적 쉬우나 내리는 것은 어렵고, 자기가 생각하고 있는 만큼 내려가지는 않는다. 마음껏 끌어 내리듯이 한다.

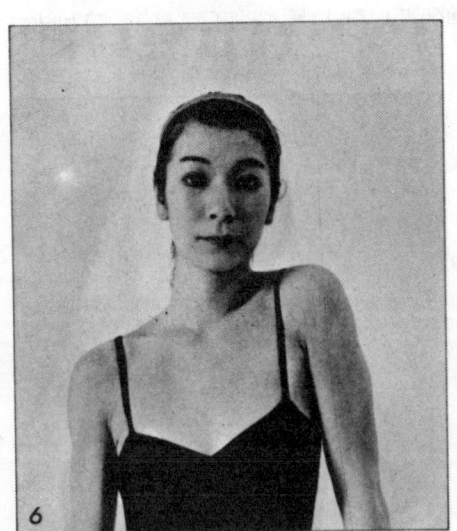

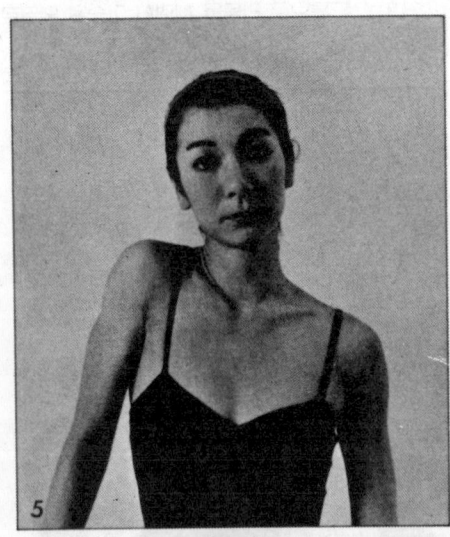

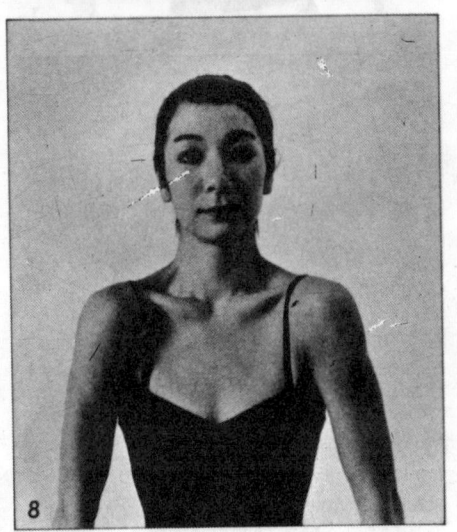

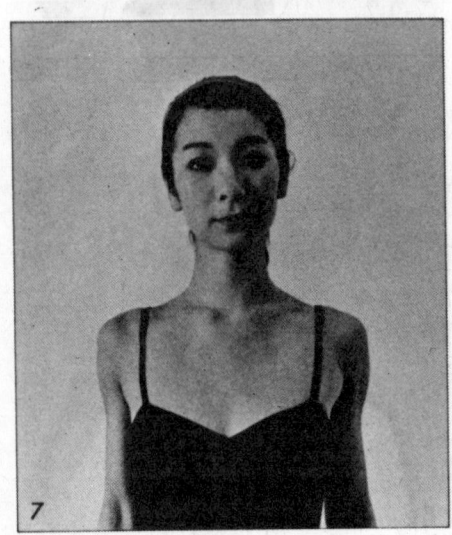

가슴(리브 아이소레이션)

POINT & MOVEMENT

1 - 4. 가슴을 전, 우, 후, 좌로 크게 움직인다. 이 때 어깨가 좌우로 움직이지 않게 조심한다. 또 등이 떨어지는 느낌이 들 때까지 체스트업한다. 사각으로 움직이기도 하고, 전후, 좌우, 또는 원을 그리듯이 하는 등 여러 방향으로 자유롭게 움직이도록 연습한다. 최근의 재즈댄스는 가슴의 움직임을 사용한 것이 많으므로 몇 번이고 레슨한다.

5 - 6. 양손을 올리고, 일직선상을 걸으면서 가슴으로 원을 그리듯이 한다. 이 때 허리가 움직이지 않게 주의한다. 이 아이소레이션은 아주 고도의 테크닉이다.

7. 양무릎을 구부리고 가슴을 앞으로 내민 상태에서 스타트한다.

8. 무릎을 펴면서 가슴을 뒤로 당기고, 왼발을 앞으로 낸다.

9. 무릎이 쭉 펴졌을 때, 다시 가슴을 앞으로 내민다.

7 - 9는 무릎으로 리듬을 세면서 가슴을 앞뒤로 움직인다. 하나, 둘의 리듬으로 몇 번이고 반복해 본다.

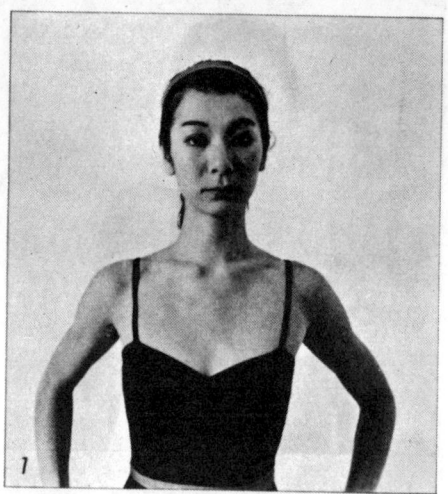

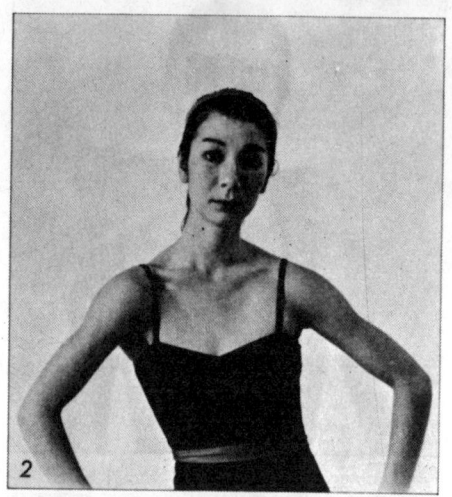

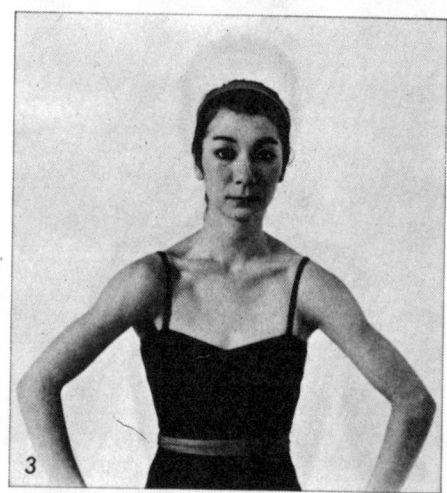

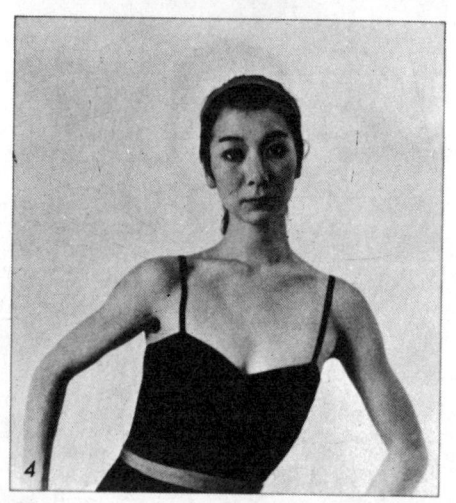

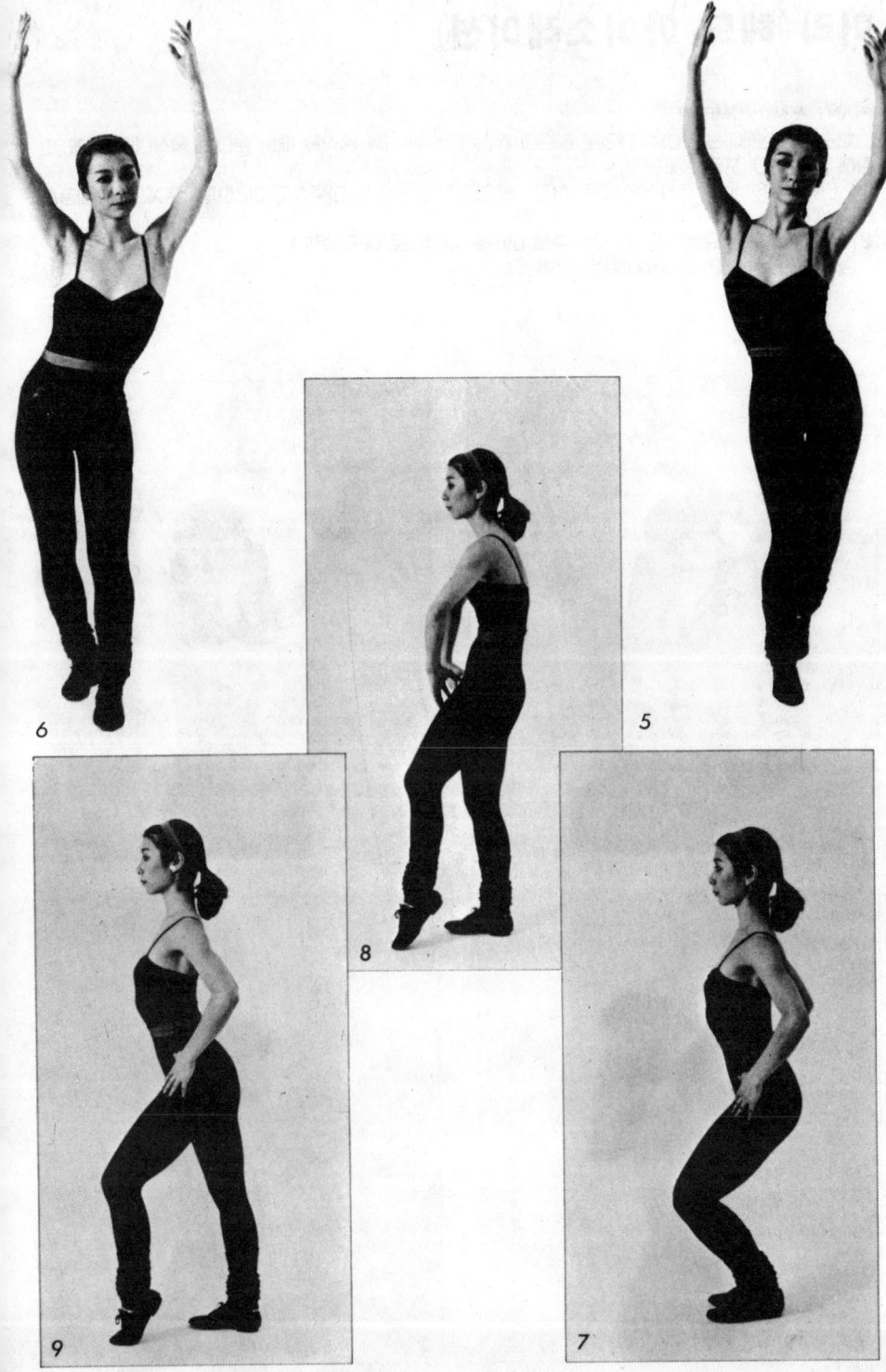

머리(헤드 아이소레이션)

POINT & MOVEMENT

헤드 아이소레이션은 아주 어려운 레슨의 하나이다. 머리를 움직일 때는 보디가 움직이지 않게 고
정해 두는 것이 포인트이다.

1. Parallel Second Position 으로 서고, 양손은 머리 위에서 마주하고 머리만을 왼쪽으로 이동시
킨다.

2 - 4. 1과 같은 요령으로 우, 전, 후로 머리를 수평으로 이동시킨다.

싱글비이트가 되면 더블비이트로도 해본다.

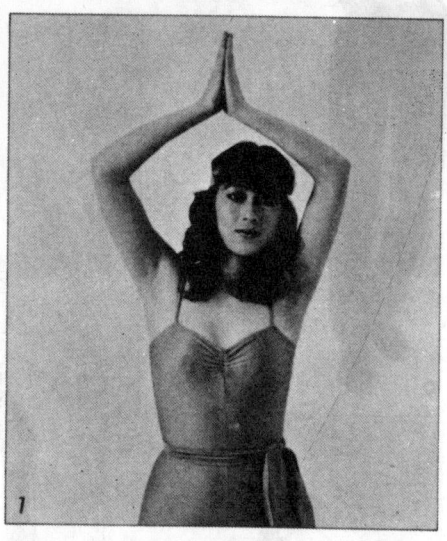

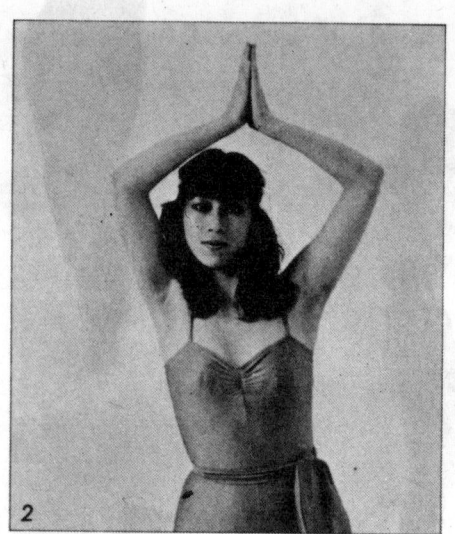

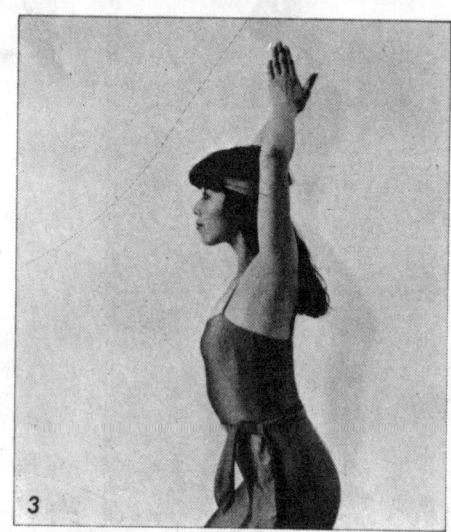

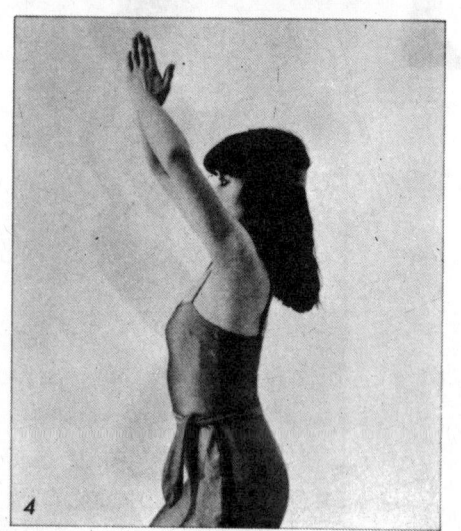

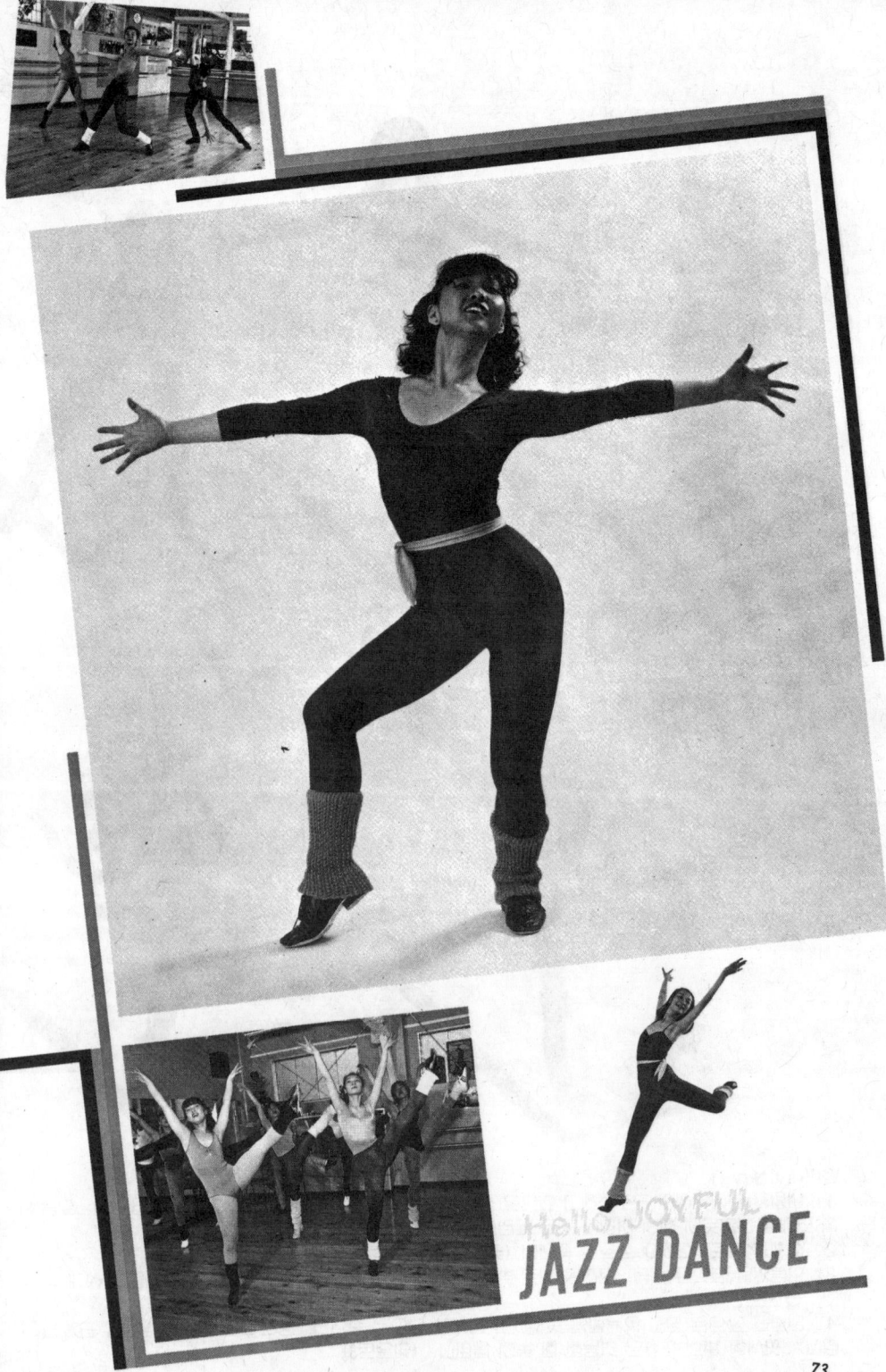

Hello JOYFUL
JAZZ DANCE

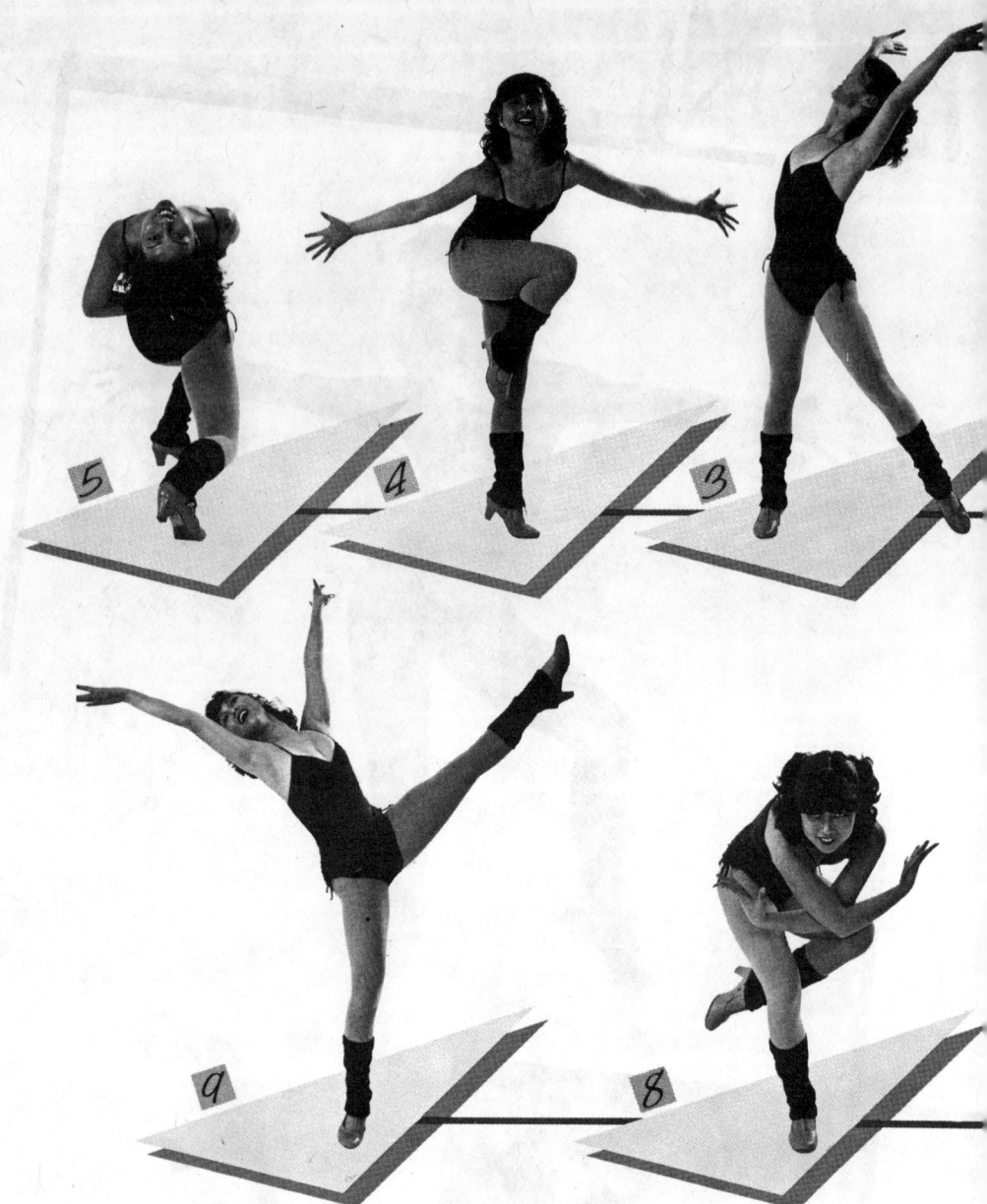

콤비네이션
1. 왼발을 턴아웃하여 크로스하고 앞으로 스텝. 왼손을 옆으로 뻗고 상체를 왼쪽으로 비틀고 오른쪽 어깨를 내밀듯이 하여 머리를 위로 올린다 (카운트1).
2. 상체를 콘트럭션하여 앞으로 숙인다 (카운트 &).
3. 오른발을 옆으로 스텝. 전신을 위로 뻗는다. 오른쪽 발끝을 앞으로 향해 상체는 옆을 향하게 한다 (카운트2).
4. 왼발을 앞으로 딛고 오른발을 팟세하고 상체를 앞으로 숙인다. 등은 펴고 양손을 옆으로 크게 벌린다. 팟세한 발의 무릎은 가능한 한 높이 올린다   (카운트3).

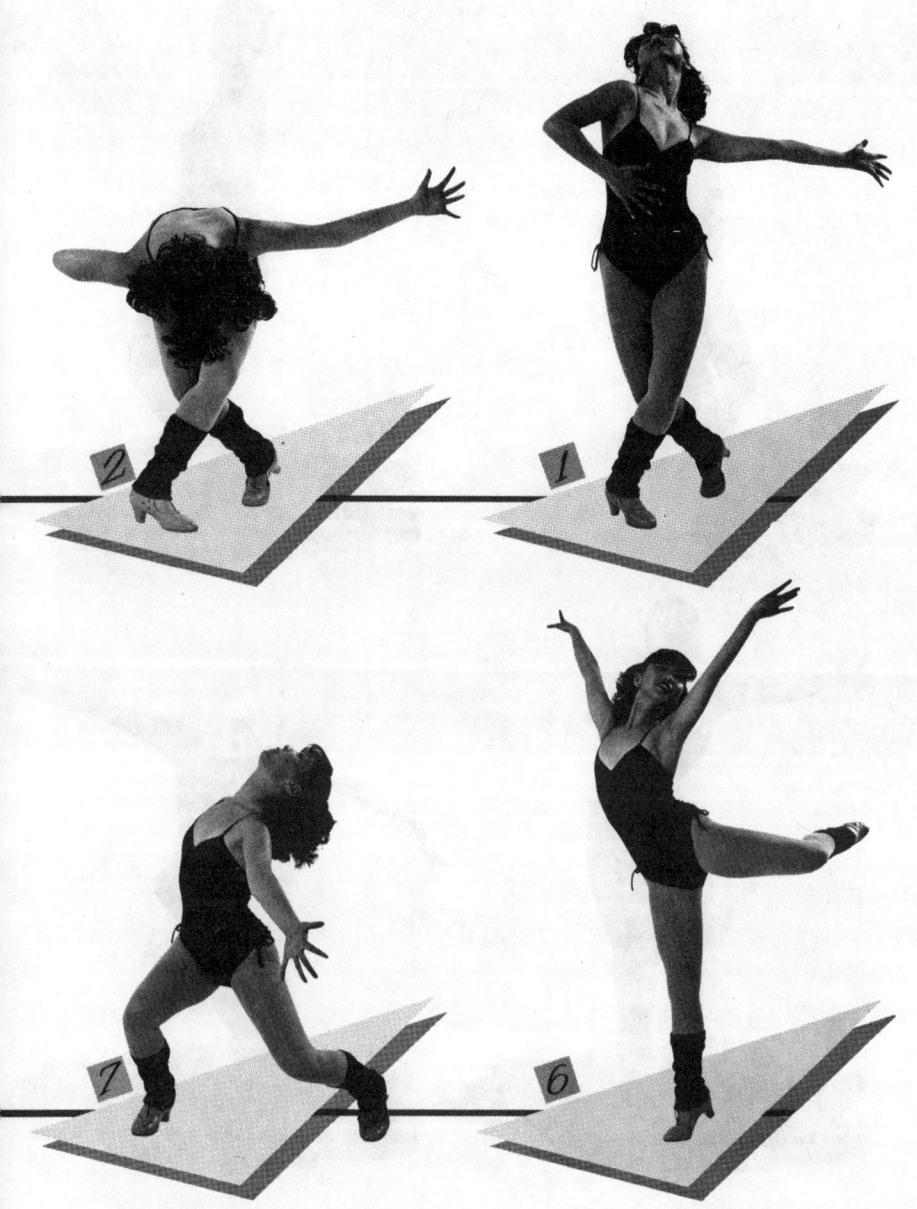

5. 팟세한 발을 뒤로 크로스시켜 내리고, 다시 왼발을 뒤로 한걸음 딛고 허리를 내려 뒤로 크게 젖힌다. 양손은 몸에 휘감기듯이 (카운트4).
6. 오른발을 옆으로 스텝. 아티튜우드에서 돌아본다 (카운트5).
7. 왼발을 크로스시켜 내리고, 오른발을 딛고 허리를 내려 가슴을 젖힌다. 양손은 비스듬히 아래로 (카운트6).
8. 오른발로 서고, 왼발을 팟세하며 전신을 작게 움추리듯이 한다 (카운트7).
9. 왼발을 옆으로 흔들어 올려 크게 위로 발돋움한다. 발을 올리면 등이 느슨해지는데 주의 (카운트8).

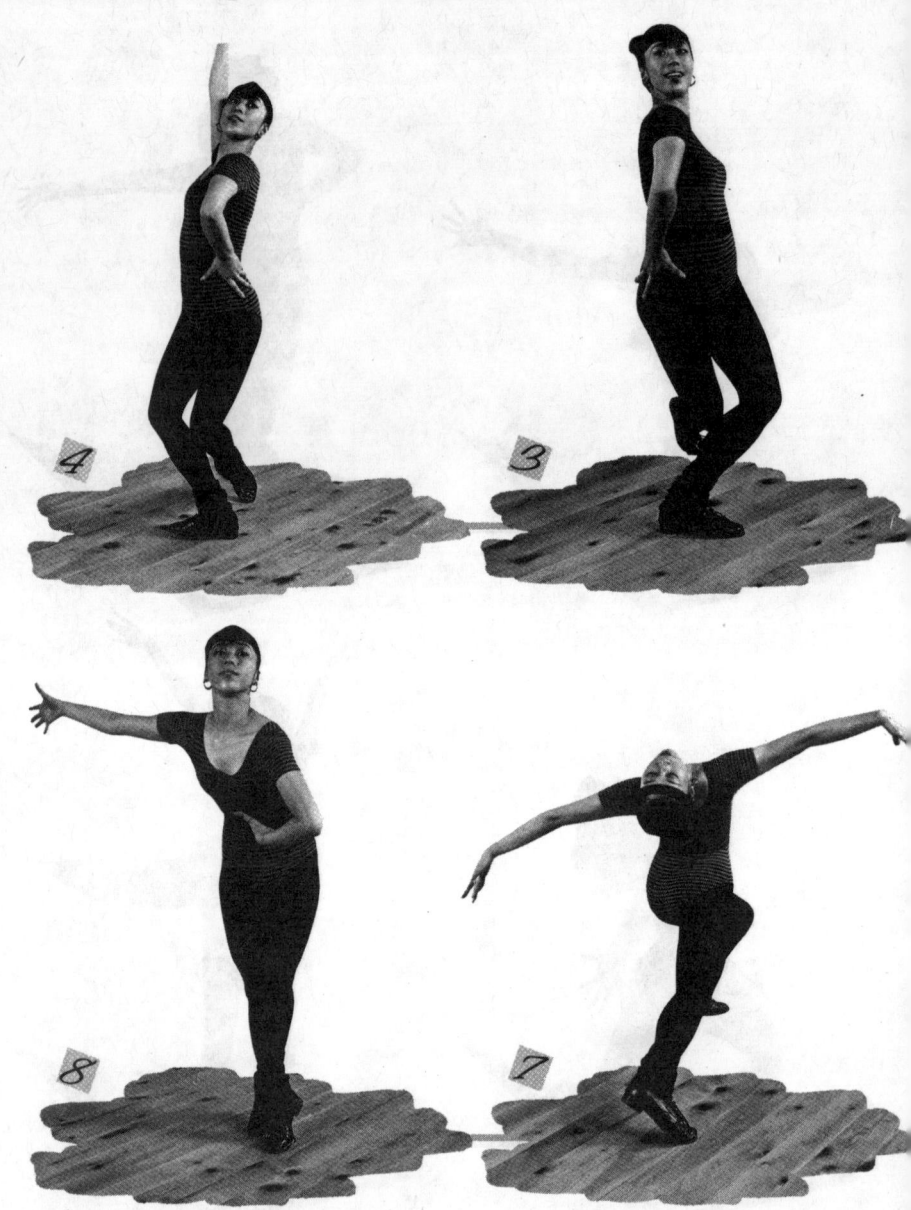

콤비네이션

1. 상체를 비틀어 왼발을 턴아웃으로 앞으로 스텝.
2. 오른발을 다시 앞으로 스텝. 왼발을 옆으로 내고, 발꿈치를 올린다. 상체는 오른쪽으로 크게 비틀어 등을 펴고 왼손을 가슴 앞으로 뻗는다. 허리 높이는 변하지 않게.
3. 왼발를 턴아웃으로 앞뒤로 닫는다. 상체를 옆으로 비튼다.
4. 다시 오른발을 닫고 상체를 오른쪽으로 비틀면서 뒤로 젖히듯이 오른손을 뒤로 뻗는다. 왼쪽 어깨에서 약간 악센트를 준다.
5. 왼발을 앞으로 스텝. 동시에 오른발을 앞으로 흔들어 올린다.

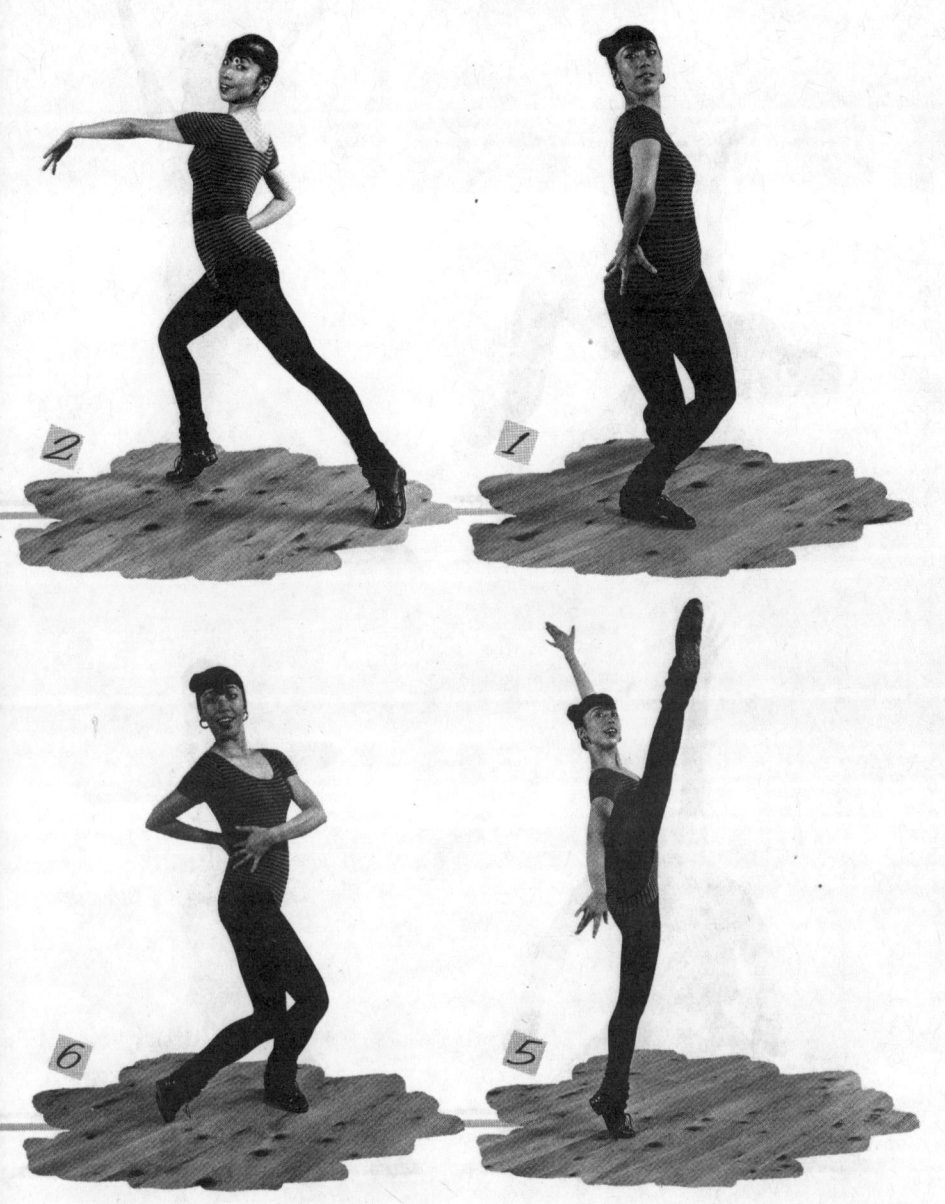

6. 오른발을 뒤로 크로스시켜 내린다. 양손은 몸에 휘감고,상체는 오른쪽으로 비틀듯이 한다.
7. 왼발을 뒤로 당기고, 양손을 옆으로 벌려 가슴을 내밀듯이 하고,상체를 뒤로 크게 젖힌다. 밸런스를 깨지 않게 뒤로 젖힌다. 밸런스를 깨지않게
8. 상체를 정면으로 향하면서 오른발을 왼발로 끌어당겨 업, 오른손을 옆으로 뻗고 왼손을 배에 대고 강하게 콘트럭션한다 (사진넘버와 카운트수는 같다).

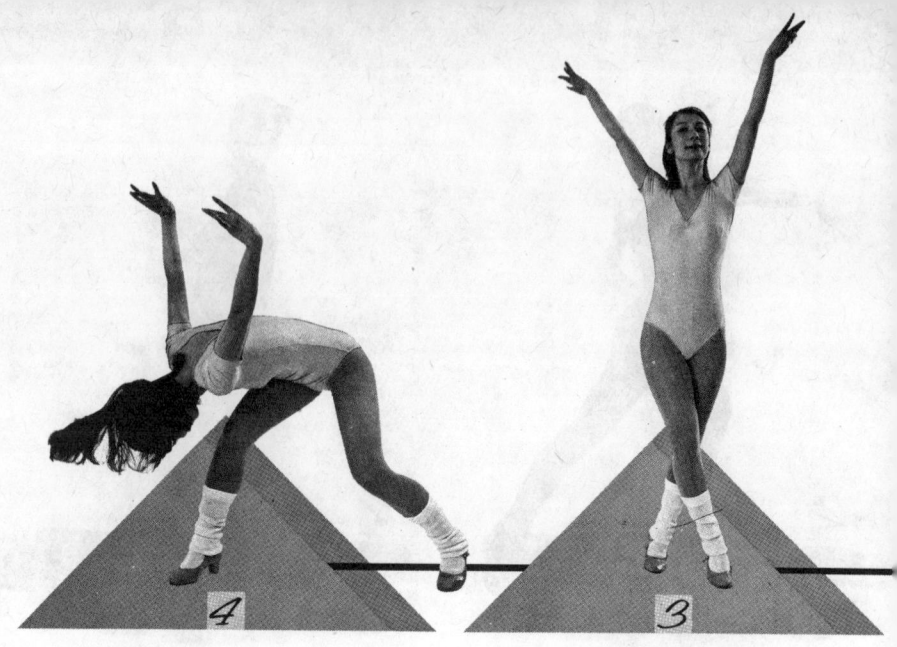

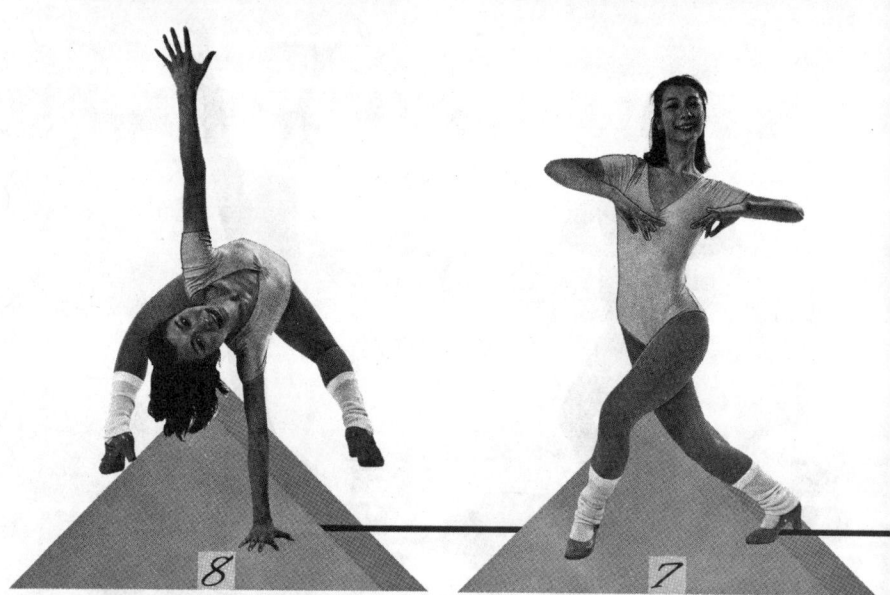

콤비네이션
1. Parallel Second Position에서 왼손을 위로 스트렛치. 왼쪽 무릎은 구부려 발꿈치를 든다.
2. 상체를 왼쪽으로 향하고, 양손은 옆에서 허리에 대고 콘트럭션. 왼쪽 무릎은 펴고 오른쪽 무릎을 구부리고 발끝은 왼쪽으로 향하게 한다.
3. 왼발을 오른발 뒤에 크로스시켜 끌어 당겨 업. 상체는 오른쪽으로 비틀어 양손을 올린다.
4. 오른발을 옆으로 딛고 양손을 한번 리럭스시켜 내리고, 상체를 오른쪽으로 향해 콘트럭션 하여 크게 앞으로 숙였을 때 손목을 꺽고 등쪽으로 강하게 흔들어 올린다. 업에서 배드로 낙차(落差)를 심하게 하면 박력이 나온다.

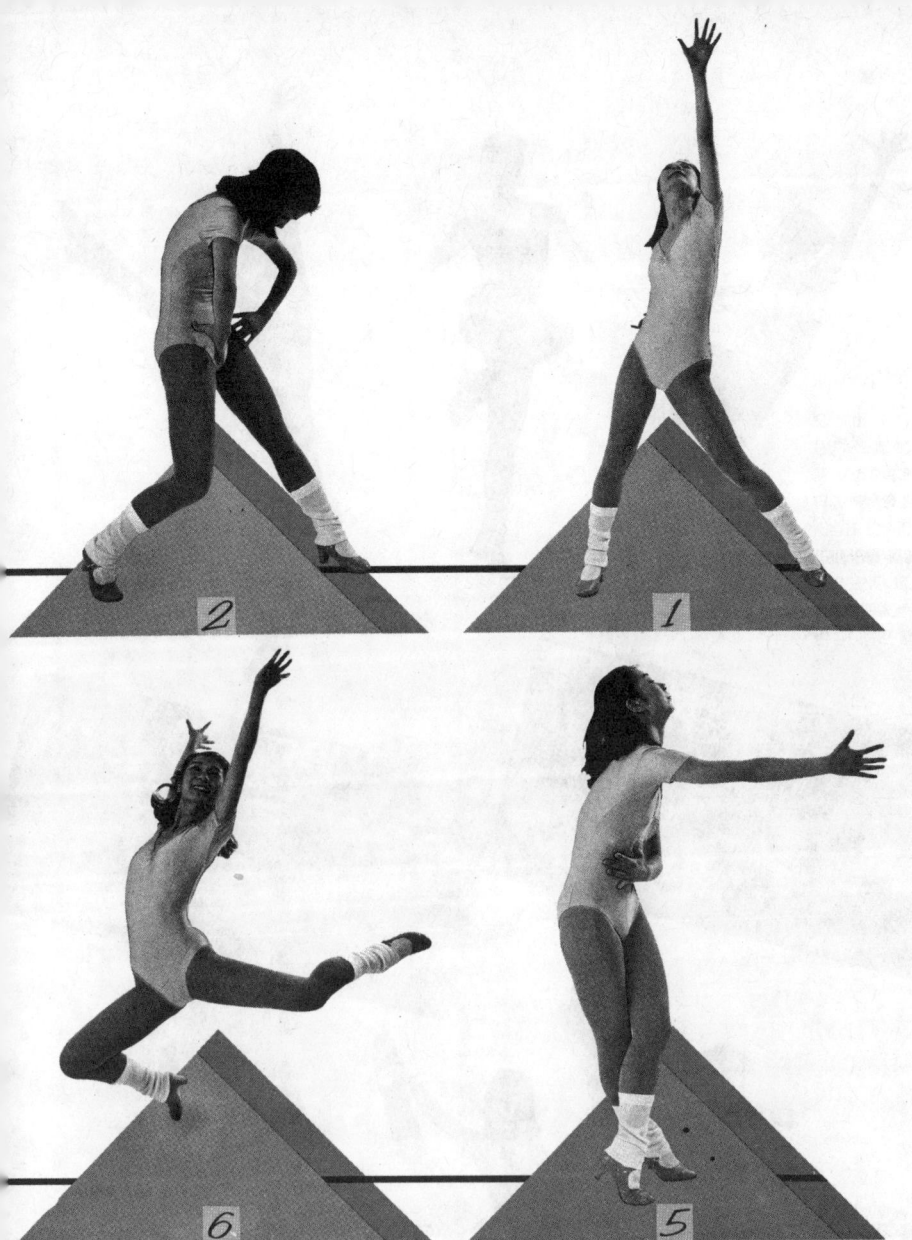

5. 상체를 좌로 향하면서 왼발을 오른발에 크로스시켜 선다.
6. 오른발을 옆으로 딛고, 왼쪽 무릎을 올려 한발로 점프.
7. 오른발부터 착지하고, 왼발을 오른발 앞에 크로스시켜 내린다. 양손은 가슴 앞. 가슴은 정면.
8. 상체를 오른쪽으로 돌리고 오른손을 가슴, 앞, 위, 뒤로, 아래로 크게 원을 그리듯이 하면서 뒤로 젖힌다. 발꿈치는 업. 허리가 내려가지 않게 바닥에 오른손을 대고 왼손은 위로 뻗는다 (사진넘버와 카운트수는 동일).

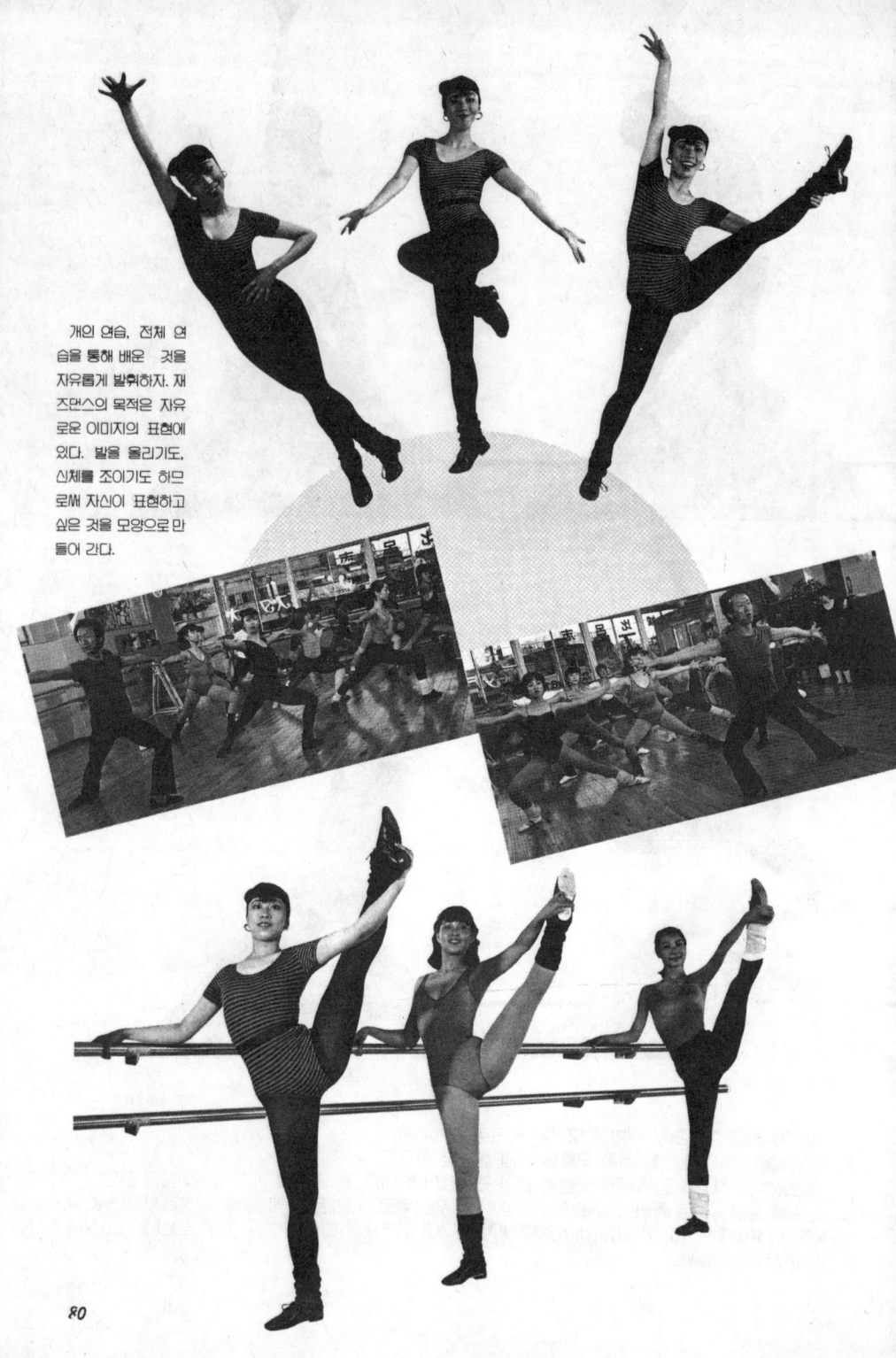

개인 연습, 전체 연습을 통해 배운 것을 자유롭게 발휘하자. 재즈댄스의 목적은 자유로운 이미지의 표현에 있다. 발을 올리기도, 신체를 조이기도 하므로써 자신이 표현하고 싶은 것을 모양으로 만들어 간다.

발목(앵글 아이소레이션)

POINT & MOVEMENT

　발목의 아이소레이션이다. 댄스를 할 경우, 발목을 부드럽게 하지 않으면 생각대로 스텝도,워킹도
할 수 없다.
1 – 4. 무릎을 펴고 발을 플렉스. 발목을 크게 좌우로 돌린다. 이 때 발가락 끝까지 신경이 미치게
한다.

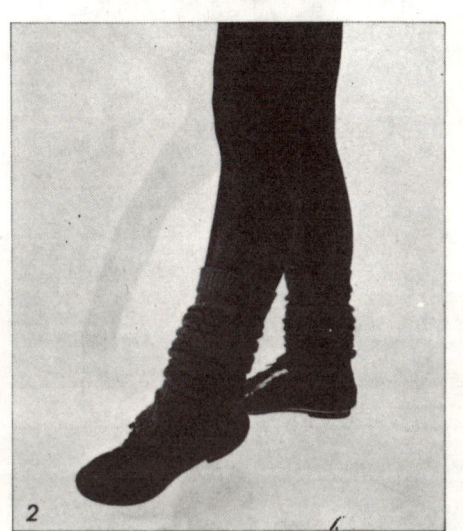

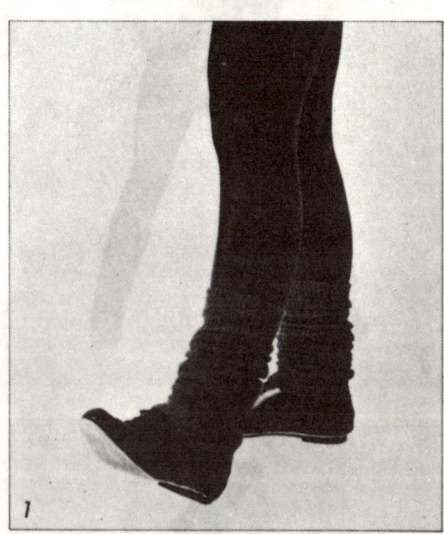

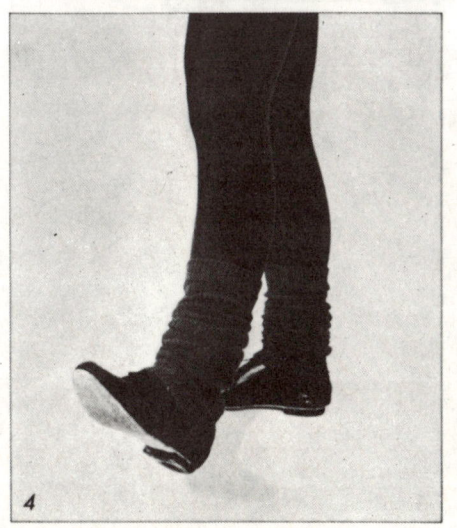

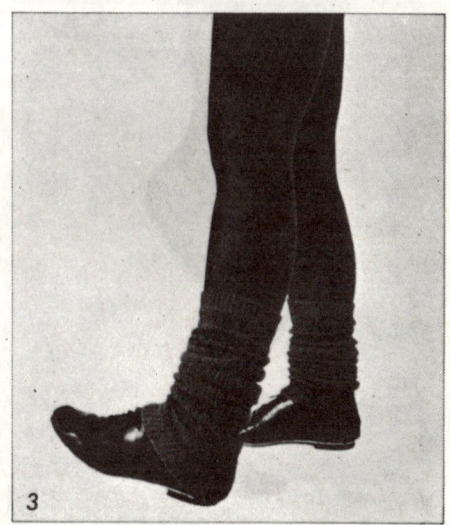

골반(페르비스 아이소레이션)

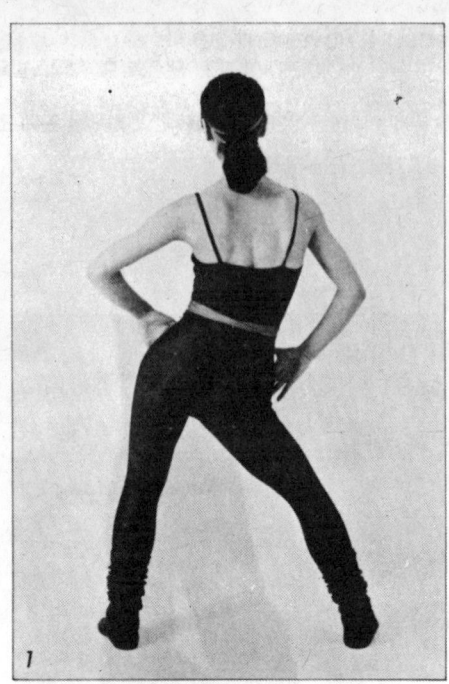

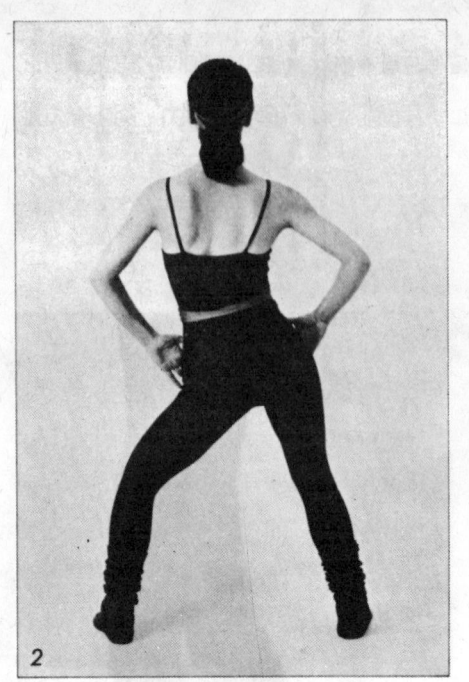

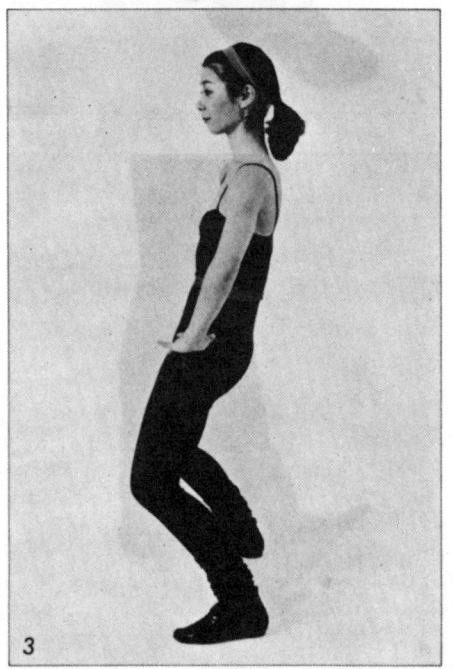

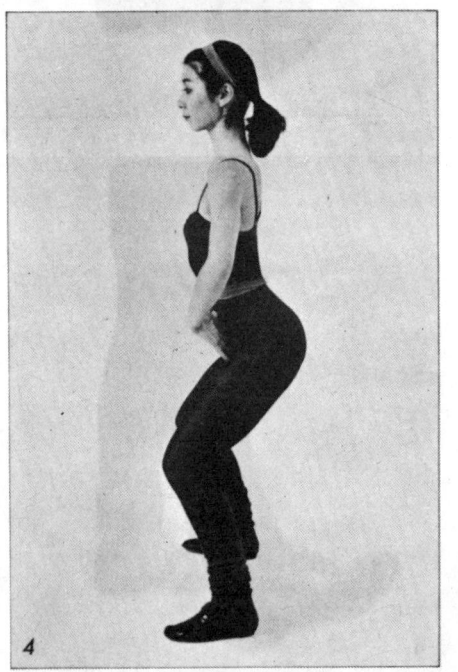

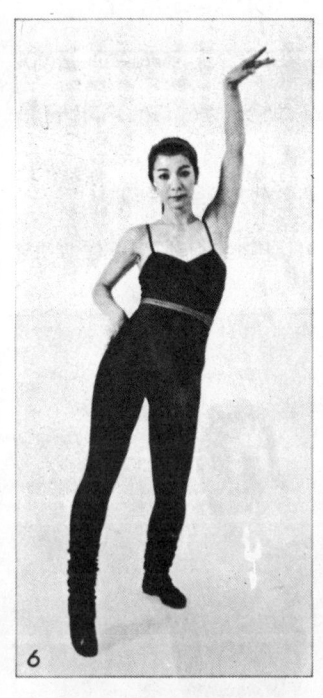

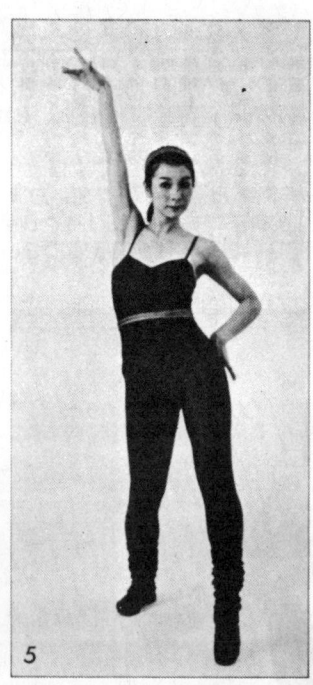

POINT & MOVEMENT

골반만을 전후좌우로 움직이는 레슨이다. 골반 이외의 부분이 움직이지 않게 한다.

1 – 4. Parallel Second Position으로 서서 체스트 업하고 배를 조인다.

5 – 6. 한쪽 허리만을 반원을 그리듯이 앞으로 내민다. 이 때 오른쪽 허리의 경우는 오른발을, 왼쪽 허리의 경우는 왼발을 한 발 앞으로 내딛는다. 다리 관절을 유연하게 사용하는 것이 포인트이다.

7 – 8. 양손을 옆으로 벌리고 팔꿈치를 구부린다. 허리를 좌우로 흔들면서 리듬을 타고 일직선 상을 걷는다. 처음에는 천천히 연습하다가 서서히 스피드를 낸다. 허리는 한 발씩 2비이트를 두드린다.

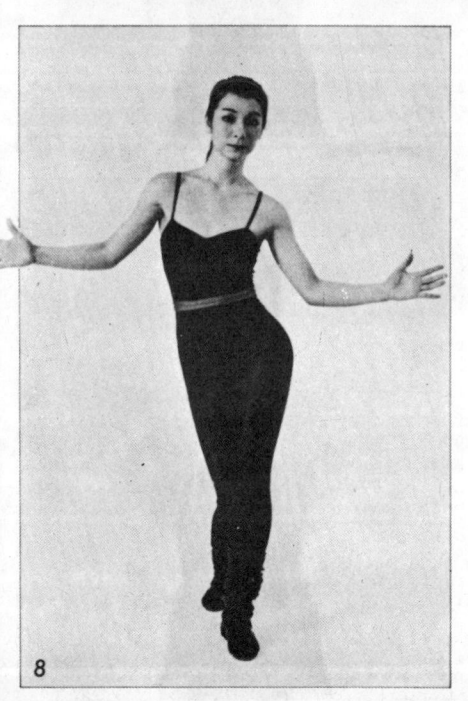

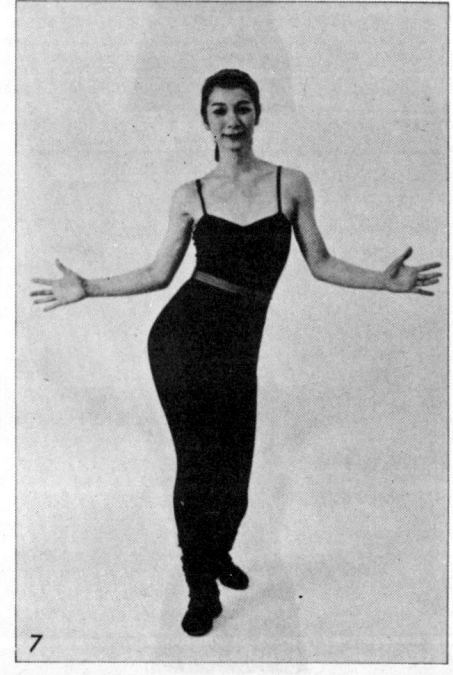

손목(리스트 아이소레이션)

POINT & MOVEMENT

　손목을 돌려 팔과 손목의 근육을 유연하게 하는 것이 목적이다. 손끝의 표정이 풍부해짐과 동시에 리듬감도 키운다. 부드럽게 움직이게 될 때까지 충분히 연습한다.

1．Parallel Second Position으로 서서 양팔꿈치를 올리고, 손바닥을 밖으로 향해 다섯 손가락을 짝 편다. 손바닥은 가슴의 위치이다.

2．손목을 밖으로 크게 돌리고, 손바닥을 안쪽으로 향한다.

3．손목을 돌림과 동시에 양팔꿈치를 펴 손가락을 아래로 향해 손을 가슴 앞으로 내민다.

4．손목을 안쪽으로 크게 돌리고, 팔꿈치를 구부리고 1의 상태로 돌아간다.

5－6．다시 손목을 밖으로 돌리고, 팔을 뻗어 옆으로 밀어낸다. 손목을 항상 직각으로 굽을 때까지 근육을 펴는 것이 포인트이다.

7－8．손목을 안쪽으로 돌리면서 1의 상태로 돌아간다.

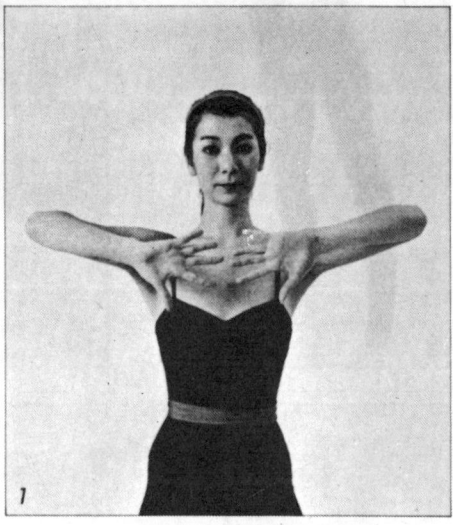

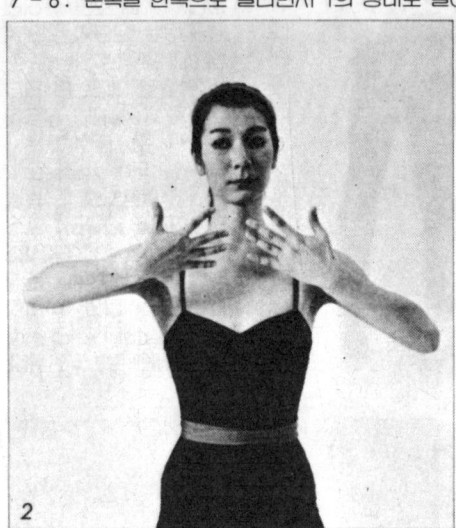

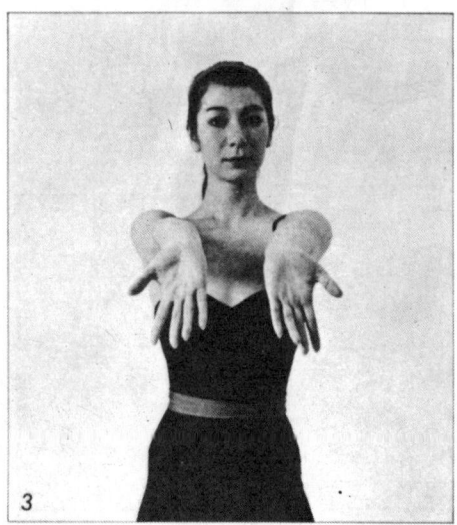

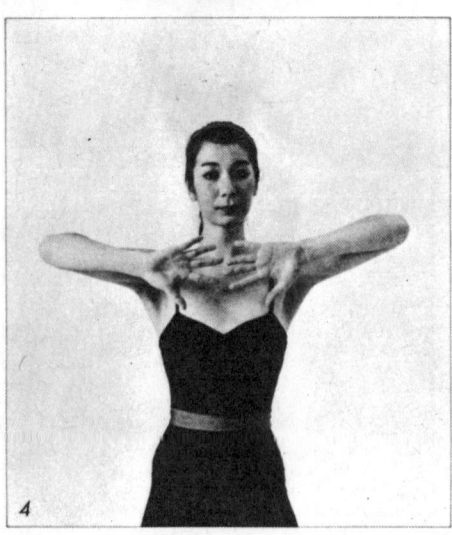

9 - 10. 전과 마찬가지 요령으로 앞, 위, 옆으로 반복하여 레슨한다.

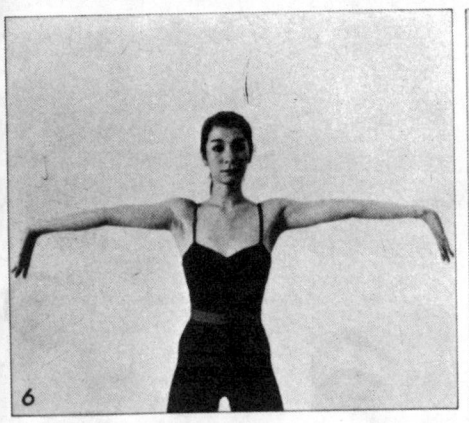

6

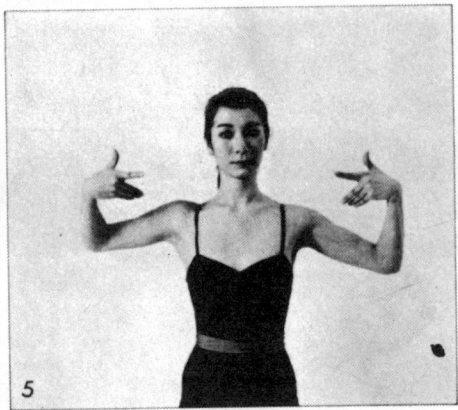

5

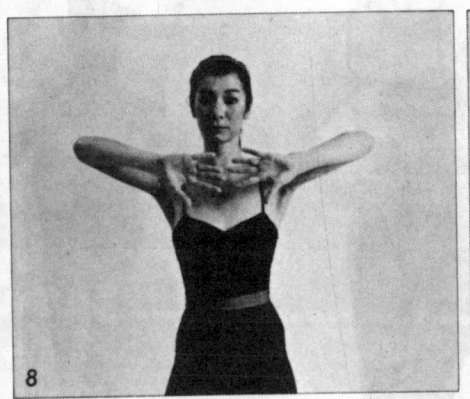

8

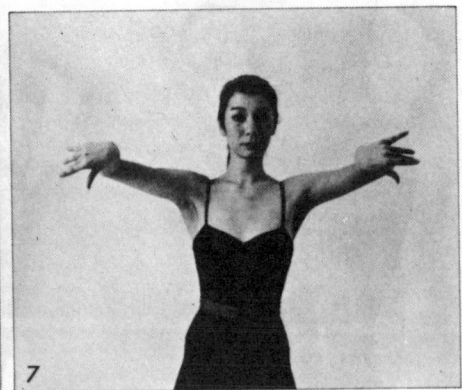

7

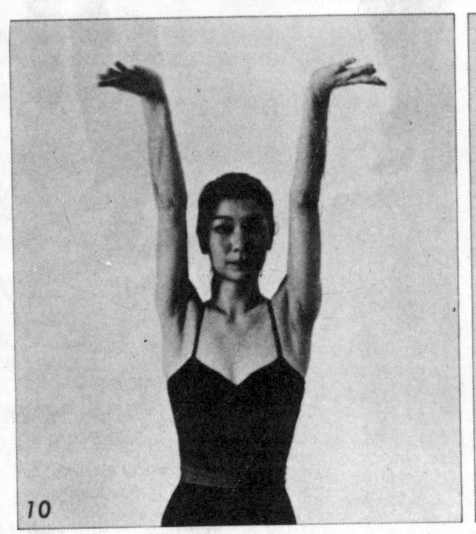

10

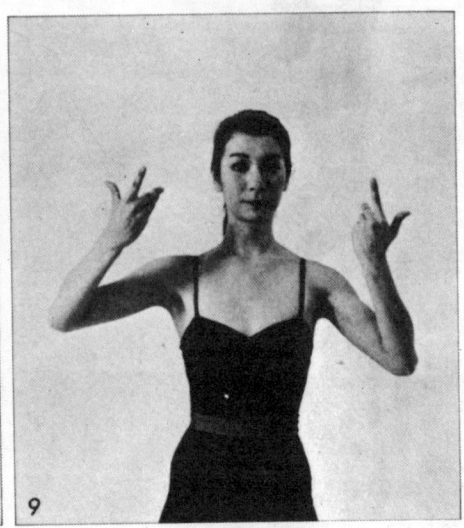

9

토탈 레슨

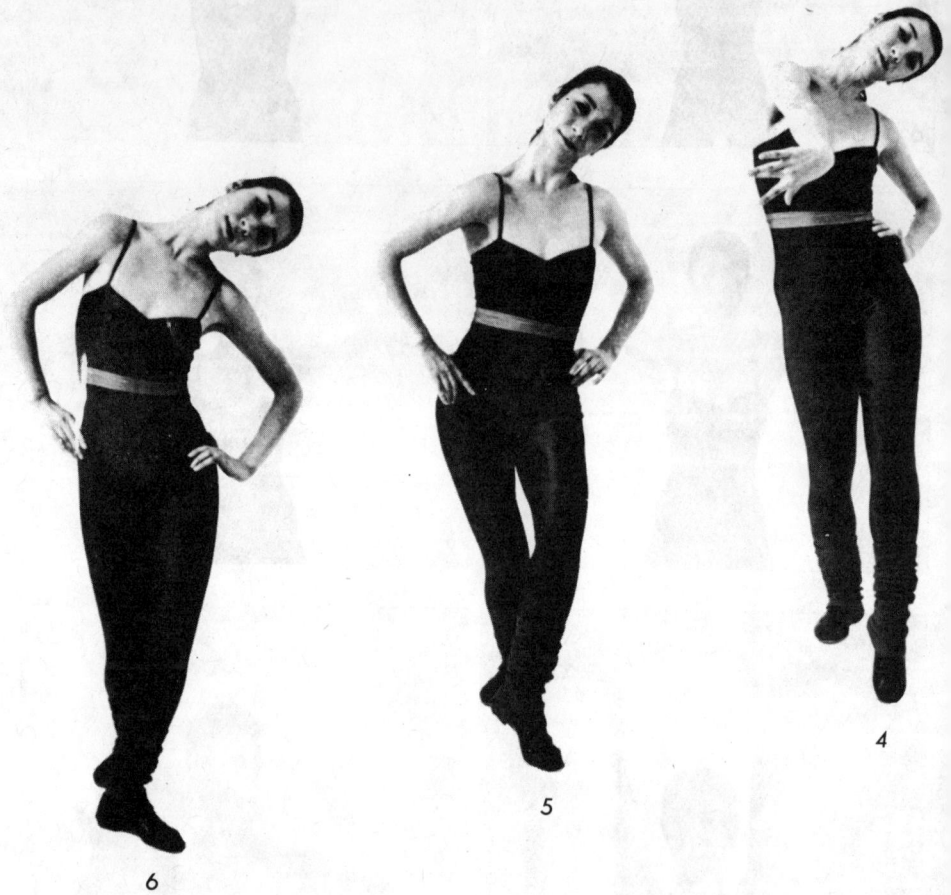

4

5

6

POINT & MOVEMENT

　각부의 아이소레이션을 모은 레
슨이다. 일직선상을 걸으면서 머
리를 좌우로 흔든다. 동시에 허리
로도 리듬을 센다. 1~4는 허리와
머리의 악센트가 같은 방향이다.

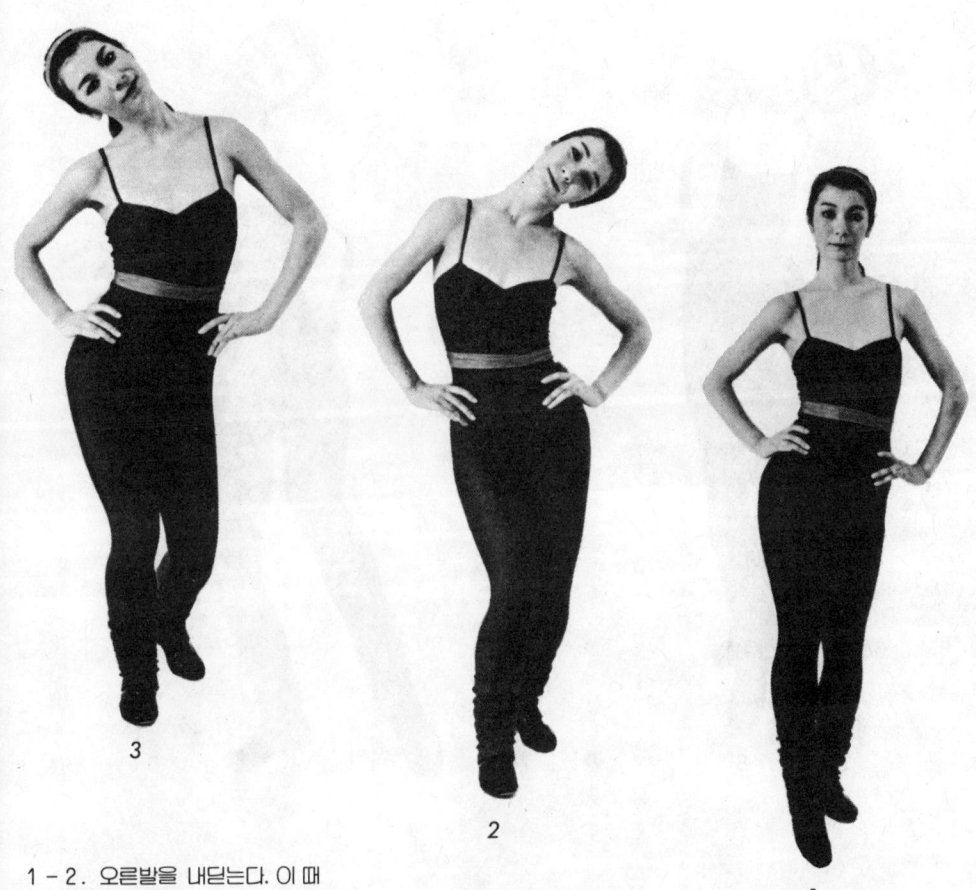

1 - 2. 오른발을 내딛는다. 이 때
머리와 허리는 좌.
3. 중심이 양발 중앙에 왔을 때
머리와 허리를 우로.
4. 왼발을 한발 내딛고, 발끝이 바
닥에 닿는 동시에 머리와 허리를
좌로.
5 - 8. 1 - 4와 같은 요령으로
좌우 반대로 움직인다.
(8카운트에서 레슨한다).

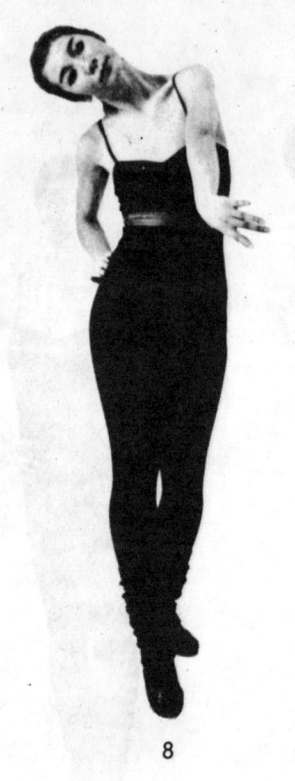

8

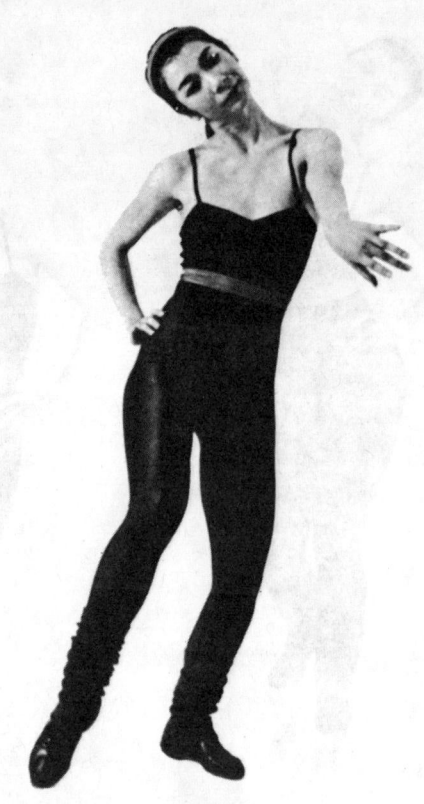

7

제5장
Lesson 5
바를 뗀 레슨

바를 사용하여 몸에 익힌 것은 바에서 떼도 똑같이 할 수 있어야 한다. 즉, 바가 없어도 밸런스를 유지하게 하지 않으면 안된다. 자기자신의 근력만을 의지해 움직여 본다. 가능한 한 크게 움직이는 것이 중요하다.

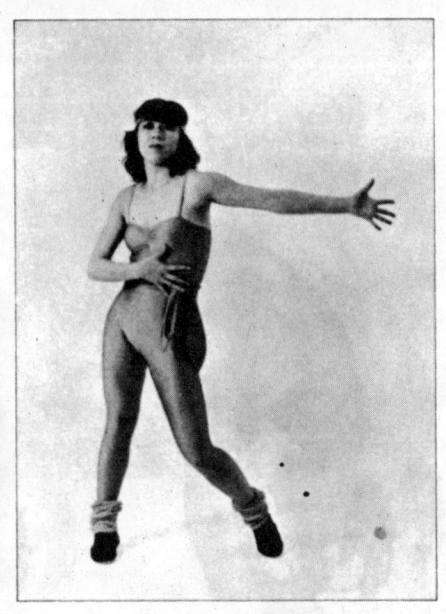

로울 다운 로울 업

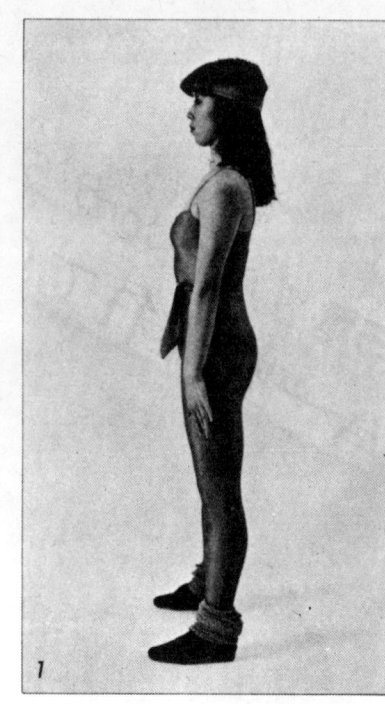

2

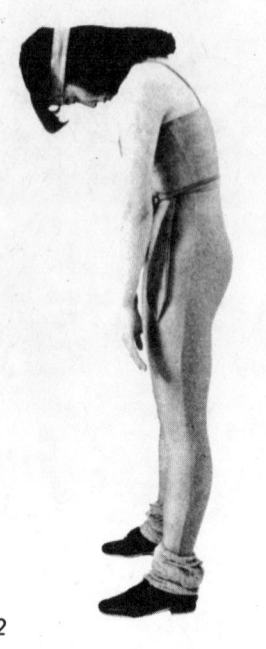

1

**POINT & MOV-
EMENT**

1. Parallel Se
cond Position으
로 똑바로 선다.
2. 머리를 숙이
고 어깨힘을 뺀다
3. 상체를 말듯
이 서서히 앞으로
구부리고 리럭스
한다.
4. 상체를 완전
히 구부리고 힘을
뺀다.
5. 다시 머리를
다리 사이에 집어
넣듯이 양무릎을
구부린다.
6. 우선 허리를
허벅지에서 떼지
않게 주의하면서
무릎을 편다. 다
리의 안쪽의 근육
을 스트렛치.
7 - 8. 허리에서
부터 서서히 되감
듯이 상체를 일으
킨다.

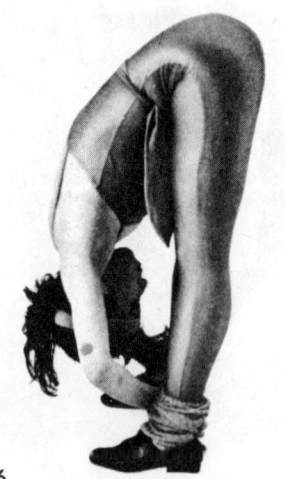

6

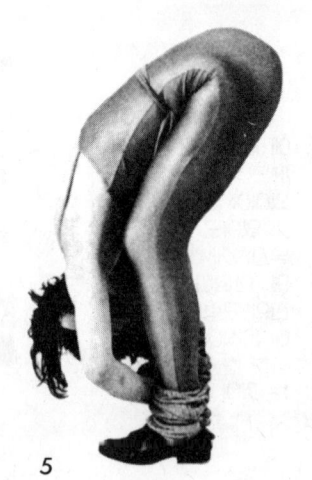

5

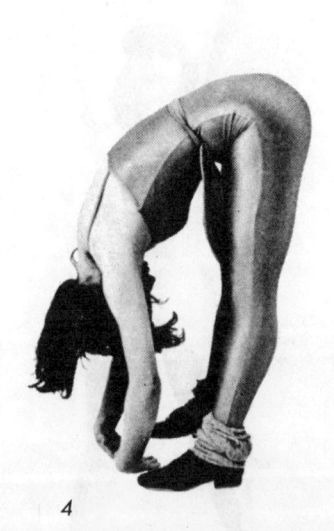

4

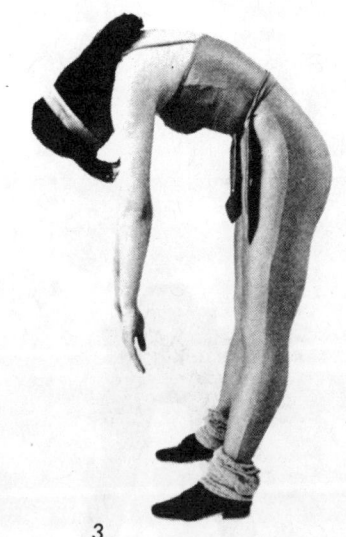

3

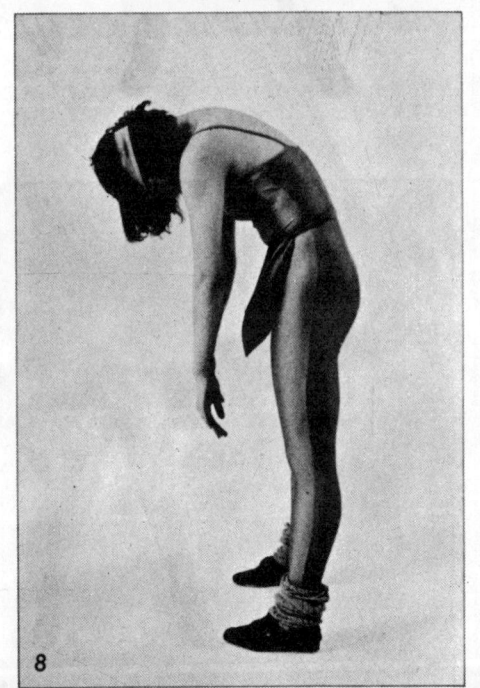

8

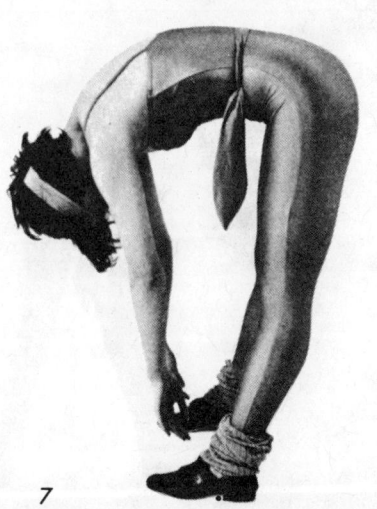

7

상체 수평에서의 리이치아웃

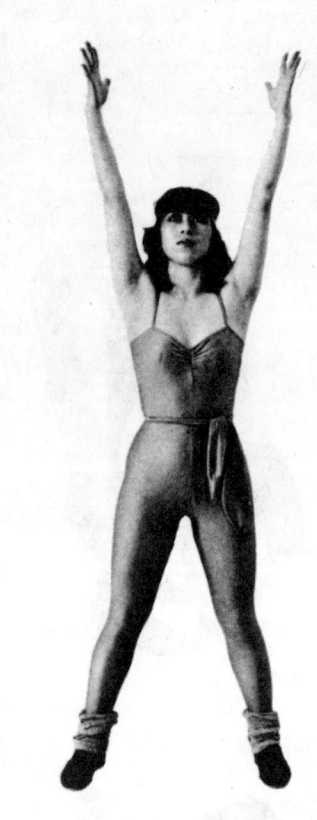

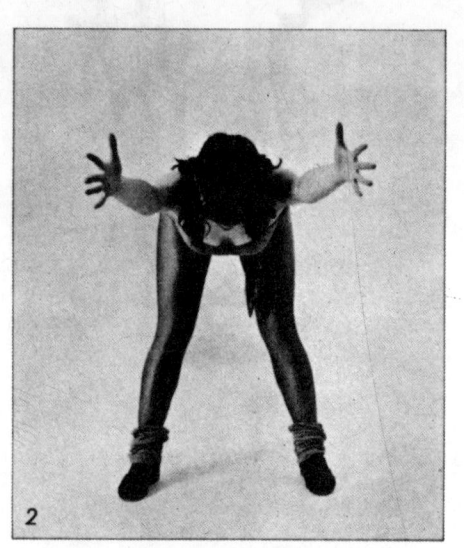

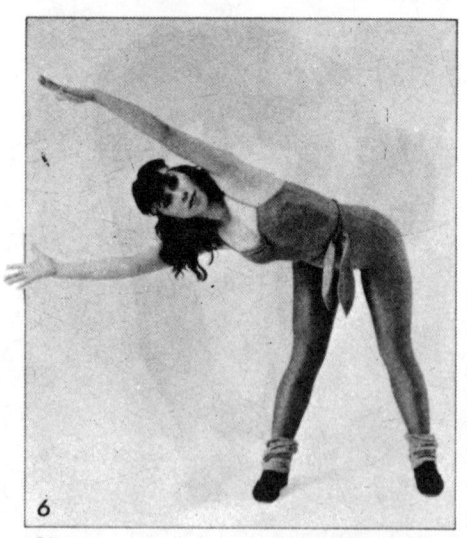

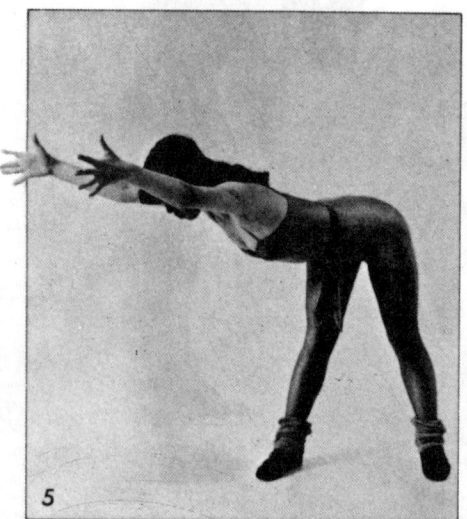

POINT & MOVEMENT

1. 양손을 벌려 위로 올리고, Parallel Second Position으로 똑바로 선다.
2. 후두부와 등이 수평이 되게 하고, 상체를 반스한다.
3. 상체의 힘을 빼고 크게 앞으로 리럭스시킨다.
4. 하반신의 방향이 변하지 않게 주의하면서 상체를 좌로 완전히 비튼다.
5. 상체를 우로 트위스트.
6. 그대로 상체를 정면으로 향한다.
7. 2와 같은 상태이다.
8. 상체를 좌로 비틀어 정면을 향한다.

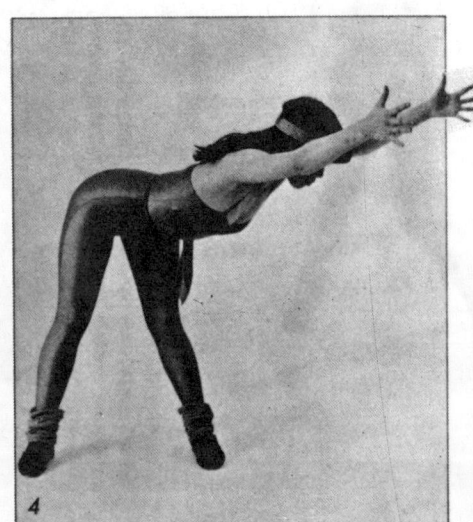

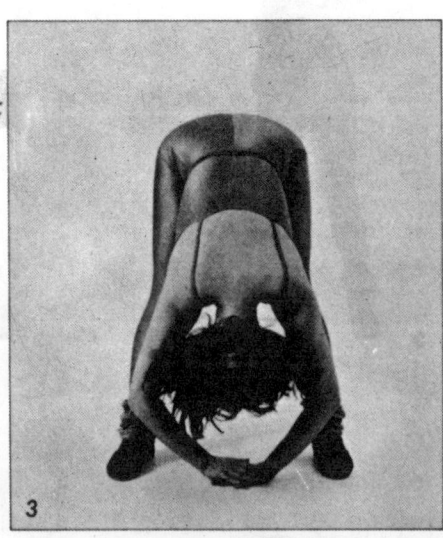

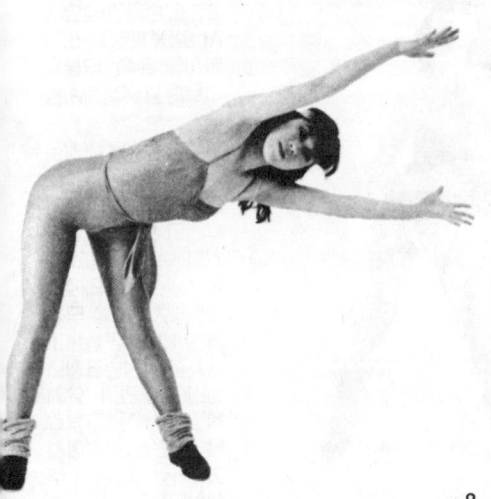

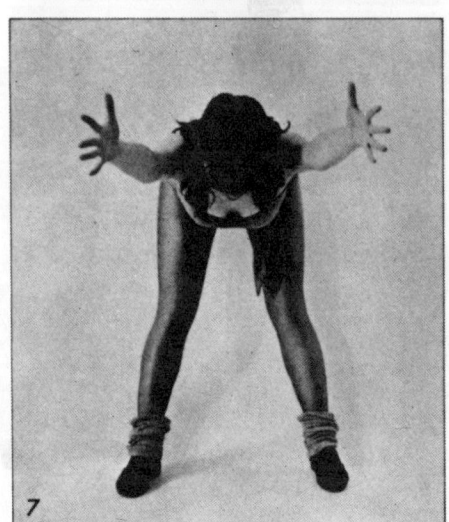

양손의 리이치아웃

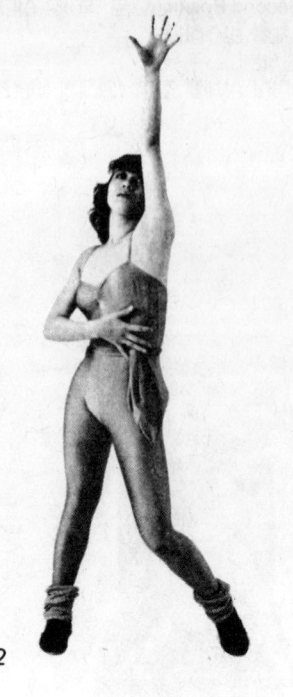

2

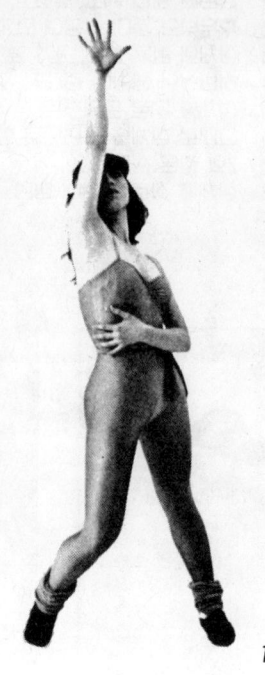

1

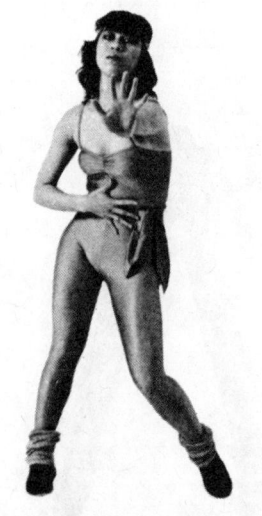

6

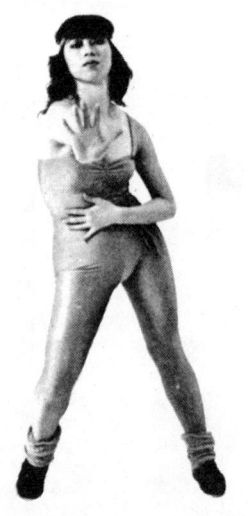

5

POINT & MOVEMENT

1. Parallel Second Position으로 선 위치에서 오른손을 위로 스트렛치. 이 때 오른발의 발꿈치를 올리고 무릎을 구부린다. 왼손은 웨스트 위치이다.

2. 오른쪽과 똑같이 스트렛치.

3-4. 하반신은 1·2와 같은 동작으로, 손을 좌우로 스트렛치.

5. 오른손을 가슴앞에서 밀어내듯이 한다. 동시에 오른쪽무릎을 구부리고 오른쪽 허리를 콘트럭션. 이 때 등이 떨어지지 않게 주의한다.

6. 왼손을 가슴앞에서 밀어내듯이 하고 동시에 왼쪽 무릎을 구부리고 왼쪽허리를 콘트럭션.

7. 오른손을 아래로 스트렛치. 동시에 오른무릎을 가볍게 구부리고 오른쪽 발꿈치를 약간 올린다.

8. 왼손을 아래로 스트렛치, 왼쪽 무릎을 가볍게 구부린다.

7,8은 양발꿈치의 센타에 허리가 오게 하고, 무릎을 구부렸을 때도 허리의 위치가 이동하지 않게 주의한다.

94

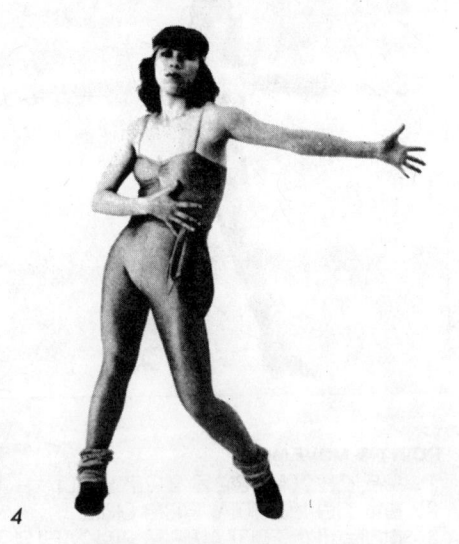

4

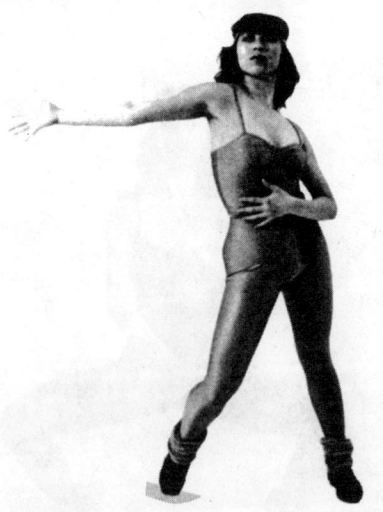

3

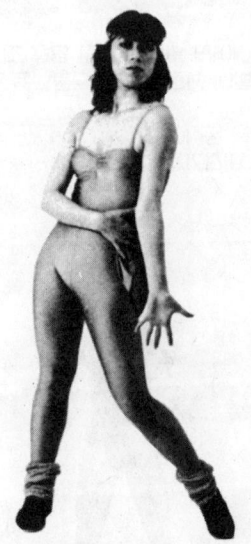

8

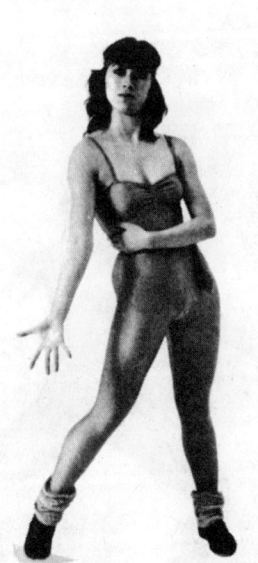

7

허리의 스트렛치

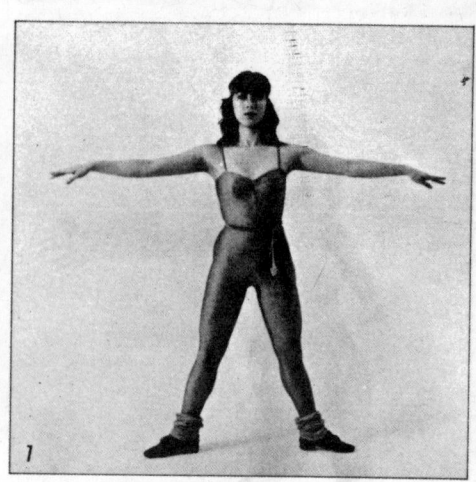

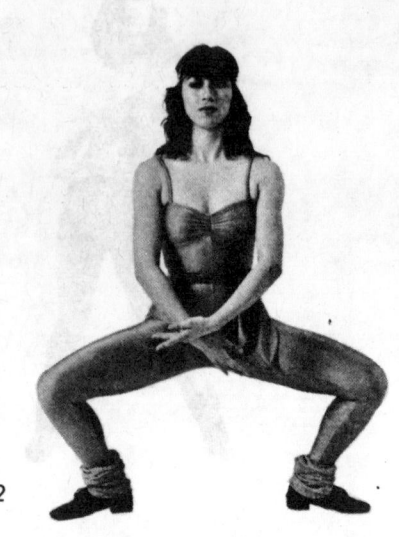

POINT & MOVEMENT
1. 오픈 스탠스에서 양손을 옆으로 넓힌다.
2. 발을 그랑 쁘리에에서 양팔은 아래로.
3. 허리는 바짝 조이고 상체만을 리럭스시켜 옆으로 기울인다. 오른쪽 옆구리는 충분히 스트렛치.
4. 무릎을 펴고 상체를 똑바로 선다.
5. 마찬가지로 우로 기울인다. 왼쪽 옆구리를 스트렛치.
6. 4와 같다.
7 - 8. 쁘리에에서 발을 펴면서 몸을 좌로 기울인다. 이 때 왼발에 체중을 두고 오른발을 포완트. 양무릎을 편다.
9. 4, 6과 같은 동작이다.
10. 오른쪽도 마찬가지로 한다.

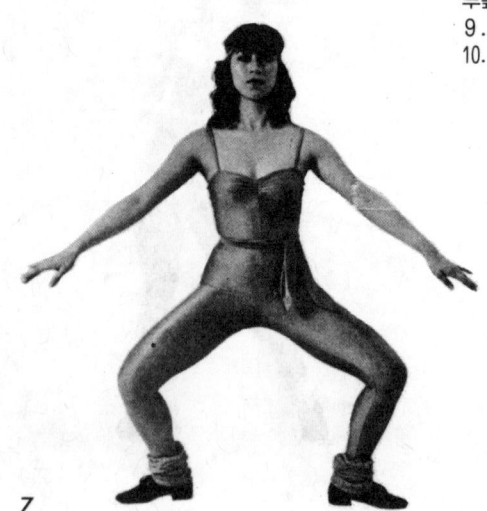

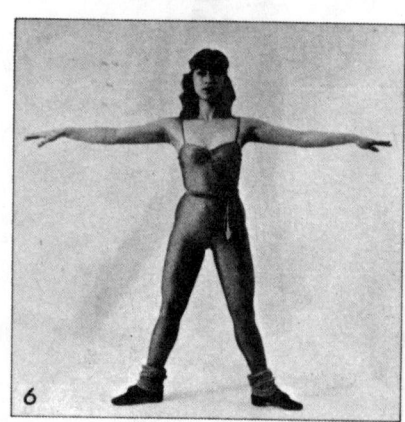

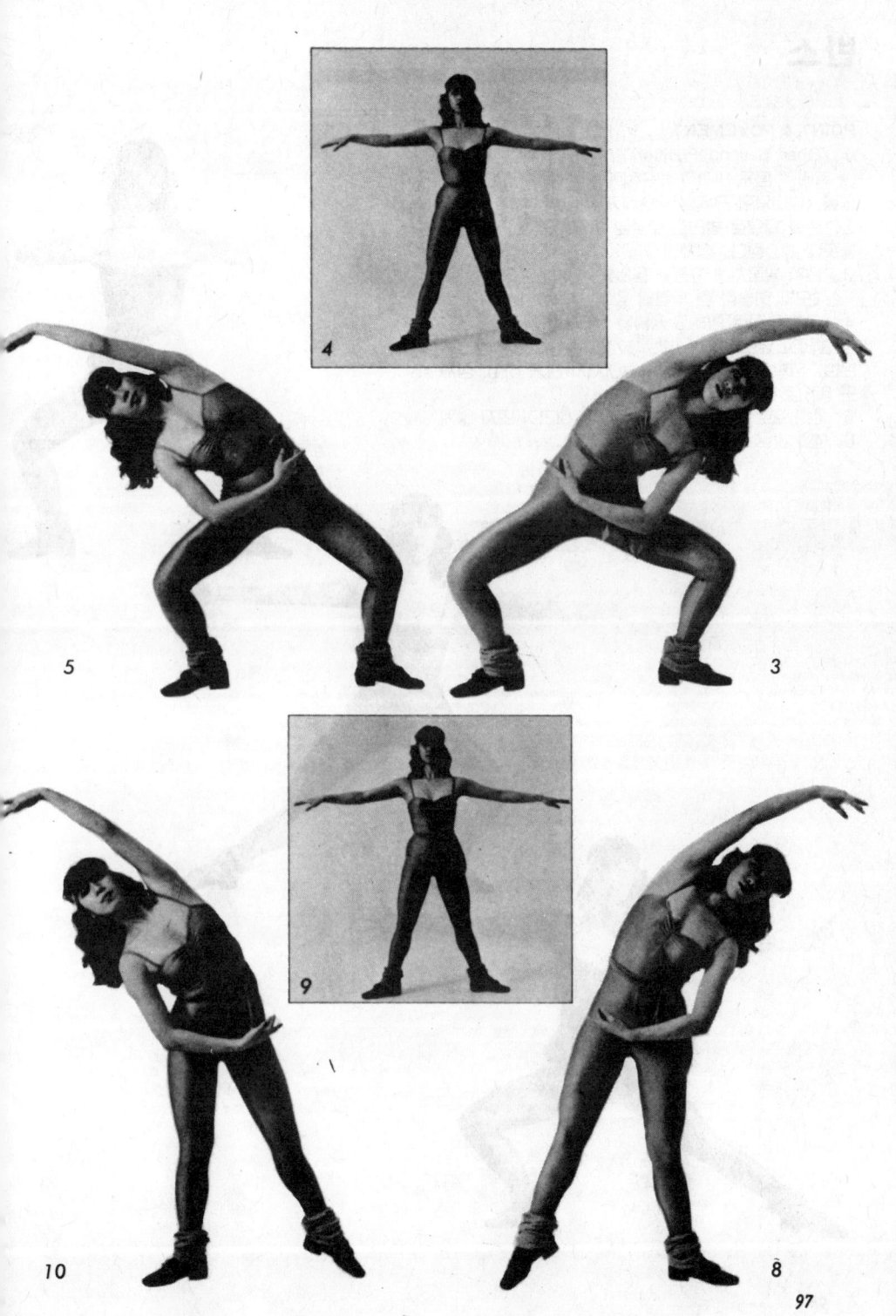

반스

POINT & MOVEMENT

1. Open Second Position에서 양발꿈치와의 사이에 똑바로 몸을 내리고 부드럽게 반스한다. 마디관절, 무릎, 발바닥의 근육을 유연하게 한다.
2. 손을 옆으로 벌리고 오른발 발꿈치에 체중을 올려놓듯이 반스한다. 상체가 기울지 않게 주의한다.
3. 왼쪽 발꿈치에 체중을 올려놓듯이 반스.
　2, 3모두 가능한 한 무릎을 깊이 구부린다.
4. 상체를 좌로 향하고 양발을 턴아웃하여 손을 옆으로 벌리고 앞으로 낸 왼발의 발꿈치에 체중을 올려놓는다. 양발바닥은 바닥에서 떨어지지 않게 하고, 상체도 똑바로 세운다.
5. 정면으로 방향을 바꾼다. 이 때 허리가 뜨지 않게.
6. 4와 같은 요령으로 오른쪽도 한다.

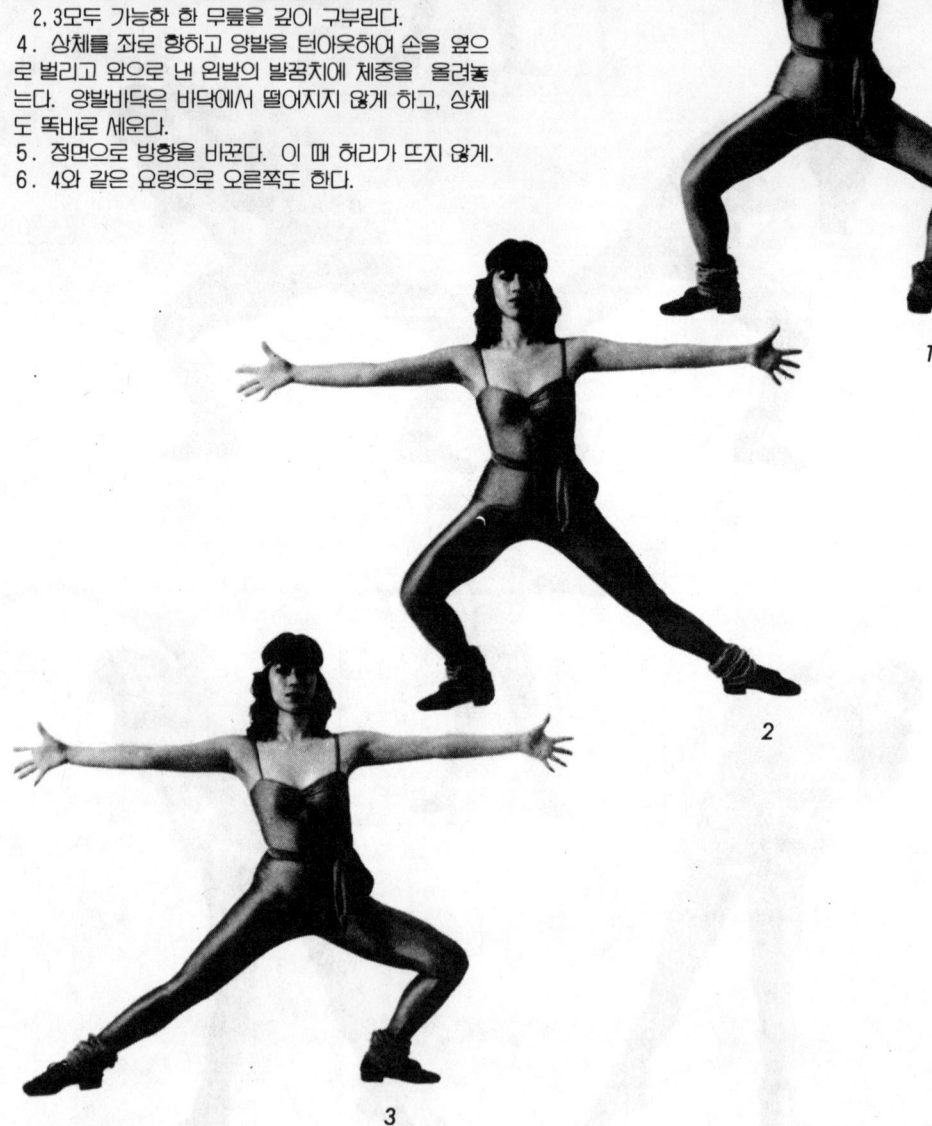

1

2

3

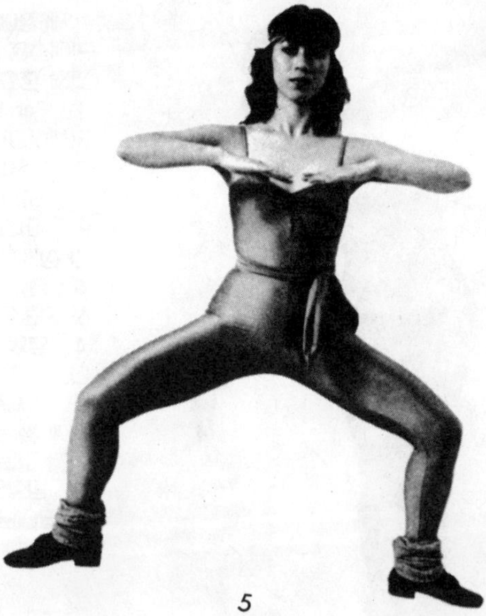

5

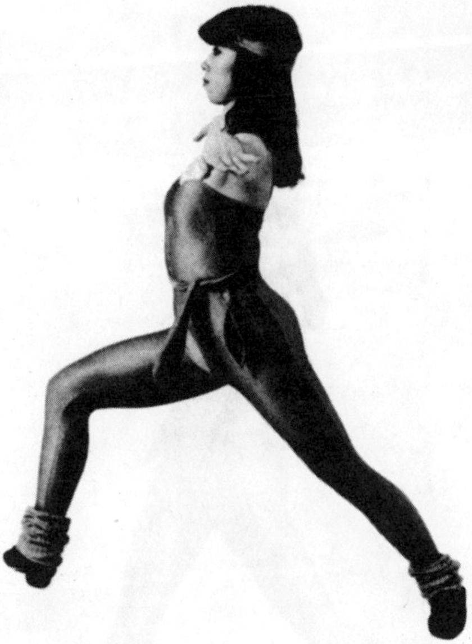

6

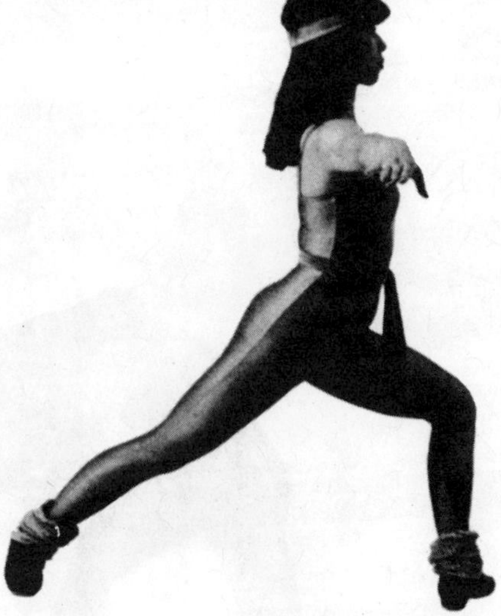

4

토탈 레슨

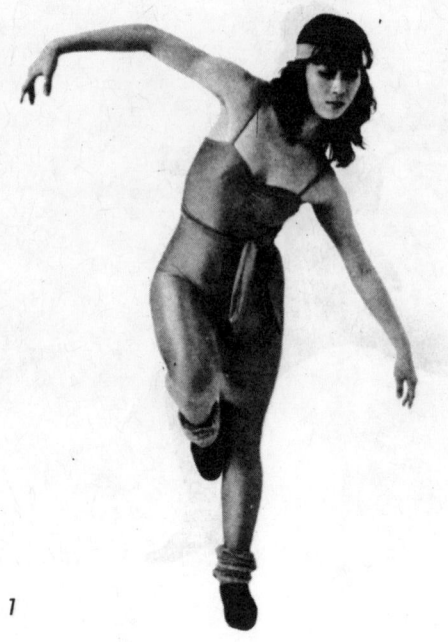

1

POINT & MOVEMENT

　제5장에서의 종합레슨이다. 콘트럭션, 릴리이스등 하나하나를 확실하게 마스터하는 것이 중요하다.
1. Parallel First Position에서 오른발을 팟세하고, 오른쪽 옆구리, 배를 펴고 업.
2. 오른발을 바닥에 내린다.
3. 왼발을 뒤로 당긴다. 그와 동시에 오른손은 머리위를 지나듯이 앞에서부터 크게 돌려 상체를 뒤로 젖힌다.
&. 왼발을 옆으로 스텝. 상체를 옆으로 향해 왼발은 턴인이다.
4. 옆을 향한 채 콘트럭션하고 허리를 내린다.
5. 상체를 우로 향하고 양손을 올려 위로 크게 뻗는다. 이 때 가슴이 위를 향하게 마음껏 펴는 것이 포인트이다. 오른발은 턴인.
6. 방향은 그대로 콘트럭션. 왼발을 오른발에 끌어당겨 몸을 작게 움추린다.

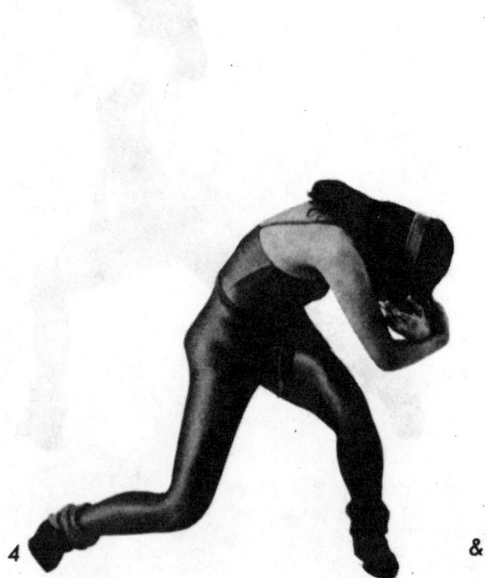

4

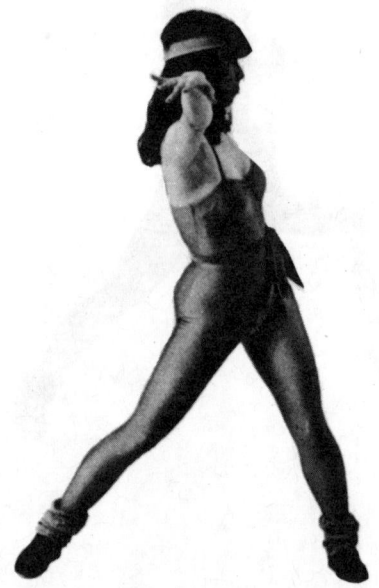

&

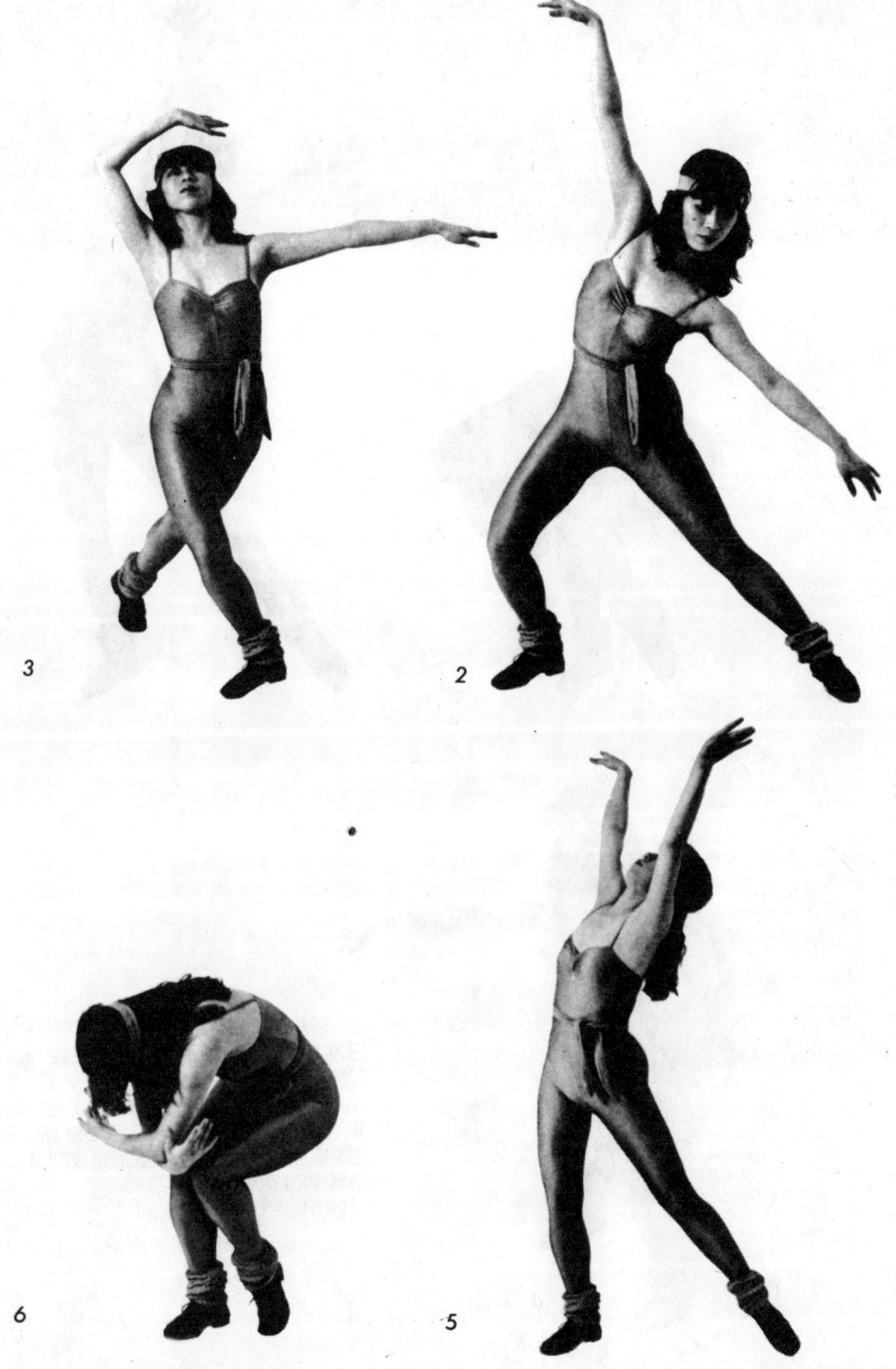

3

2

6

5

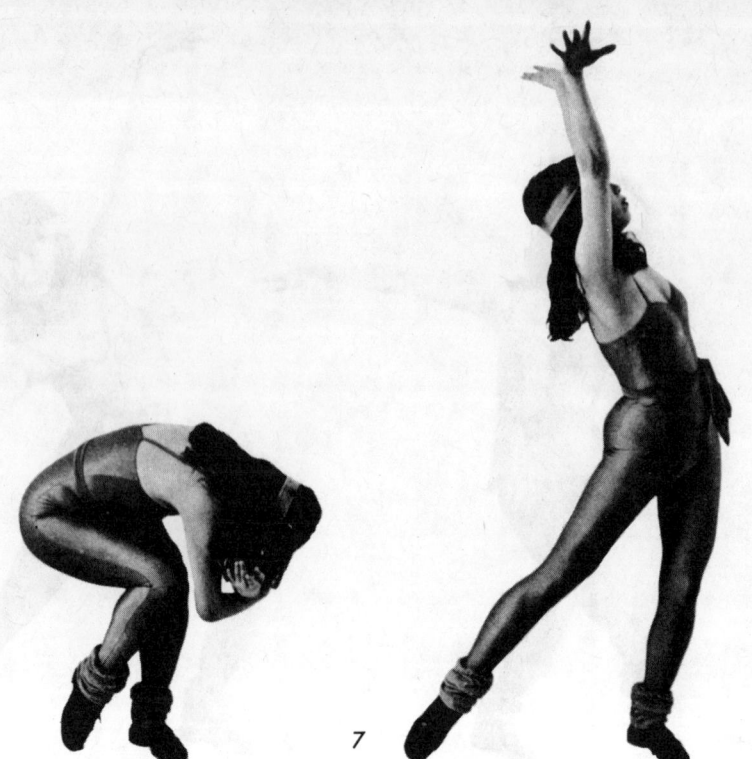

                                               7

&

7. 상체를 좌로 향하고 양손을 올려 위로 크게 발돋음한다. 왼발은 턴의 (6과 같은 요령으로 방향이 반대).

&. 콘트럭션. 오른발을 왼발에 끌어당긴다.

8. 오른발은 턴인으로 앞으로 한발 내딛고, 왼손을 뒤에서 앞으로 수평이동시키면서 가슴을 벌리고 상체를 일으킨다.

   (8 카운트에서 레슨한다)

8

제6장
Lesson 6
베이직 무브먼트

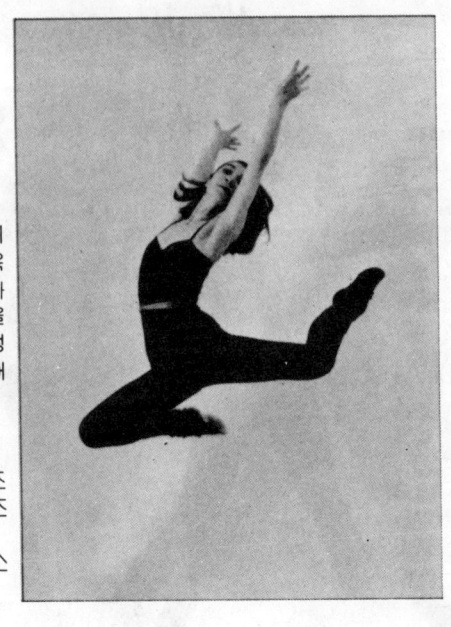

리럭스, 스트렛치 등의 기본적인 근육의 사용을 마스터하면 이번에는 그것을 사용하여 댄스의 정통의 동작으로 들어간다.

스텝, 턴, 점프, 워킹, etc……

이 단계에서 재즈댄스의 즐거움이 조금씩 생긴다.

대표적인 것을 소개한다.

무릎 · 허리의 기본 포지션(1)

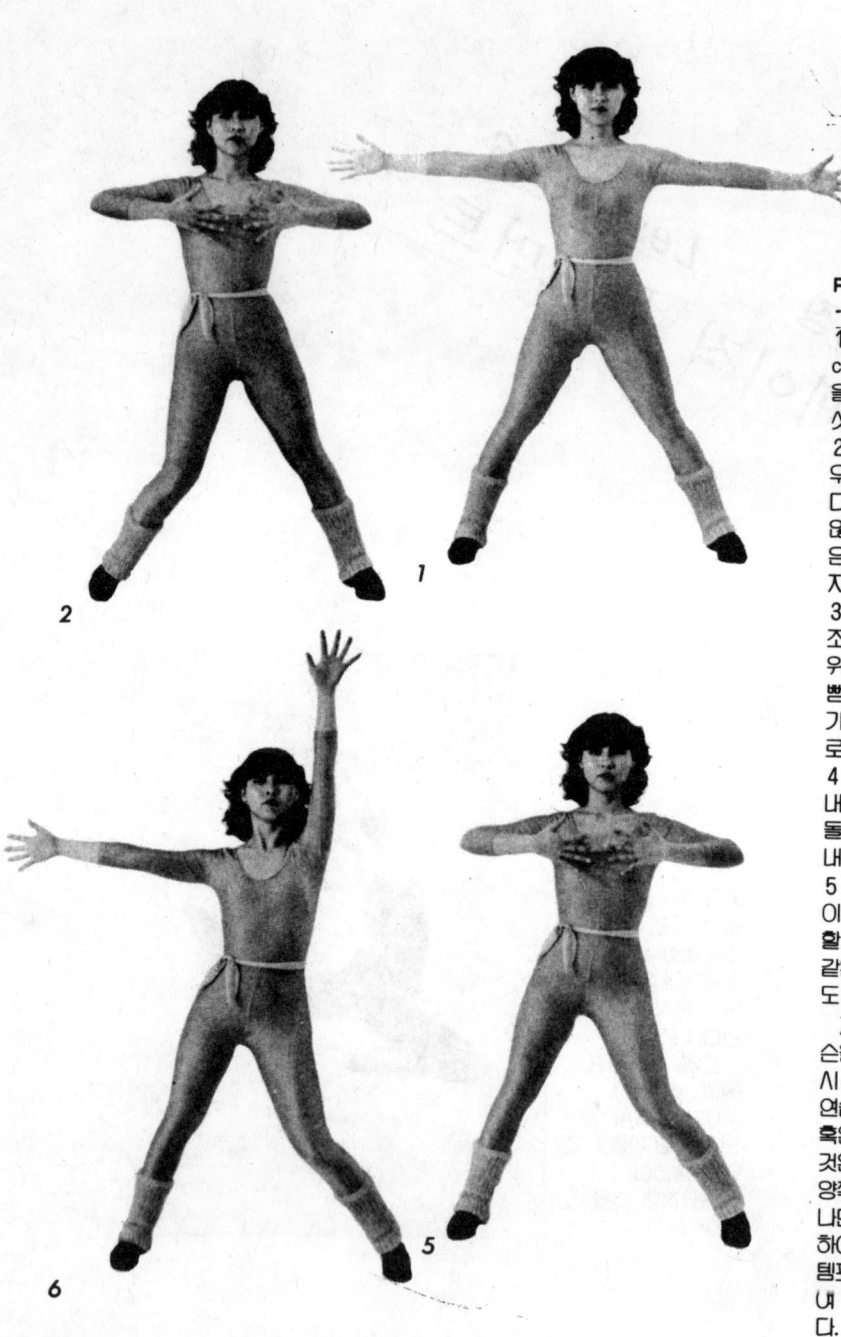

2

1

6

5

**POINT & MOVE
- ENT**

1 . 발은 Parallel S
cond Position . 음
을 옆으로 벌리고
섯손가락도 벌리다

2 . 오른발은 히프
우로 무릎을 구부
다. 허리가 움직이
않게 고정하고 양
은 팔꿈치가 움직
지 않게 구부린다.

3 . 무릎을 안쪽으
조이듯이 오른손을
위로, 왼손을 옆으
뻗는다. 허리의 위
가 이동하기 쉬우
로 주의.

4 . 오른손을 옆으
내리고, 오른무릎을
돌리듯이 발꿈치를
내리고 무릎을 펴다

5 – 8 . 왼쪽의 액
이다. 오른쪽을 연
할 때와 같은 동작
같은 요령으로 왼쪽
도 연습한다.

재즈댄스의 기본
슨을 할 경우, 반드
시 좌우 같은 동작을
연습한다. 오른쪽만
혹은 왼쪽만이라는
것은 있을 수 없다.
양쪽이 가능해지고
나면 몇번이고 반복
하여 연습할 것, 또
템포를 점점 빨리하
여 가는 것이 필요하
다.

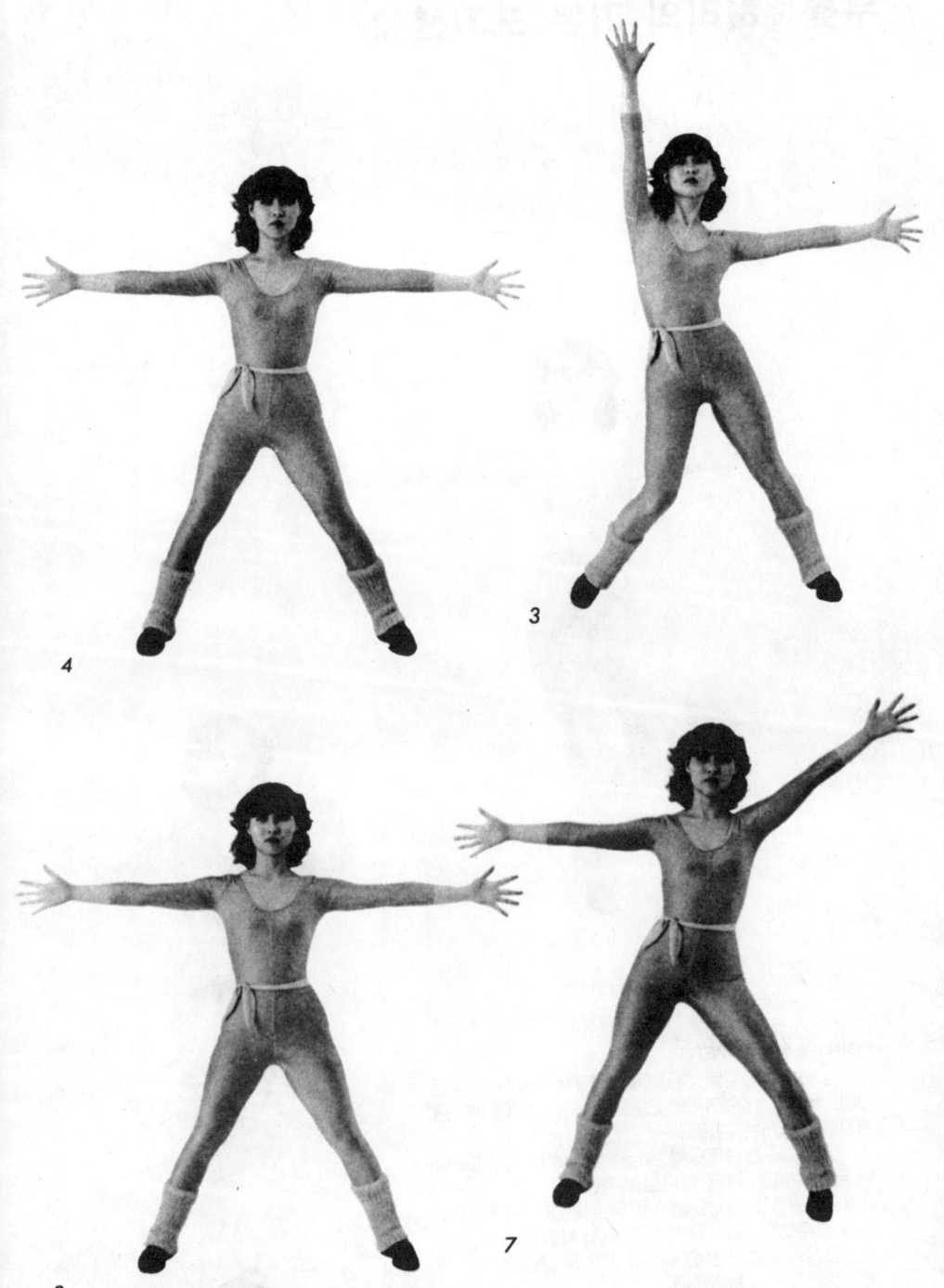

4

3

8

7

무릎 · 허리의 기본 포지션 (2)

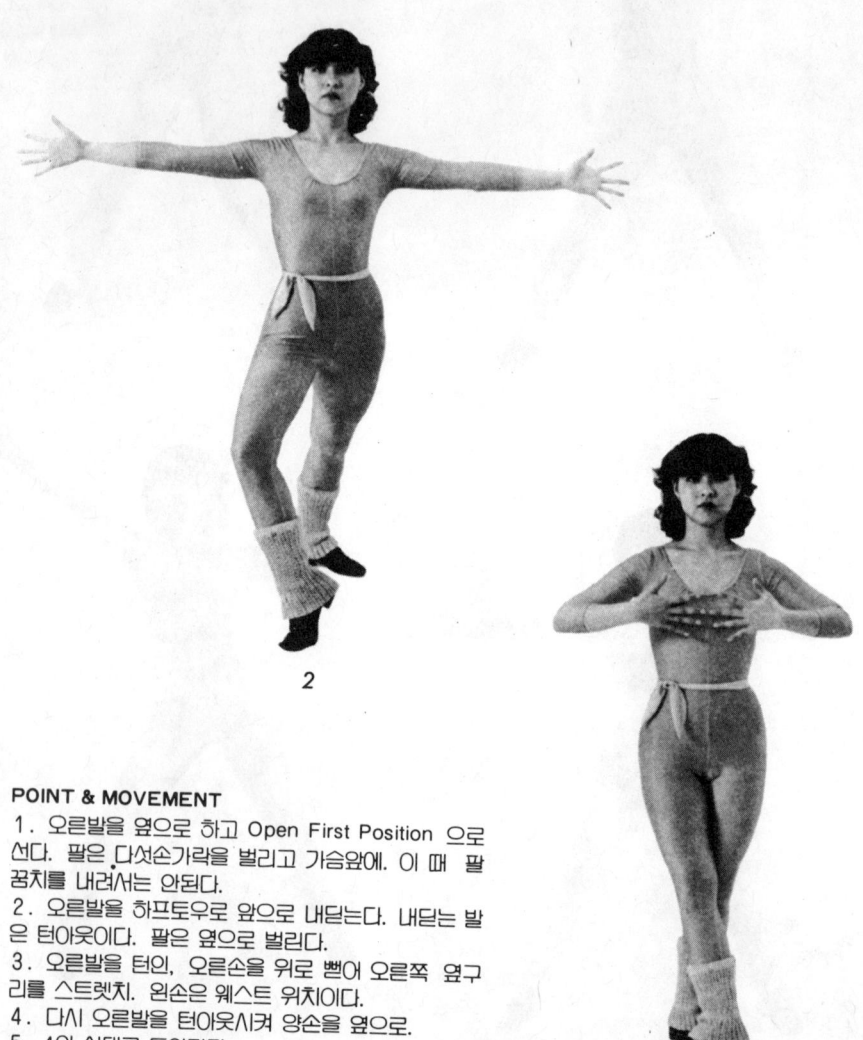

2

POINT & MOVEMENT

1. 오른발을 옆으로 하고 Open First Position 으로 선다. 팔은 다섯손가락을 벌리고 가슴앞에. 이 때 팔 꿈치를 내려서는 안된다.
2. 오른발을 하프토우로 앞으로 내딛는다. 내딛는 발 은 턴아웃이다. 팔은 옆으로 벌린다.
3. 오른발을 턴의, 오른손을 위로 뻗어 오른쪽 옆구 리를 스트렛치. 왼손은 웨스트 위치이다.
4. 다시 오른발을 턴아웃시켜 양손을 옆으로.
5. 1의 상태로 돌아간다.

1

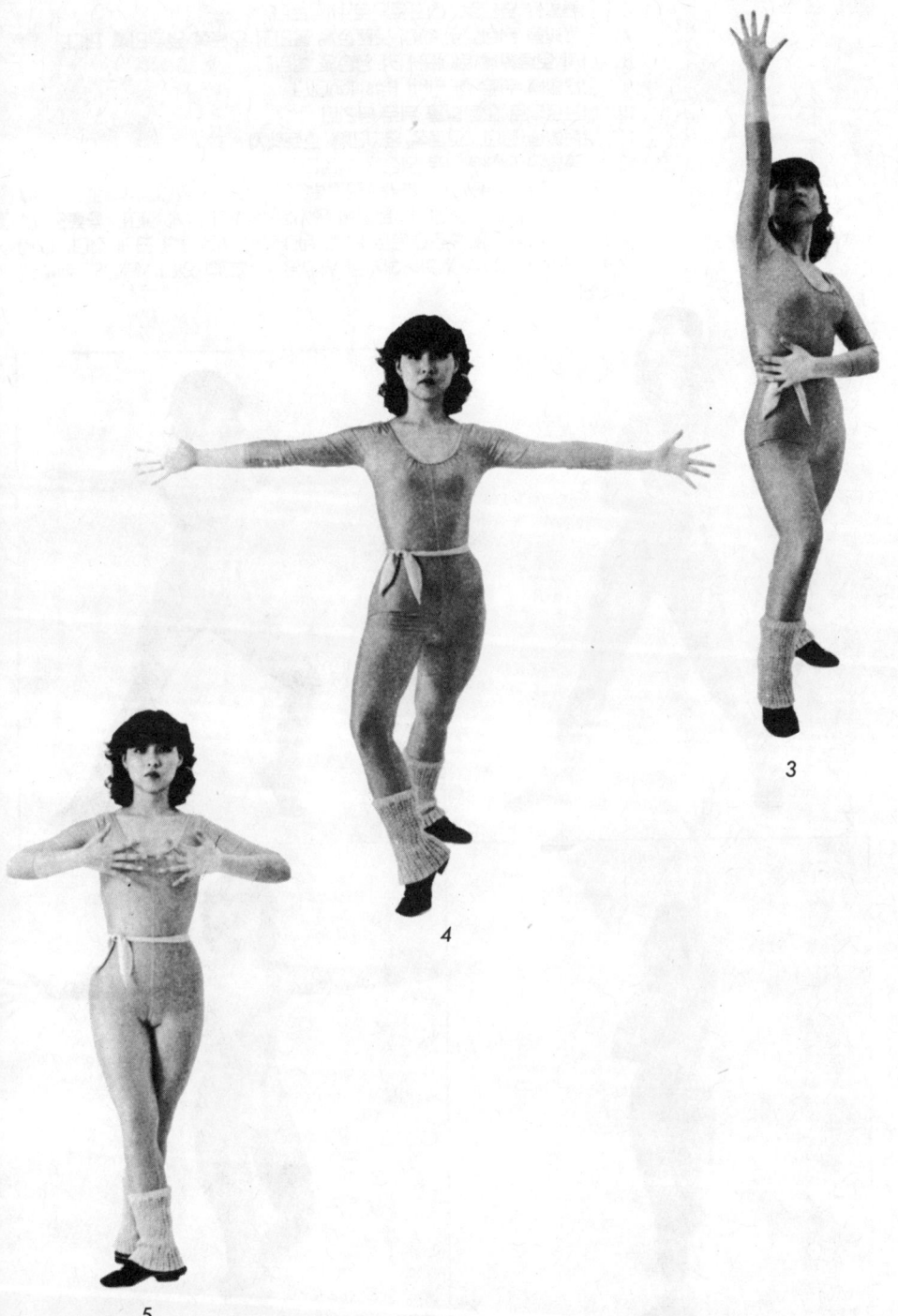

3

4

5

6. 오른발을 옆으로, 하프토우로 내딛는다.
7. 오른발을 턴인으로 하여 오른손을 올리고 오른쪽 옆구리를 편다.
8. 다시 오른발을 턴아웃시켜 양손을 벌린다.
9. 오른발을 뒤로 한 Fifth Position이다.
10. 하프토우로 오른발을 뒤로 당긴다.
11. 오른발을 턴인, 오른쪽 옆구리를 스트렛치.
12. 오른발은 턴아웃으로 양손을 벌린다.
13. Fifth Position이다. 내딛는 오른발은 가능한 한 깊이 구부린다. 이 때 발꿈치를 붙여서는 안된다. 왼발의 위치는 변하지 않게 하고, 무릎도 편 채이다. 마디관절의 훈련이므로 턴, 턴아웃은 가능한한 크게 한다. 이런 무릎, 허리의 움직임이 가능해지면 워킹은 곧 할 수 있다. 왼발도 똑같이 연습한다.

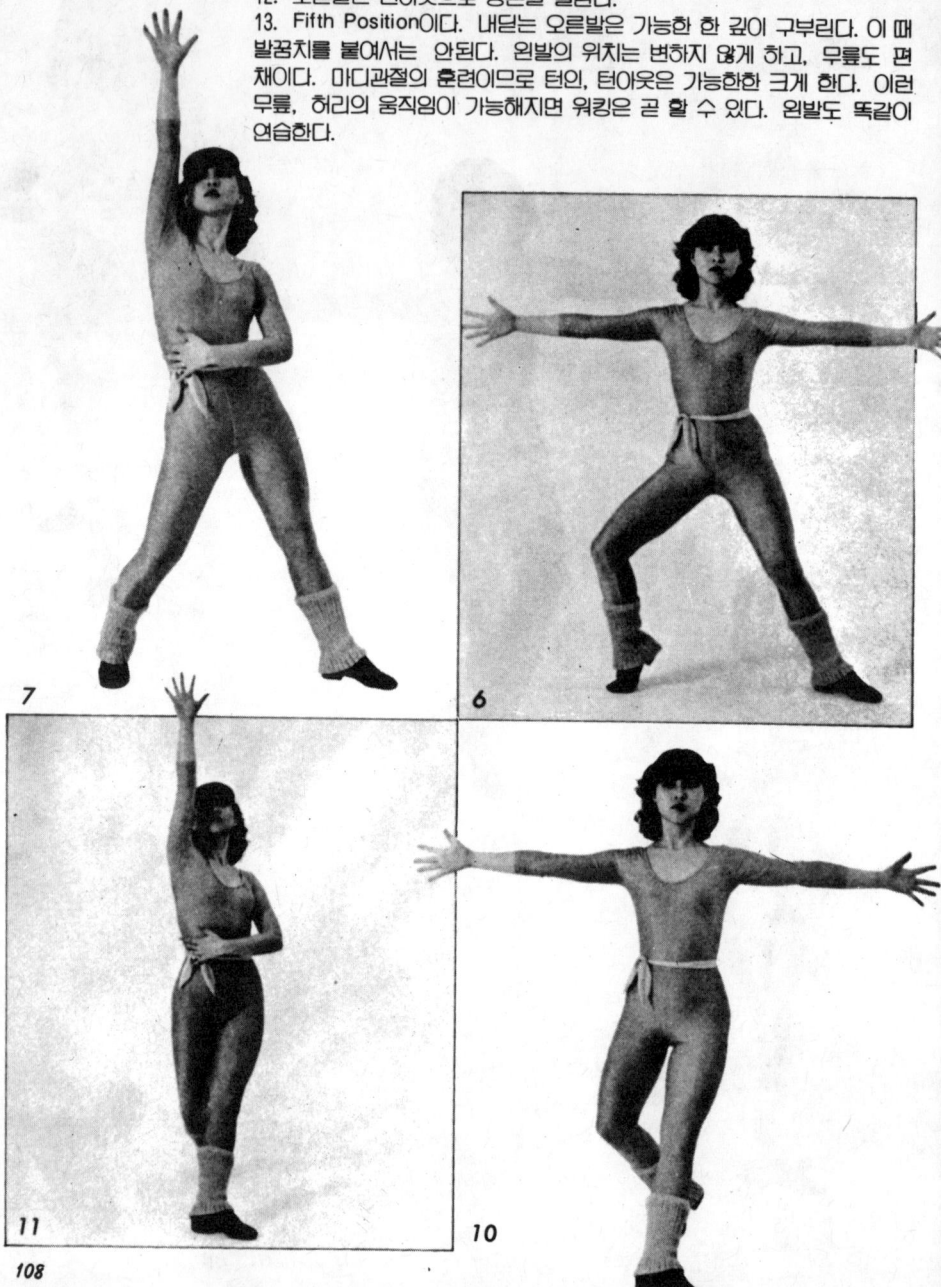

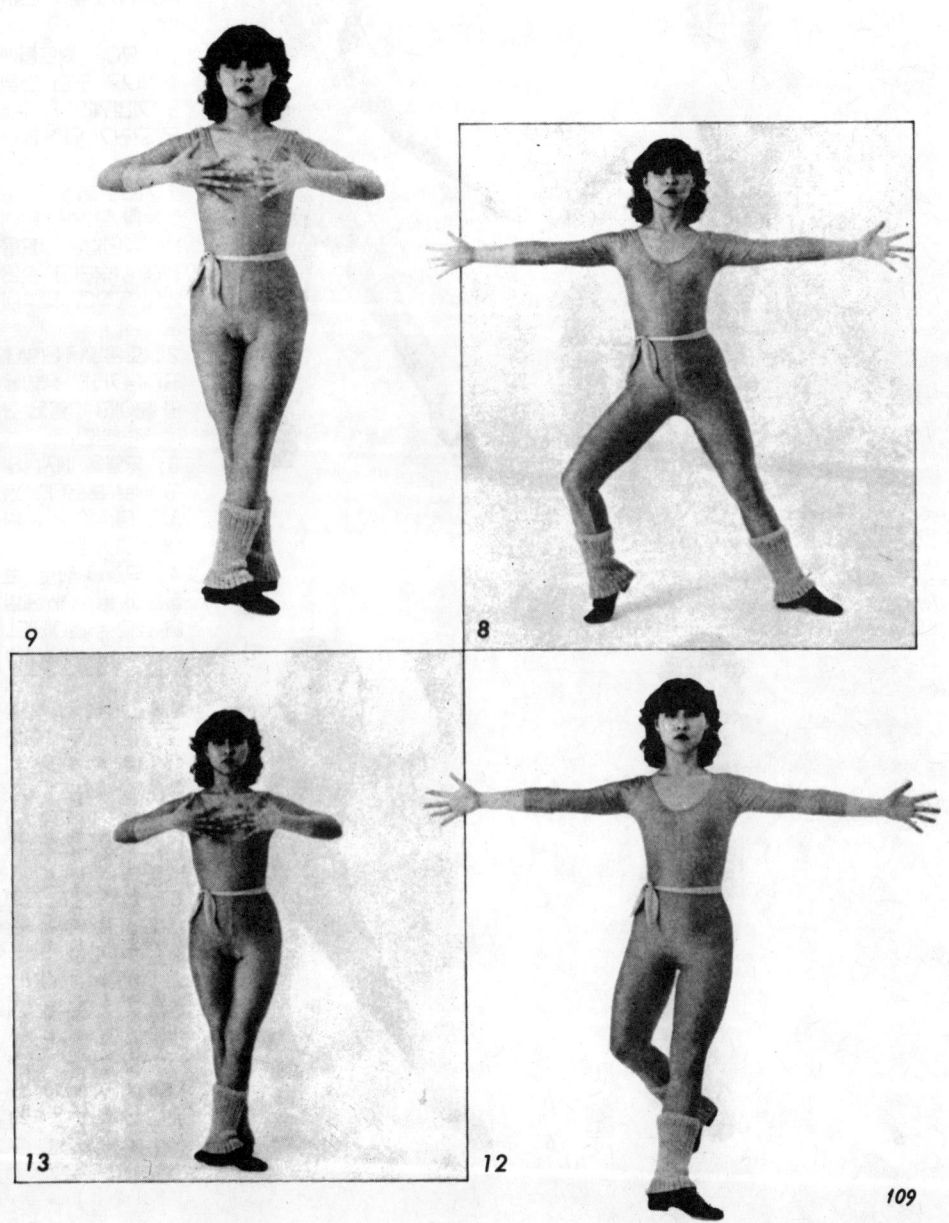

9

8

13

12

무릎의 무브먼트

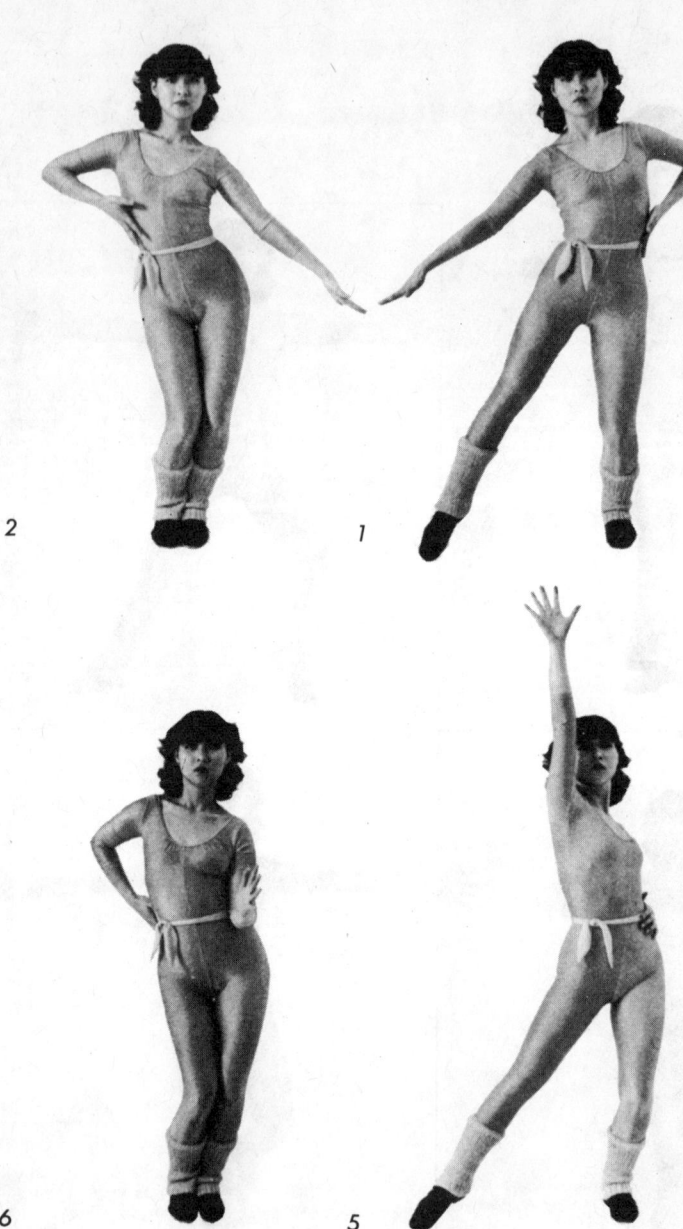

2

1

6

5

무릎이 부드럽게
움직이게 되면 스텝
도 가벼워진다. 이것
은 그러기 위한 레슨
이다.

1 . 오른발을 옆으로
가능한 한 멀리 밀어
낸다. 왼발은 무릎을
깊이 구부리고 손은
발의 동작에 맞추어
움직인다.

2 . 오른발을 왼발에
끌어당기고, 양발을
딱 붙이고 무릎을 좌
로 구부린다.

3 . 무릎을 떼지 않
고 우로 흔든다. 동
시에 양손은 2와 반
대 상태가 된다.

4 . 무릎을 좌로 흔
들음과 동시에 왼발
을 옆으로 밀어낸다.
이 동작을 반복하여
무릎이 좌우로 크게
흔들리게 한다. 발끝
은 항상 앞을 향한
채 밸런스는 발꿈치
에서 잡게 한다.

5 . 발의 동작은 1과
마찬가지이고 오른손
을 위로 뻗는다.

6 - 7 . 무릎을 좌우
로 흔들고, 손도 전
후로 흔든다.

8 . 발은 4와 같은
동작으로 왼손을 위
로 뻗는다.

항상 리듬을 세면
서 딱딱 끊어지게 하
는 것이 전체의 동작
을 보기좋게 하는 포
인트이다.

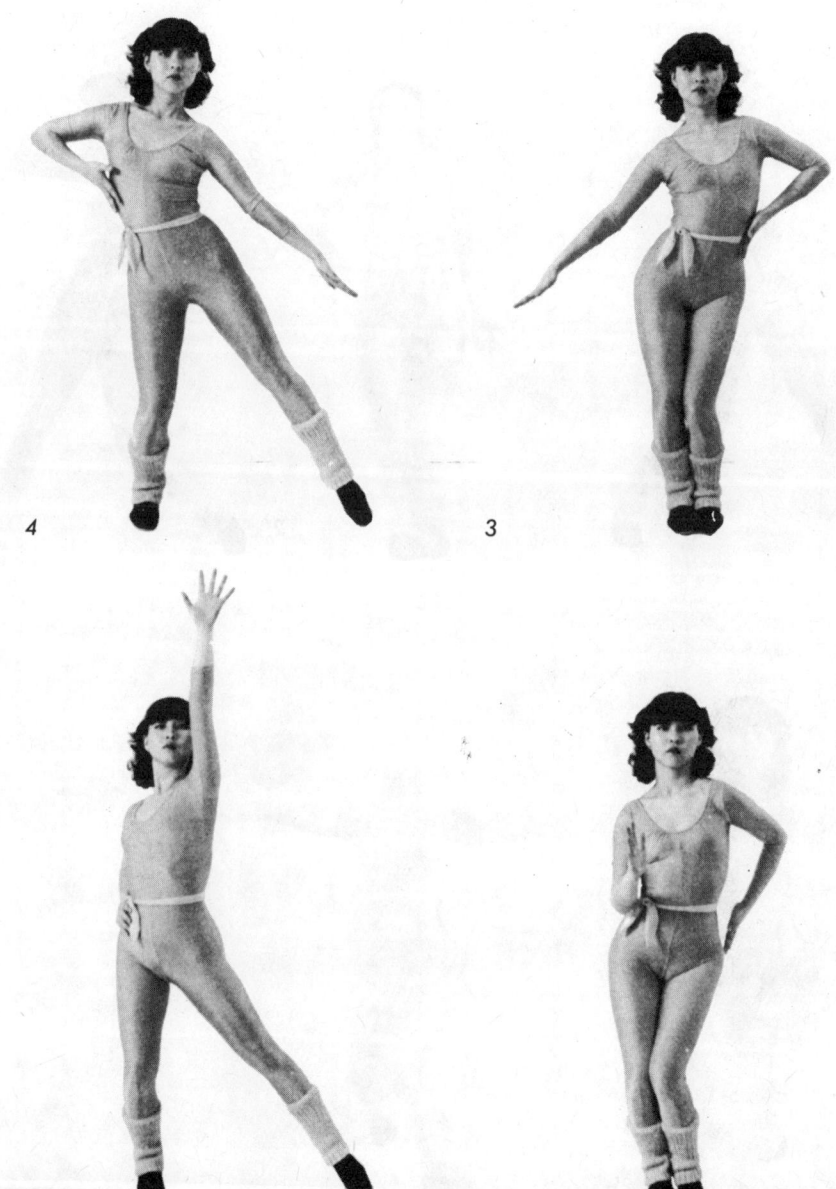

4

3

8

7

콘트럭션하여 스텝

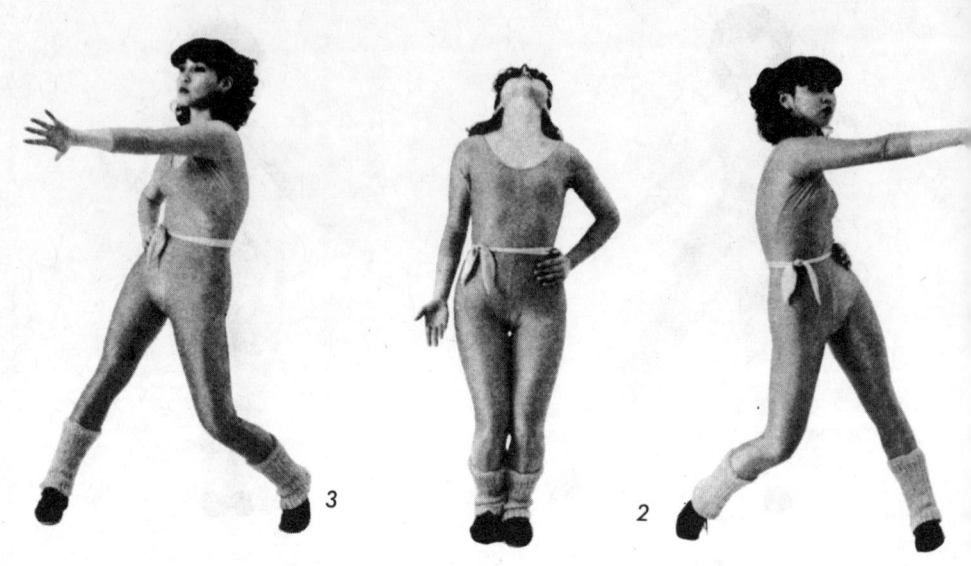

3　　　　　　　2

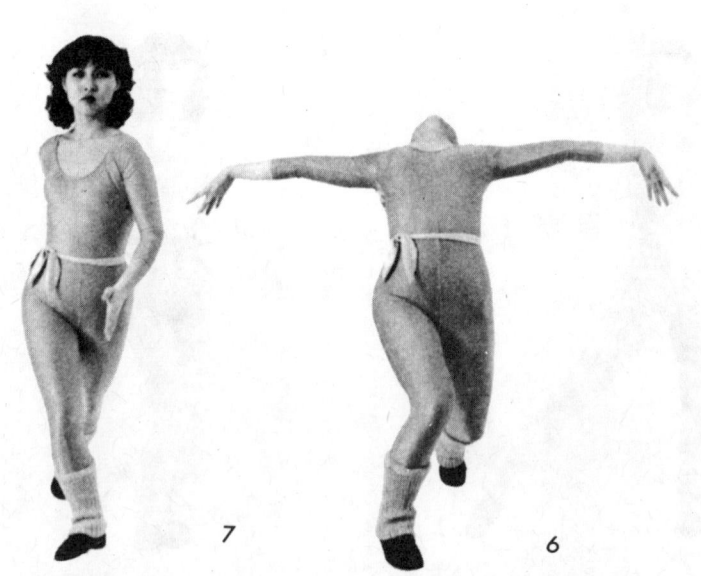

7　　　　　6

POINT & MOVEMENT

1 . 오른발을 옆으로 내딛고, 하프토
우로 콘트럭션. 오른팔은 우에서 좌
로. 허리의 위치는 양발꿈치와의 사
이다.

2 . 오른발을 왼발에 모으고 릴리이
스한다. 목을 펴 위를 향한다.

3 . 왼발을 옆으로 내딛고 콘트럭션.

4 . 왼발을 오른발에 모아 릴리이스.

5 . 오른발을 뒤로 당기면서 콘트럭
션. 양손은 뻗어 가슴앞에서 크로스
시킨다.

6 . 왼발을 다시 한발 더 뒤로 당기
면서, 양손은 머리위를 거쳐 옆으로 벌
리고 상체를 마음껏 뒤로 젖힌다.

7 . 오른발을 한발 앞으로 스텝.

8 . 왼발을 앞으로 스텝.

9 – 10. 상체를 오른쪽으로 비틀면서
콘트럭션하고, 오른발을 옆으로 스텝.
  콘트럭션과 릴리이스는 하나로 되
어 있다. 마음껏 콘트럭션, 마음껏 릴
리이스, 라는 것이 동작에 신축성을
주는 포인트이다.

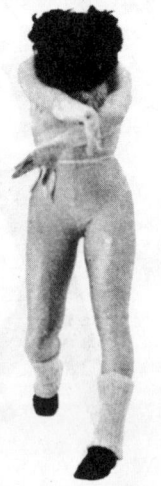

5

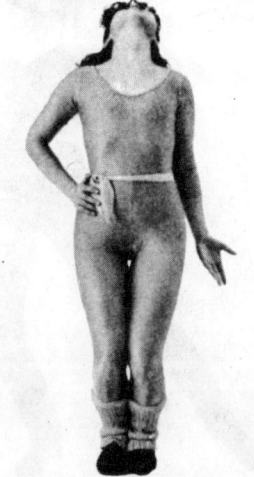

4

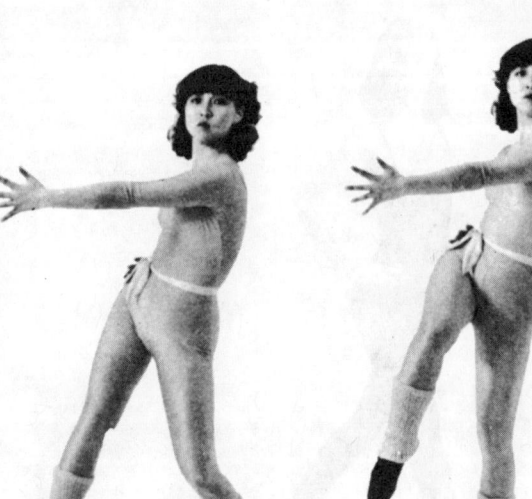

10

9

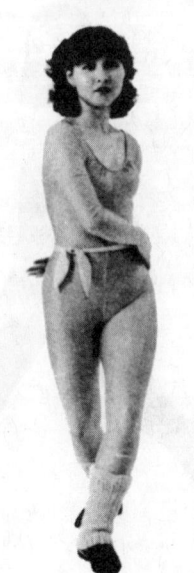

8

사이드 스텝

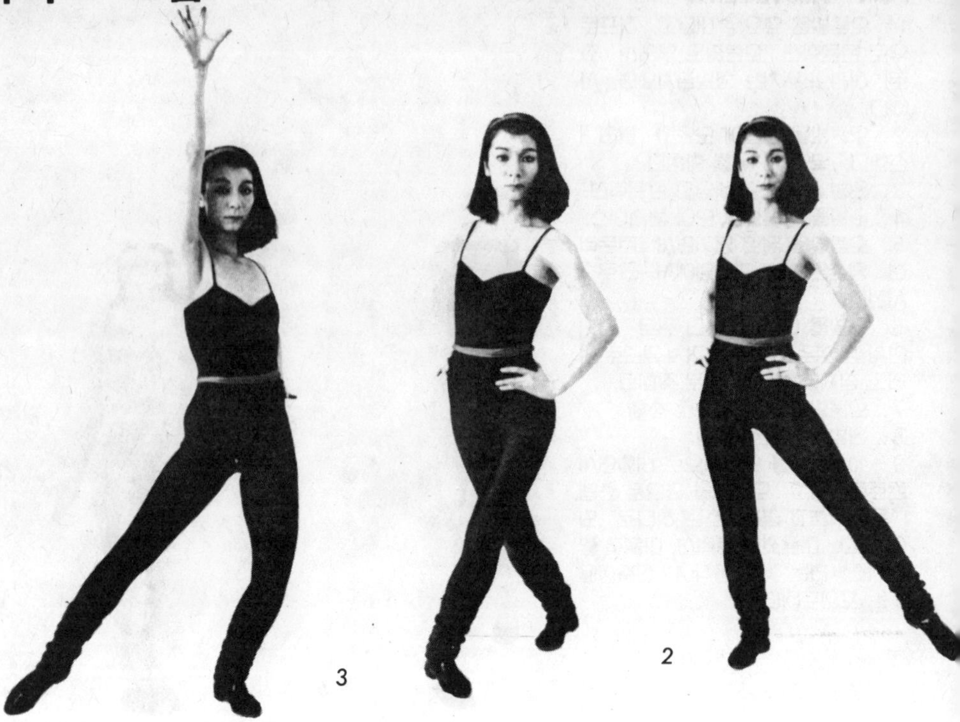

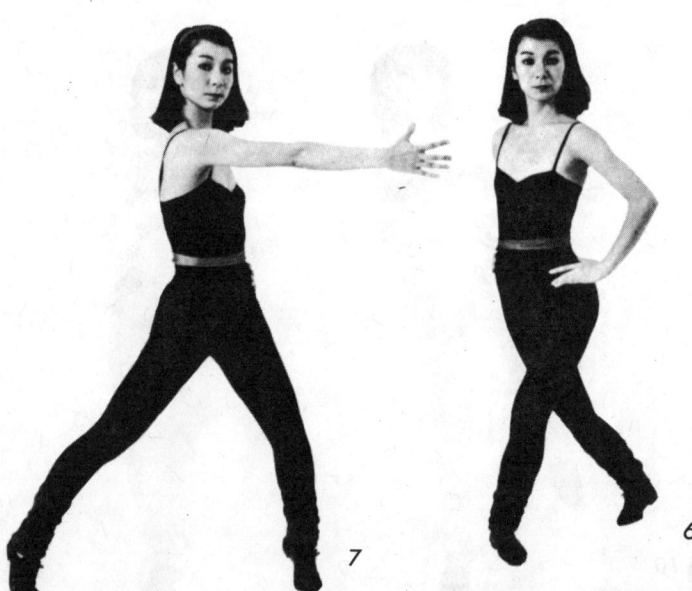

3

2

7

6

POINT & MOVEMENT

사이드스텝은 스텝의 첫걸음이다.
여기서 허리의 위치와 상체와의 관계
를 확실하게 마스터하는 것이다.

1. 양손은 허리에 가볍게 대고, 왼
발을 옆으로 벌려 스타트 한다.

2. 왼발을 비스듬히 앞으로 깊이 딛
는다.

3. 오른발을 옆으로 내고 허리는 정
면을 향한 채 상체를 비틀고, 오른손
을 위로 뻗는다.

4. 오른발을 비스듬히 앞으로 깊이
내딛는다. 상체는 정면.

5. 왼발을 옆으로 뻗고 상체를 오른
쪽으로 비틀고 왼손을 위로 뻗는다.
이것을 반복하면서 앞으로 나아간다.

6. 2와 같은 동작이다.

7. 오른발을 옆으로 냄과 동시에 오
른손을 왼쪽으로 뻗고, 상체를 크게
왼쪽으로 비튼다. 이 때 양발꿈치를
올릴 수 있을 때까지 연습한다. 허리
를 조이는 것이 중요하다.

8 - 9. 반대쪽에서의 같은 동작이다.
  허리와 상체는 반대 방향으로 비트
는 것이 포인트이다.

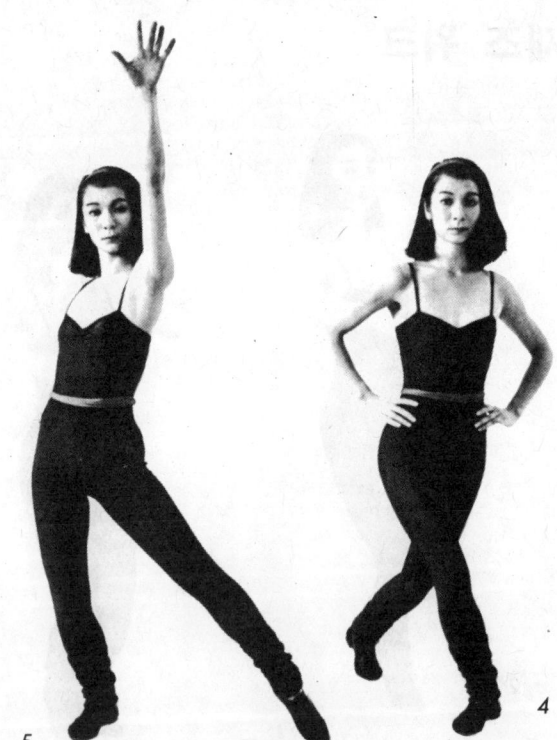

5

4

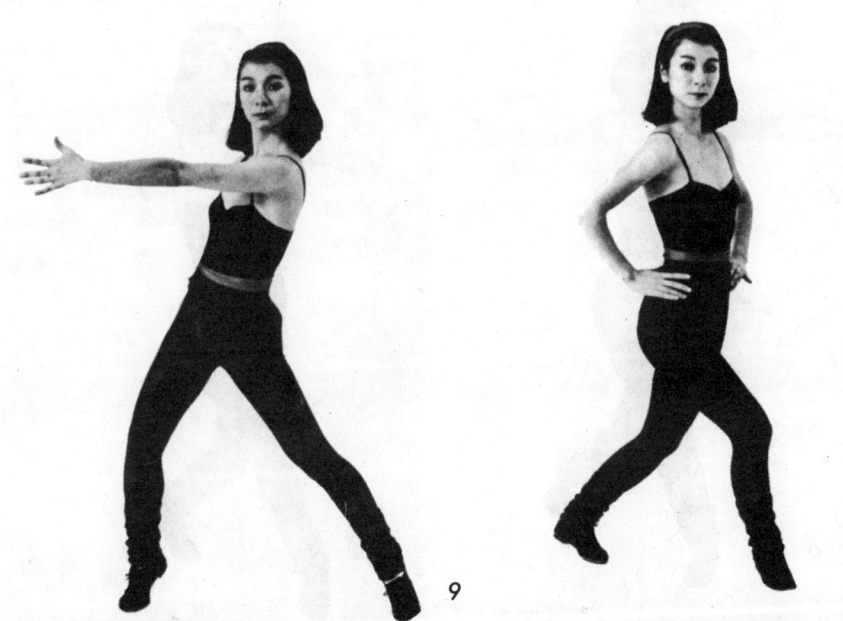

9

8

115

재즈 워크

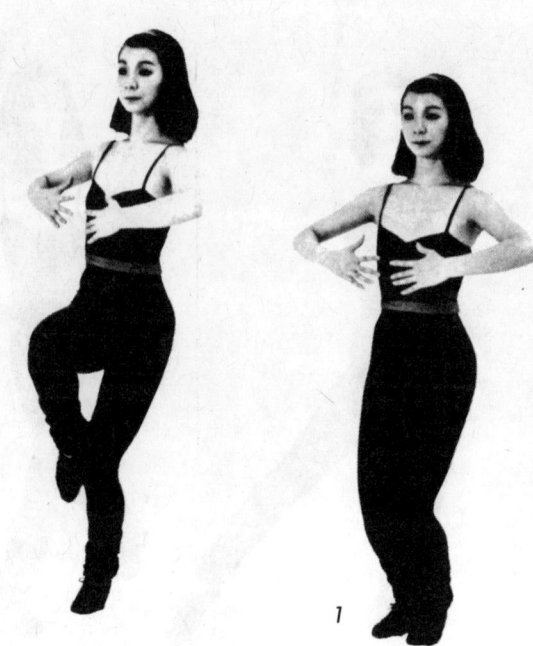

POINT & MOVEMENT

  워킹의 기초이다. 발과 상체와의 밸런스를 마스터한다.

1. Parallel First Position으로 무릎을 깊이 구부리고, 손은 가슴 앞에 놓고 체스트업.

2. 오른발 팟세. 왼쪽 무릎도 가볍게 구부린다.

3. 팟세한 오른발을 크게 앞으로 내딛는다. 상체를 오른쪽으로 비틀고 양손은 일직선이 되게 똑바로 뻗는다.

4. 왼발 팟세. 무릎도, 상체도 정면을 향하고, 오른쪽 무릎도 가볍게 구부린다.

5-6. 팟세한 왼발을 크게 앞으로 내고 동시에 양손을 뻗는다.

7-8. 2와 3의 반복이다.

  좌우의 동작을 몇번이고 반복하여 앞으로 나아간다. 허리는 상하이동이 아닌 수평이동이다. 그러기 위해서는 발, 허리의 근육을 단련하지 않으면 안된다.

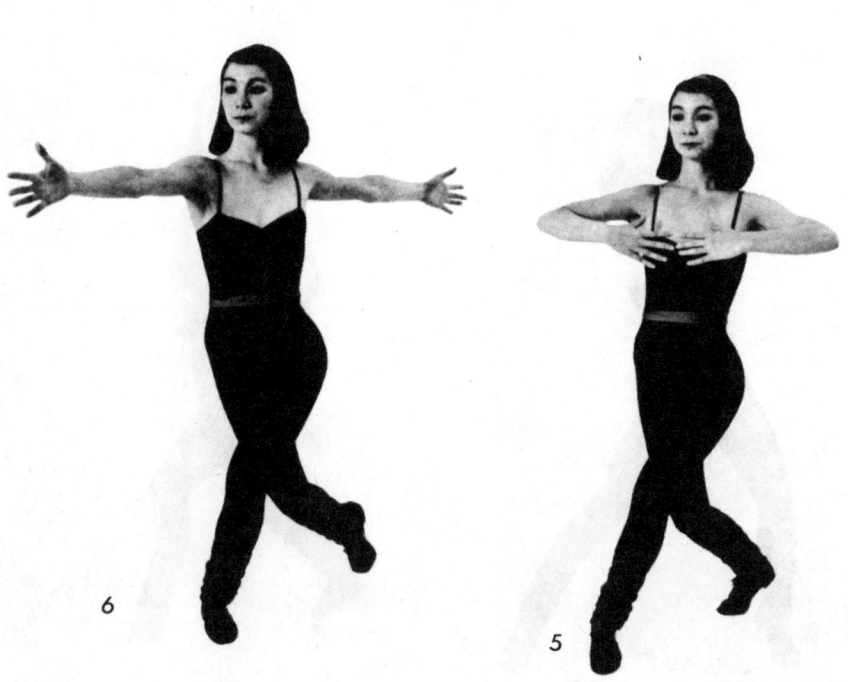

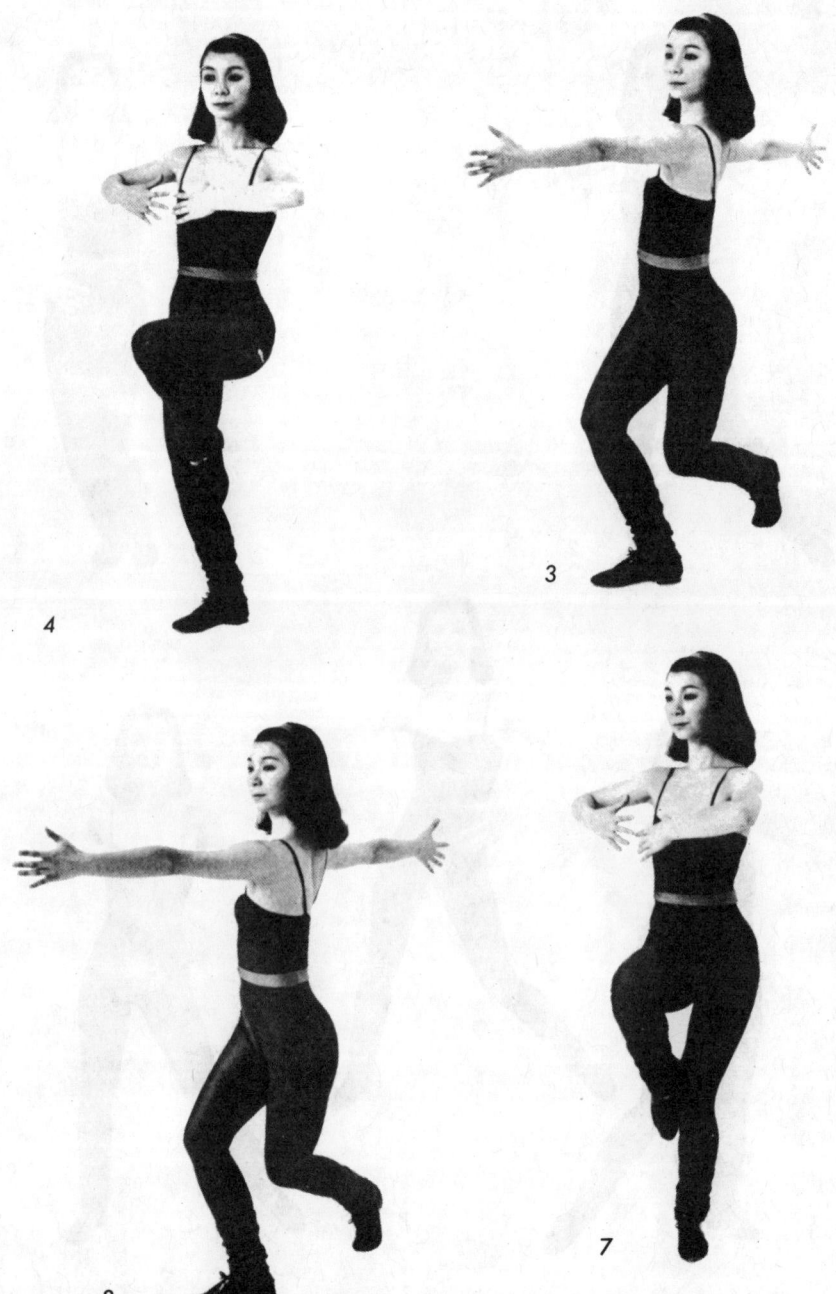

사이드 워크

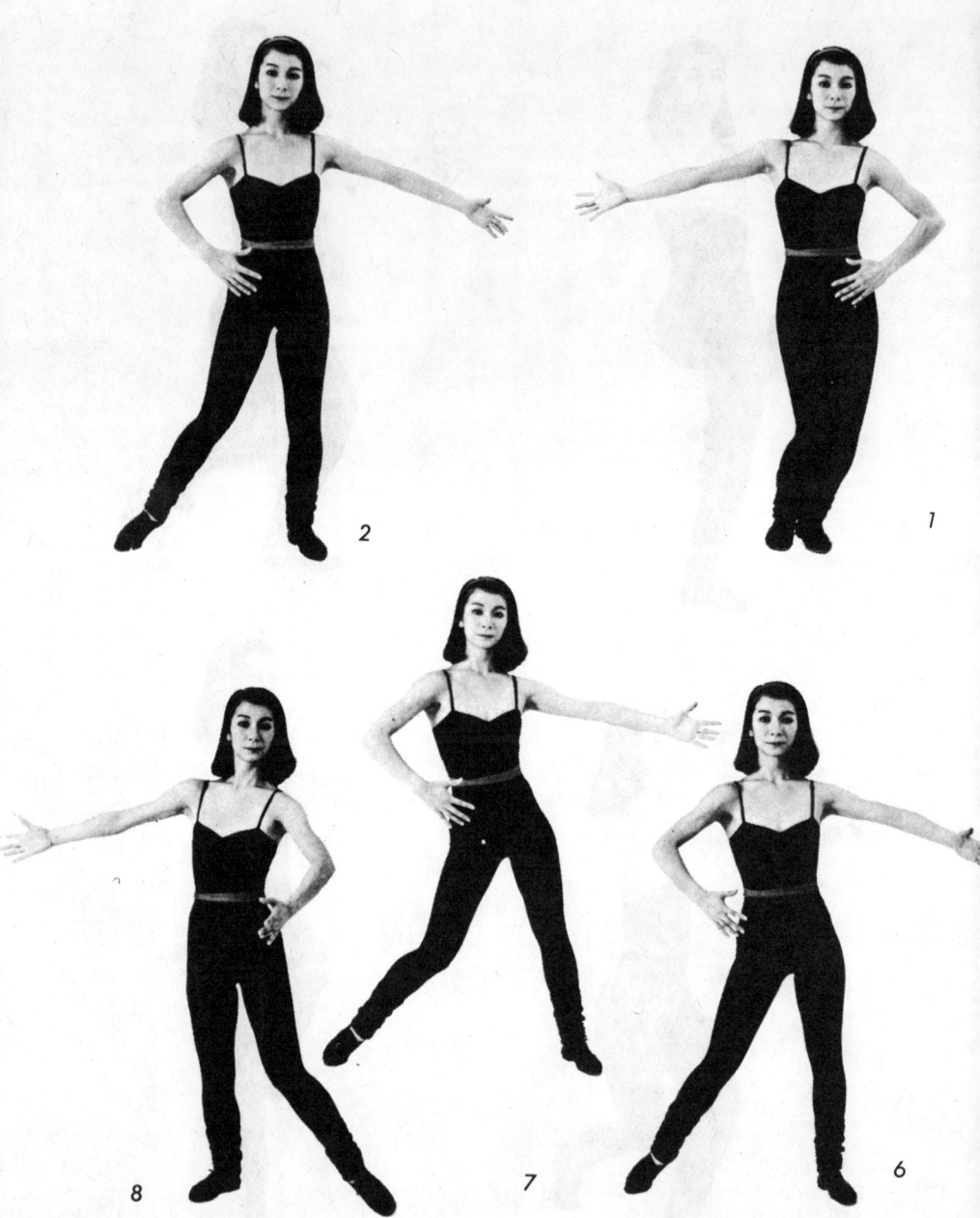

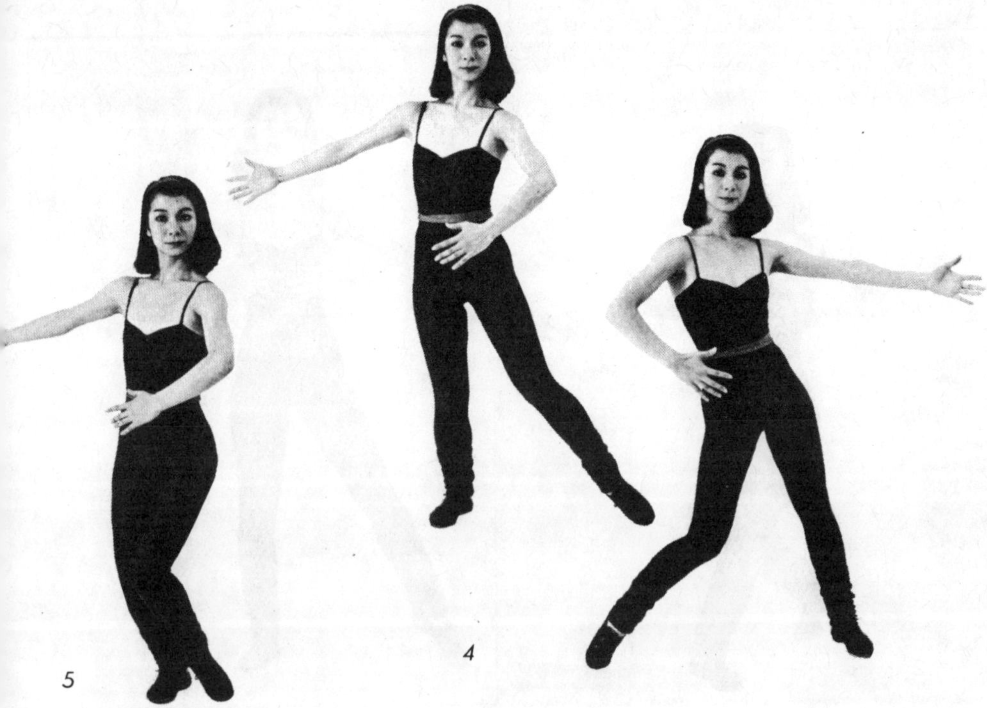

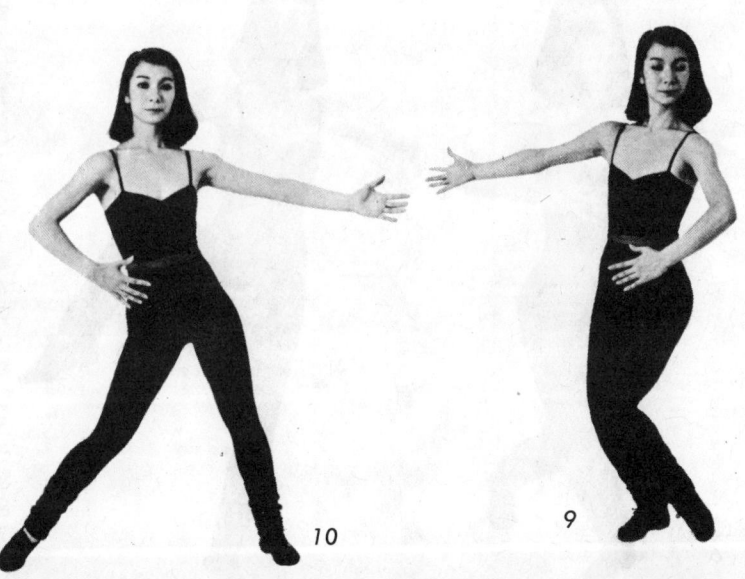

5

4

NT & MOVEMENT

Parallel First Position
: 무릎을 구부리고 선다.
른손을 비스듬히 아래로
!, 왼손은 팔꿈치를 구부
웨스트의 약간 아래에.
3. 오른발을 옆으로
ㅓ. 오른발은 하프토우로
|도, 발끝도 정면을 향한
오른쪽 무릎을 깊이 구
|는 것이 포인트이다. 왼
| 뻗고 오른손이 구부러
ㅓ.
5. 왼발을 오른발에
ㅓ 모으고 무릎을 오른쪽
로 흔든다.
7. 다시 오른발을 오
쪽으로 내딛고 무릎을 구
ㅓ다. 이것을 반복하며
른쪽 옆으로 나아간다.

10

9

사이드 킥

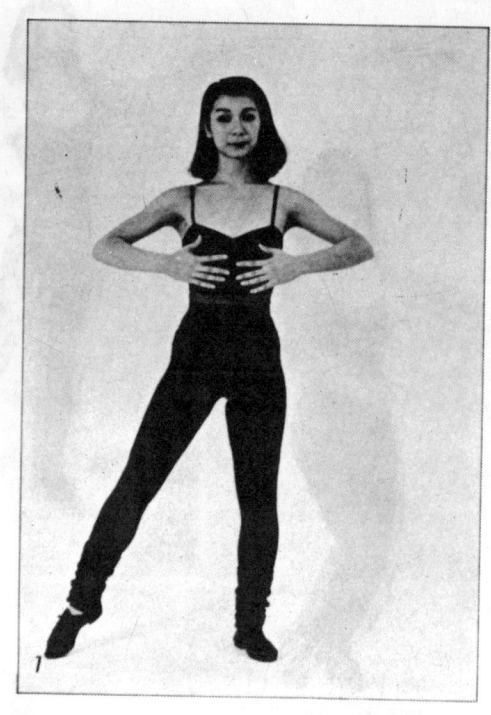

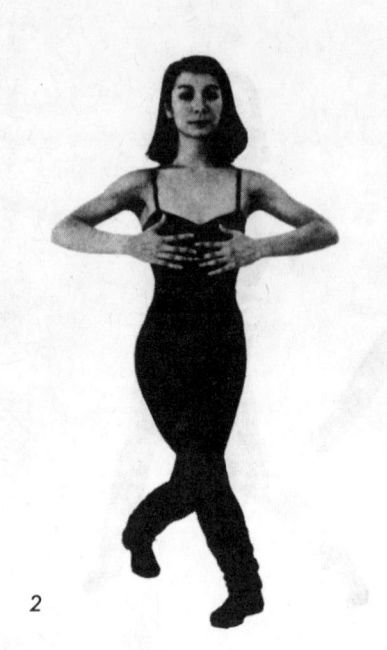

POINT & MOVEMENT
　무릎으로 리듬을 세면서
발끝을 옆으로 점프하며 킥
1. 오른발을 오른쪽으로
벌린다.
2. 오른발을 비스듬히 옆
으로 딛고, 양무릎을 깊이
구부린다. 양손은 팔꿈치를
구부려 가슴 앞.
3. 오른쪽 무릎을 펴고 서
서 왼쪽 무릎을 높이 들어
올린다.
4. 구부리고 있던 양손을
옆으로 벌림과 동시에 구부
리고 있던 왼쪽 무릎을 힘
차게 흔들어 올리듯이 뻗는
다.
5 - 6. 킥한 왼발을 구부
리고 비스듬히 앞으로 딛고
양손도 가슴 앞으로 가져
온다.
7 - 8. 오른발도 마찬가지.

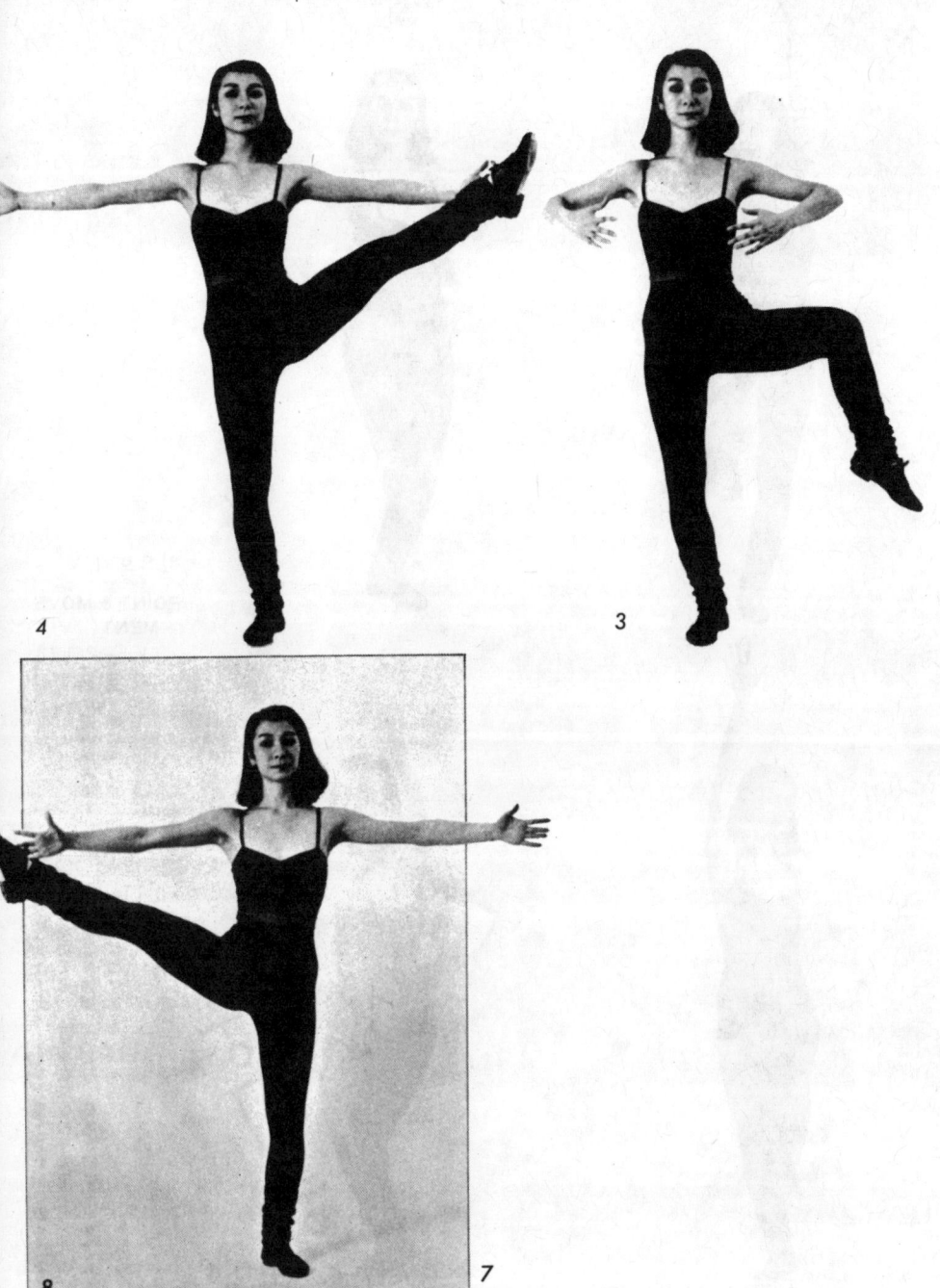

4

3

8　　　　　　　　　　　　7

앞으로 킥, 비스듬히 킥

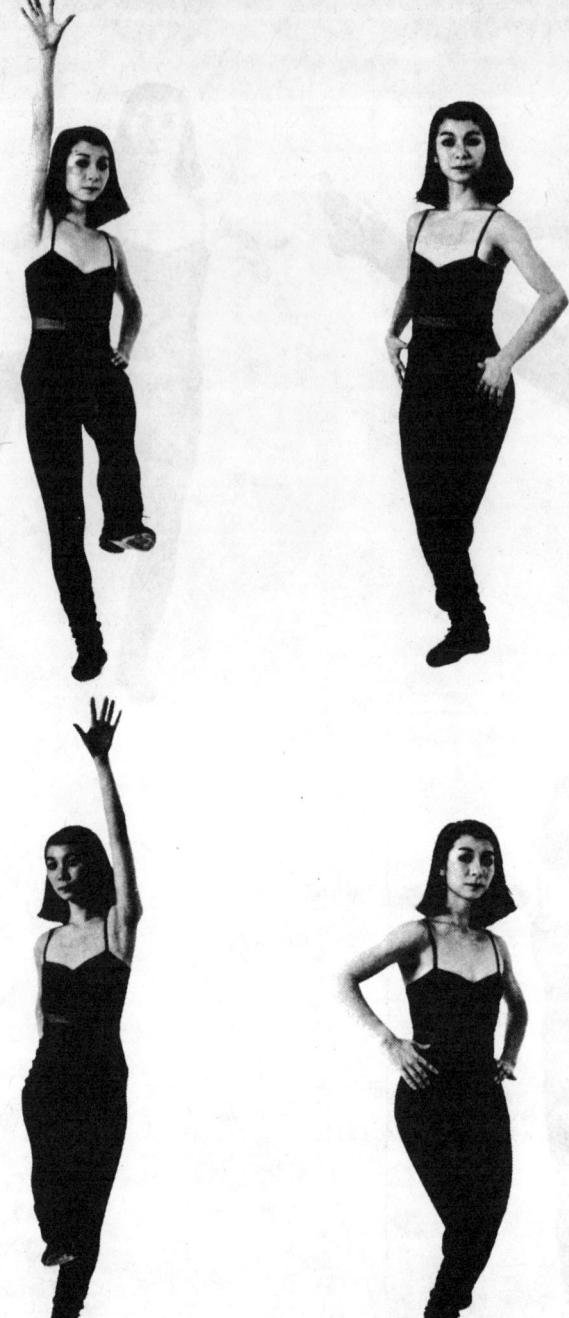

2

1

4

3

앞으로킥

**POINT & MOVE
-MENT**

사이드 킥과 마
찬가지로 무릎을
굽혔다, 폈다 하여
리듬을 세면서 민
첩하게 킥한다.
이 때 상체를 비
튼다.

1. 턴아웃으로
오른발을 앞으로
딛는다.

2. 오른발을 펴
고 서서 왼발을
앞으로 킥. 동시
에 오른손을 위로
뻗는다.

3. 올린 왼발을
턴아웃시켜 앞으
로 딛는다. 이 때
상체를 왼쪽으로
비튼다.

4. 왼발을 펴고
서서 오른발을 앞
으로 킥, 상체를
오른쪽으로 비튼
다.

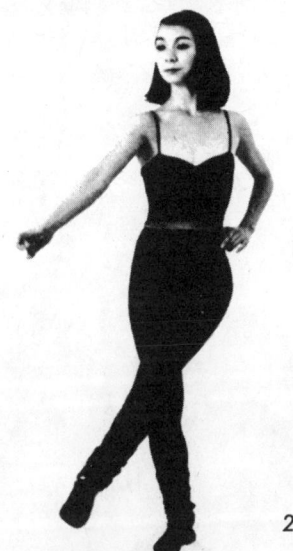

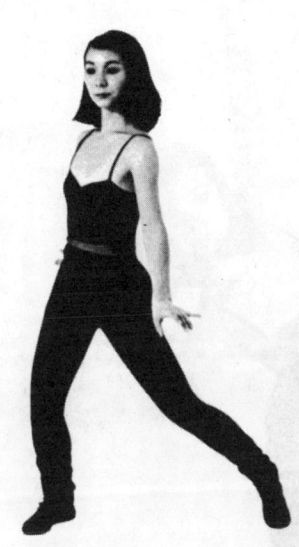

2

1

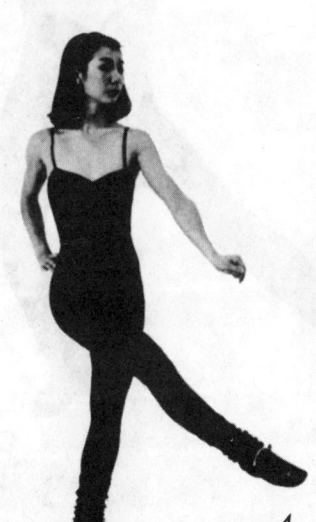

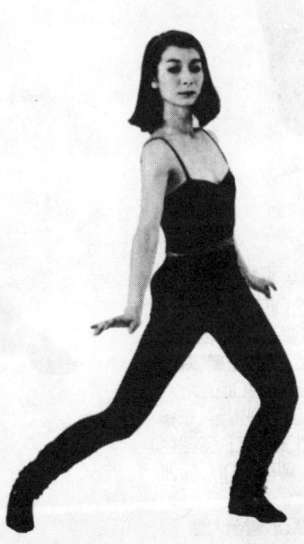

4

3

비스듬히 킥

**POINT & MOVE
- MENT**

1. 오른발을 옆
으로 딛고 양무릎
을 구부린다.

2. 오른발로 서
서 왼발을 오른쪽
비스듬히 비튼다.
이 때 밸런스가
깨지기 쉬우므로
오른손을 앞으로
뻗고 밸런스를 취
한다.

3. 킥한, 왼발을
원래대로 가지고
와 왼쪽으로 딛는
다.

4. 오른발을 왼
쪽 비스듬히 앞으
로 킥. 상체를 왼
쪽으로 비튼다.

이것이 쉬워지
게 되면 이번에는
발꿈치를 들고 해
본다.

123

에어프레인

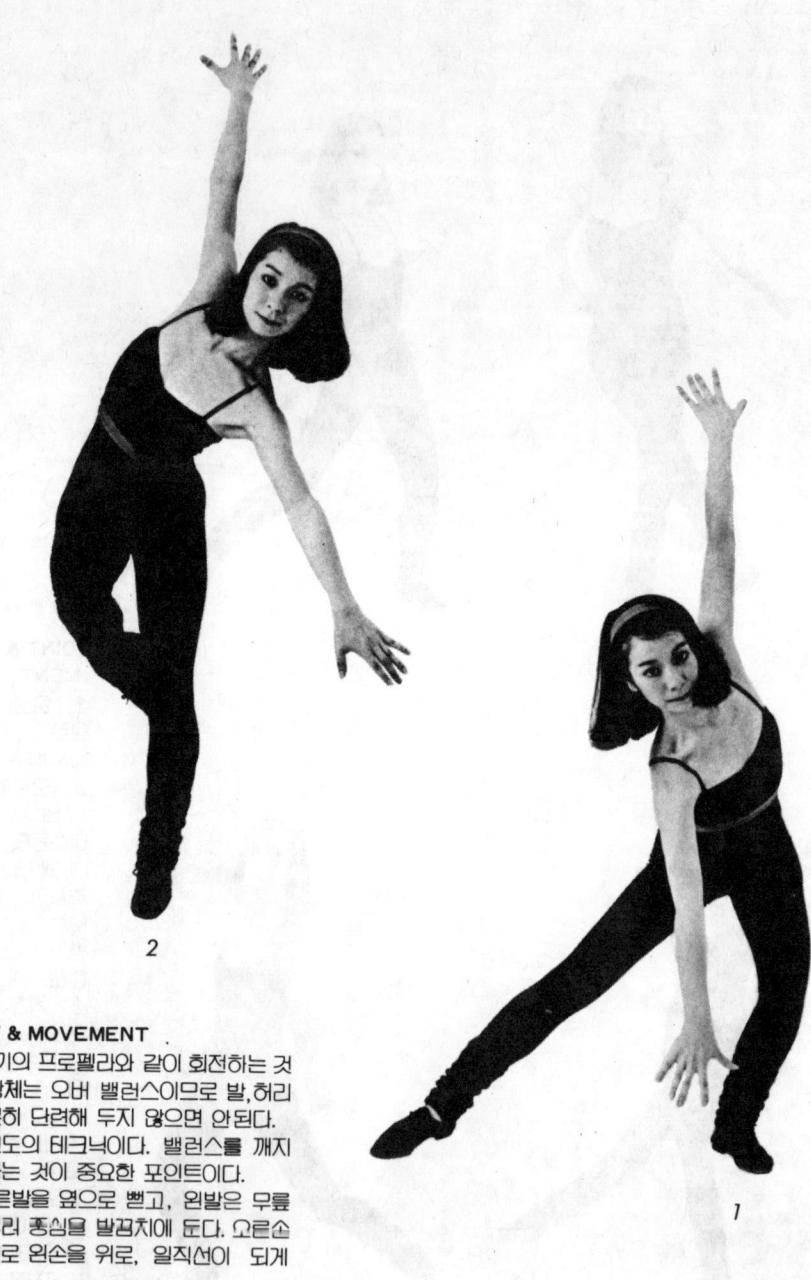

2

1

POINT & MOVEMENT

비행기의 프로펠라와 같이 회전하는 것
이다. 상체는 오버 밸런스이므로 발, 허리
를 충분히 단련해 두지 않으면 안된다.
아주 고도의 테크닉이다. 밸런스를 깨지
않게 하는 것이 중요한 포인트이다.

1. 오른발을 옆으로 뻗고, 왼발은 무릎
을 구부려 중심을 발꿈치에 둔다. 오른손
을 아래로 왼손을 위로, 일직선이 되게
뻗는다.

2. 축이 되는 왼발을 뻗고, 발꿈치를 올

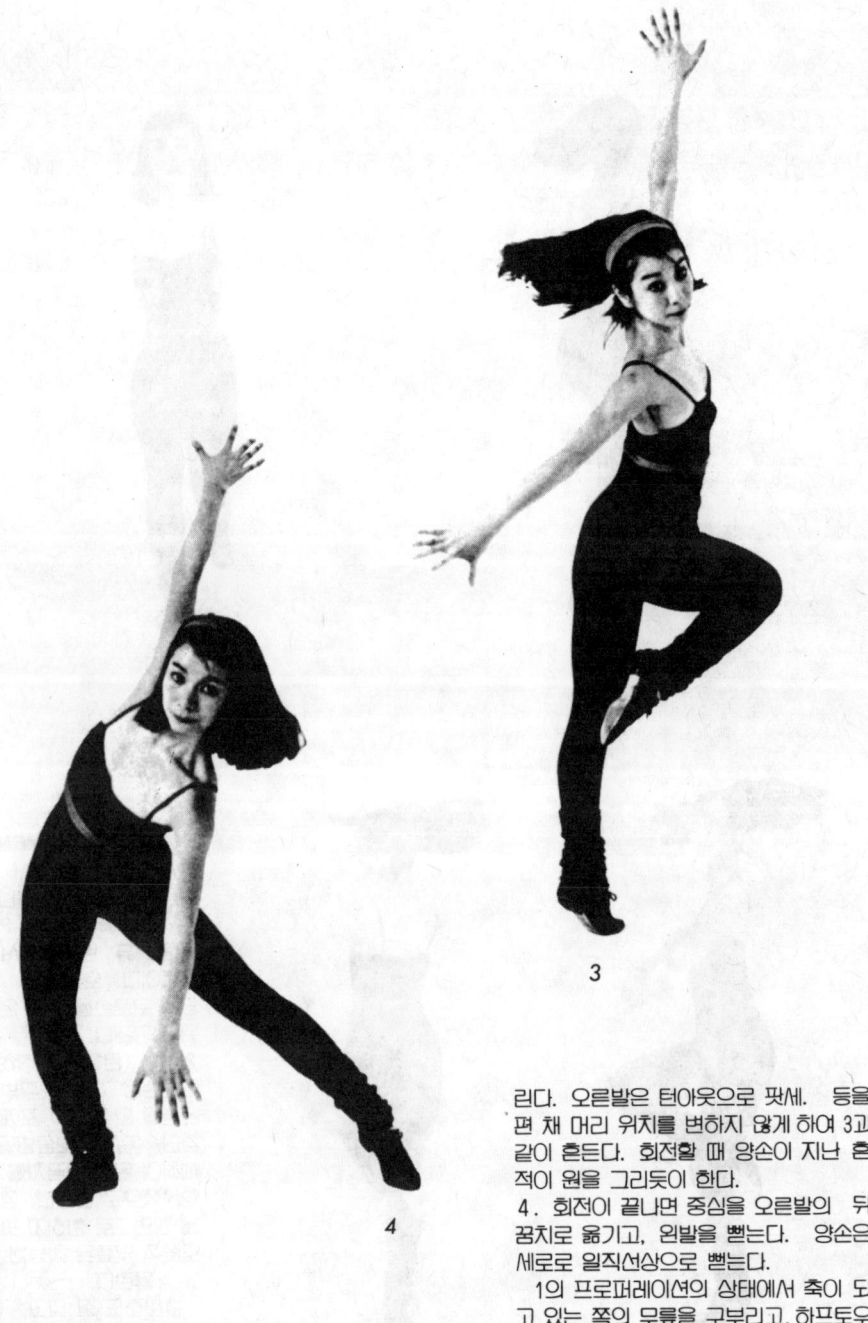

3

4

리다. 오른발은 턴아웃으로 팟세. 등을
편 채 머리 위치를 변하지 않게 하여 3과
같이 흔든다. 회전할 때 양손이 지난 흔
적이 원을 그리듯이 한다.
　4. 회전이 끝나면 중심을 오른발의 뒤
꿈치로 옮기고, 왼발을 뻗는다. 양손은
세로로 일직선상으로 뻗는다.
　1의 프로퍼레이션의 상태에서 축이 되
고 있는 쪽의 무릎을 구부리고, 하프토우
인 채 회전하는 방법도 있다.

피르엣트 (안디올)

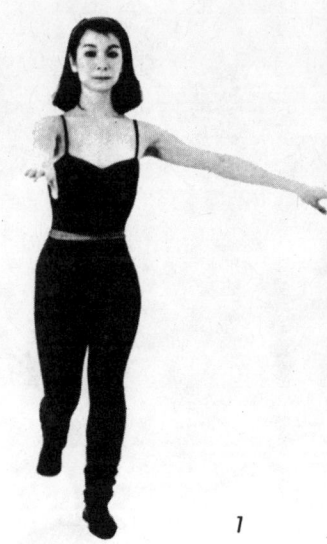

2

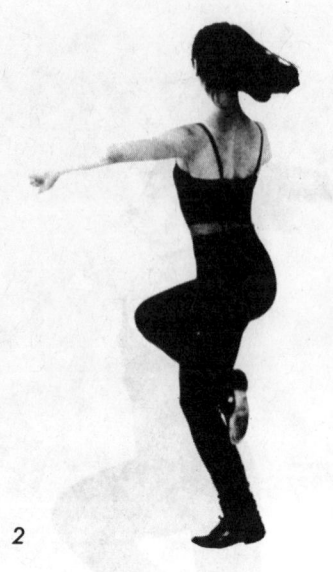

1

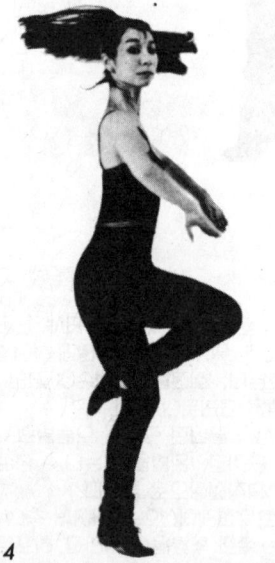

4

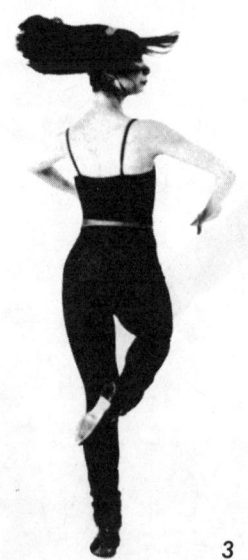

3

POINT & MOVEMENT

재즈댄스의 턴에서 자주 사용되는 것 중의 하나이다.

1. Parallel Fourth Position의 듀 쁘리에에서 스타트이다. 오른발을 뒤로 당겨 오른손을 앞, 왼손을 뒤로 당긴다.

2－4. 턴하기 시작하면, 오른손을 가볍게 구부리고 왼손을 오른손에 포개듯이 한다. 동시에 오른발을 팟세하여 왼쪽 발꿈치를 올려 오른쪽으로 턴한다. 양무릎을 정면으로 향하고 팟세한 오른쪽 무릎은 가능한 한 높이 올린다.

밸런스도 잘 맞고, 스피드가 더해지며, 한번에 3, 4회전하는 것도 가능하다.

피르엣트(언도오던)

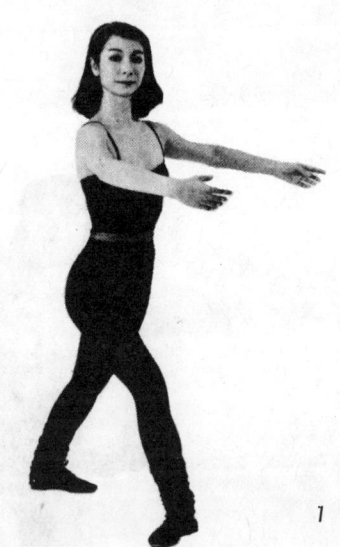

2

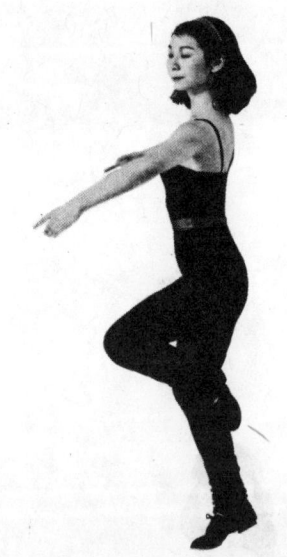

1

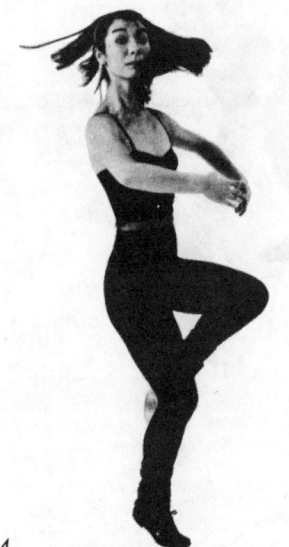

4

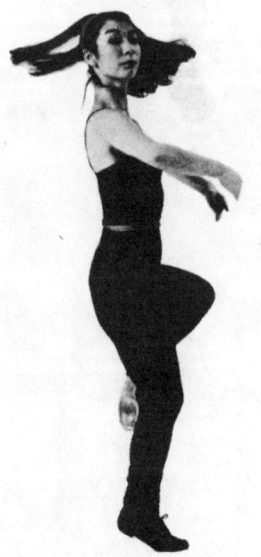

3

POINT & MOVEMENT

턴에서의 프로퍼레이션은 많이 있으나 여기서는 뒷발을 비스듬히 뒤로 당긴 상태에서 스타트하는 턴을 소개한다.

1. 양발을 턴아웃시켜 오른쪽 무릎은 구부리고 왼발을 비스듬히 뒤로 당겨 똑바로 편다.

2 - 4. 왼발을 굴러 팟세. 양발을 턴아웃시켜 오른쪽으로 1 회전한다. 이 때 비결은 목을 항상 정면으로 향하고 있는 것이다.

아티튜우드 턴

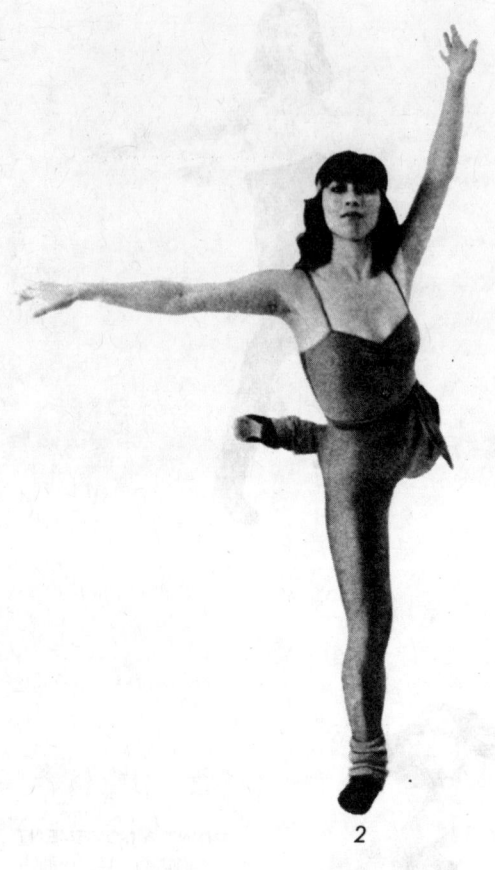

2

1

POINT & MOVEMENT
　클래식발레에서 자주
사용되는 턴이다. 아티
튜우드의 상태에서 턴한
다.
1. 오른발을 앞으로 한
크로와제 포오스 포지션
에서 스타트이다.

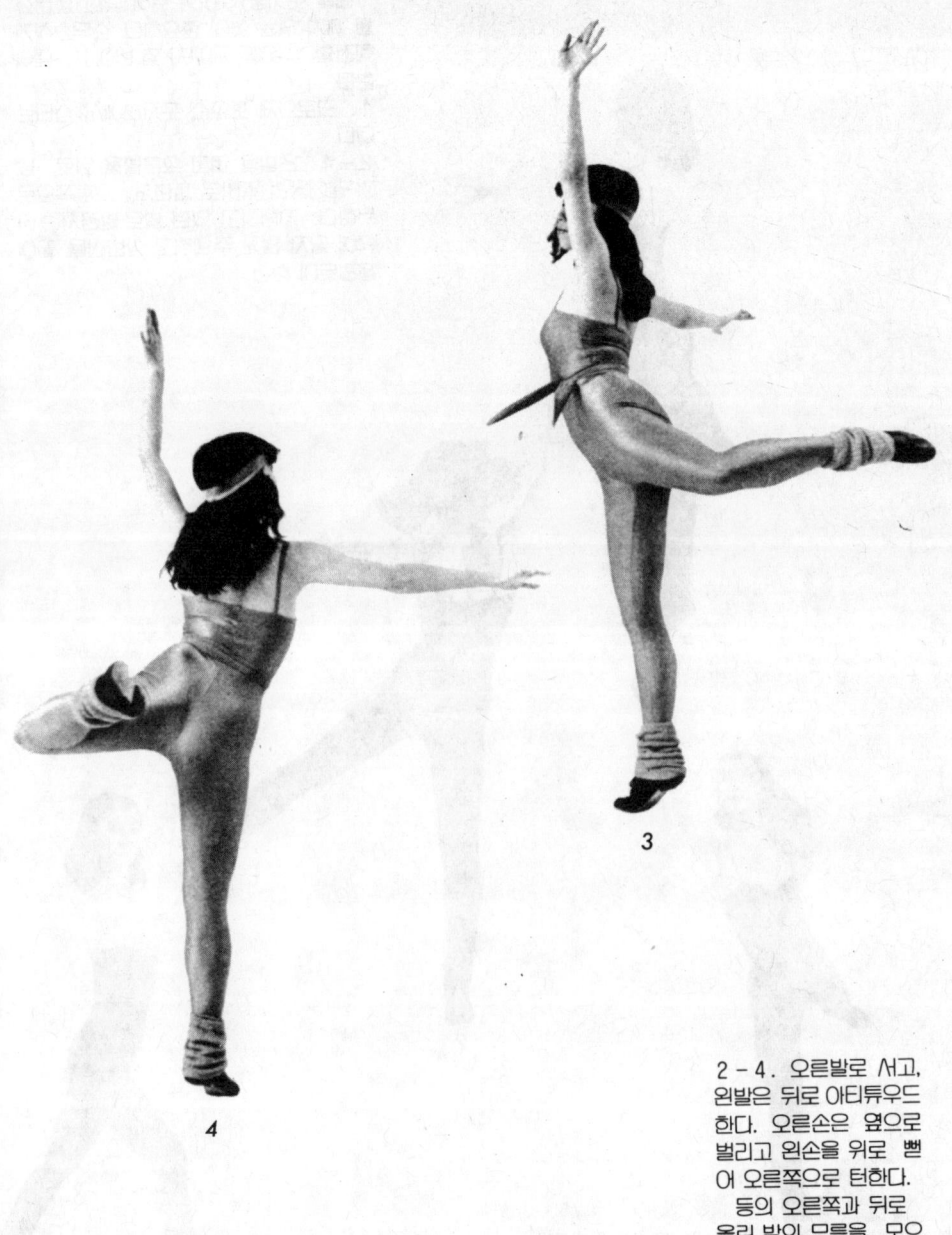

2 - 4. 오른발로 서고,
왼발은 뒤로 아티튜우드
한다. 오른손은 옆으로
벌리고 왼손을 위로 뻗
어 오른쪽으로 턴한다.
등의 오른쪽과 뒤로
올리 발의 무릎을 모으
듯이 한다. 지탱하고 있
던 오른발로 턴아웃.

아라베스크 턴

POINT & MOVEMENT

턴을 보기좋게 하기 위해 우선 밸런스를 깨지 않는 것이 중요하다. 스무스하게 회전할 수 있을 때까지 몇 번이고 연습한다.

1. 크로와제 포오스 포지션에서 스타트이다.

2 - 4. 왼발을 펴고 오른발을 뒤로 높이 끌어올려 똑바로 펴면서 오른쪽으로 턴한다. 지탱하고 있던 발로 발꿈치가 바닥에 닿지 않게 주의하고 상반신을 끌어올리듯이 한다.

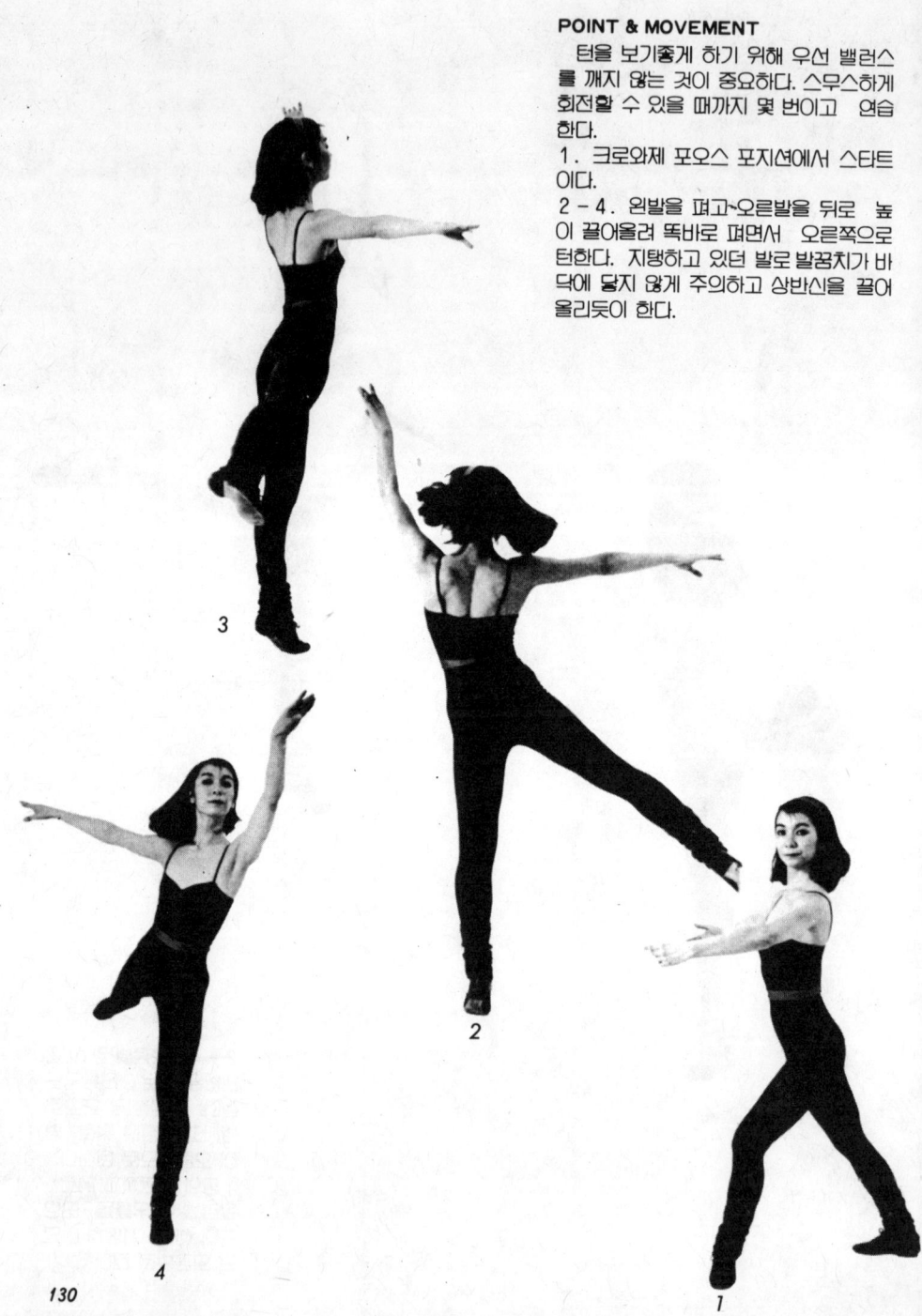

세네

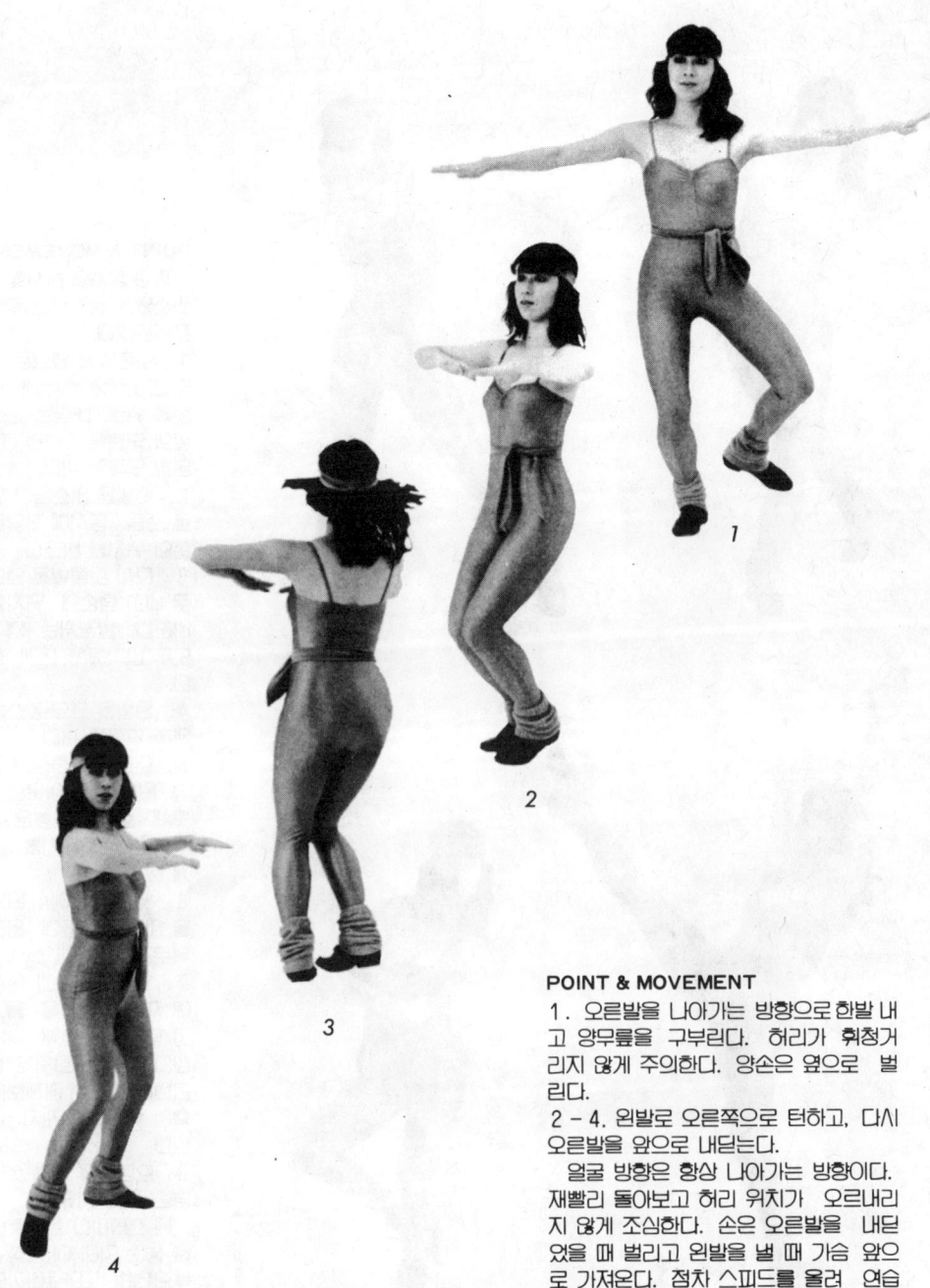

POINT & MOVEMENT

1. 오른발을 나아가는 방향으로 한발 내고 양무릎을 구부린다. 허리가 휘청거리지 않게 주의한다. 양손은 옆으로 벌린다.

2 - 4. 왼발로 오른쪽으로 턴하고, 다시 오른발을 앞으로 내딛는다.

　얼굴 방향은 항상 나아가는 방향이다. 재빨리 돌아보고 허리 위치가 오르내리지 않게 조심한다. 손은 오른발을 내딛었을 때 벌리고 왼발을 낼 때 가슴 앞으로 가져온다. 점차 스피드를 올려 연습한다.

131

콘트럭션 워크에서 버트맨

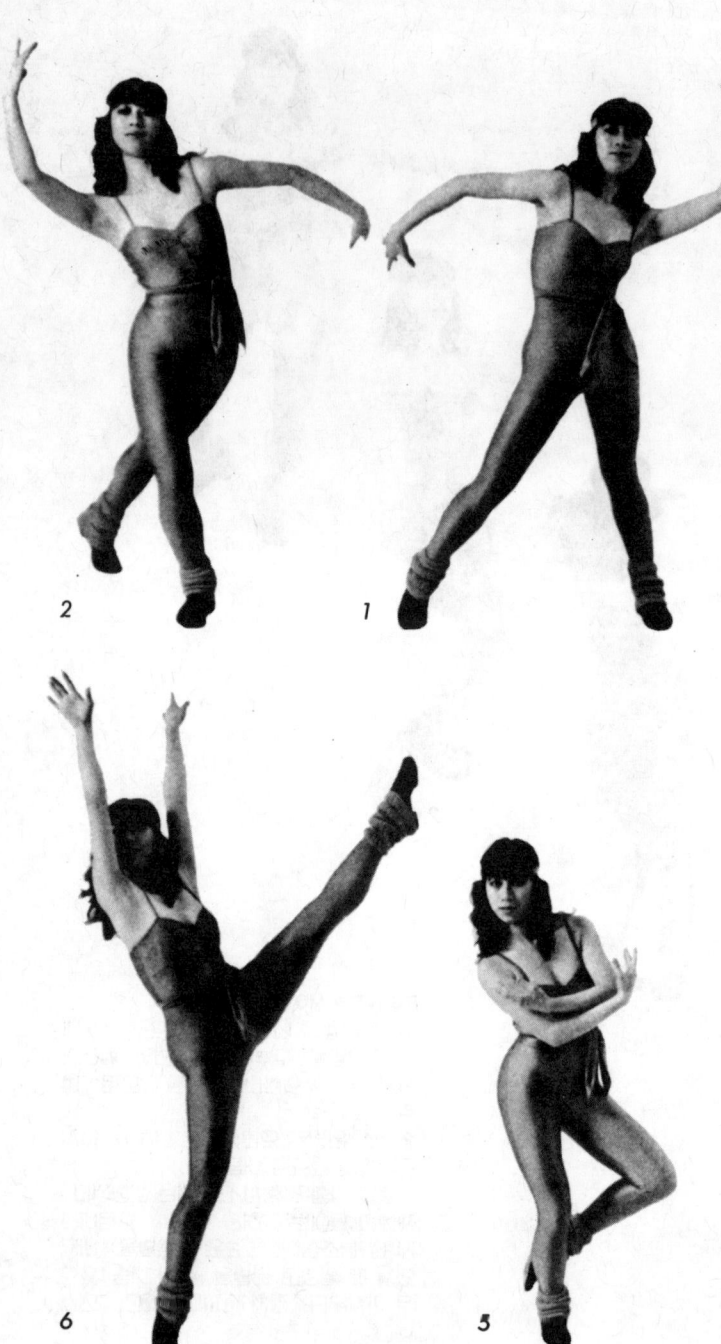

2

1

6

5

POINT & MOVEMENT

팔과 상체와 하지를 밸런스있게 움직이는 것이 포인트이다.

1. 오른발을 옆으로 내딛고, 오른손을 아래, 왼손을 위로. 내딛는 오른발의 무릎은 구부리지만 왼발 무릎은 편다.

2. 왼발을 비스듬히 뒤로 스텝. 동시에 좌우로 손의 위치를 바꾼다.

3. 다시 오른발을 앞으로 내고 양손의 위치를 바꾼다. 발꿈치는 양쪽 모두 바닥에서 뜨게 한다.

4. 왼발을 옆으로 스텝. 왼쪽 무릎을 편다.

5. 오른발에 중심을 걸고 왼발은 턴아웃으로 팟세. 오른쪽 무릎은 구부리고 몸의 위치를 낮게 한다.

6. 낮은 위치에서 왼발을 마음껏 흔들어 올려 위로 발돋음 한다.

7. 왼발을 내림과 동시에 재빨리 중심을 옮기고 무릎을 가볍게 구부린다. 양손은 좌우로 벌리면서 천천히 어깨보다 약간 위의 위치까지 내린다.

8. 오른발을 앞에 스텝, 양손을 다시 내린다.

원 스텝마다 콘트럭션을 넣는 것이 이 동작의 특징이며 포인트이기도 하다.

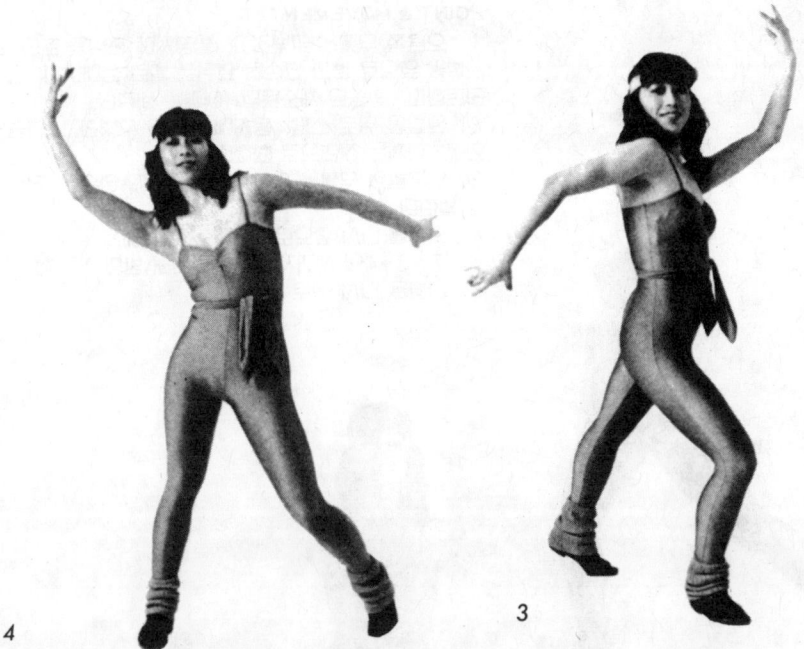

4   3

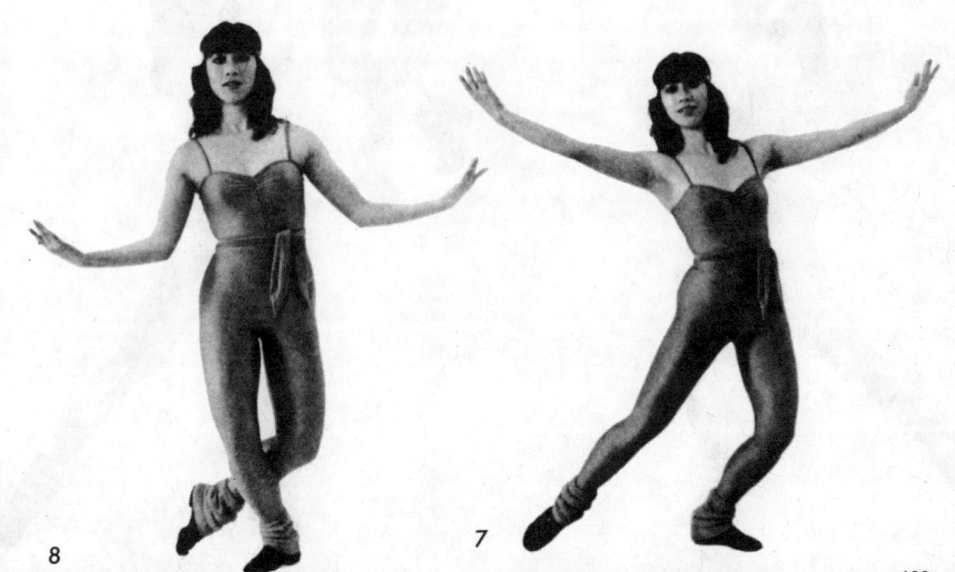

8   7

파두브레 스텝

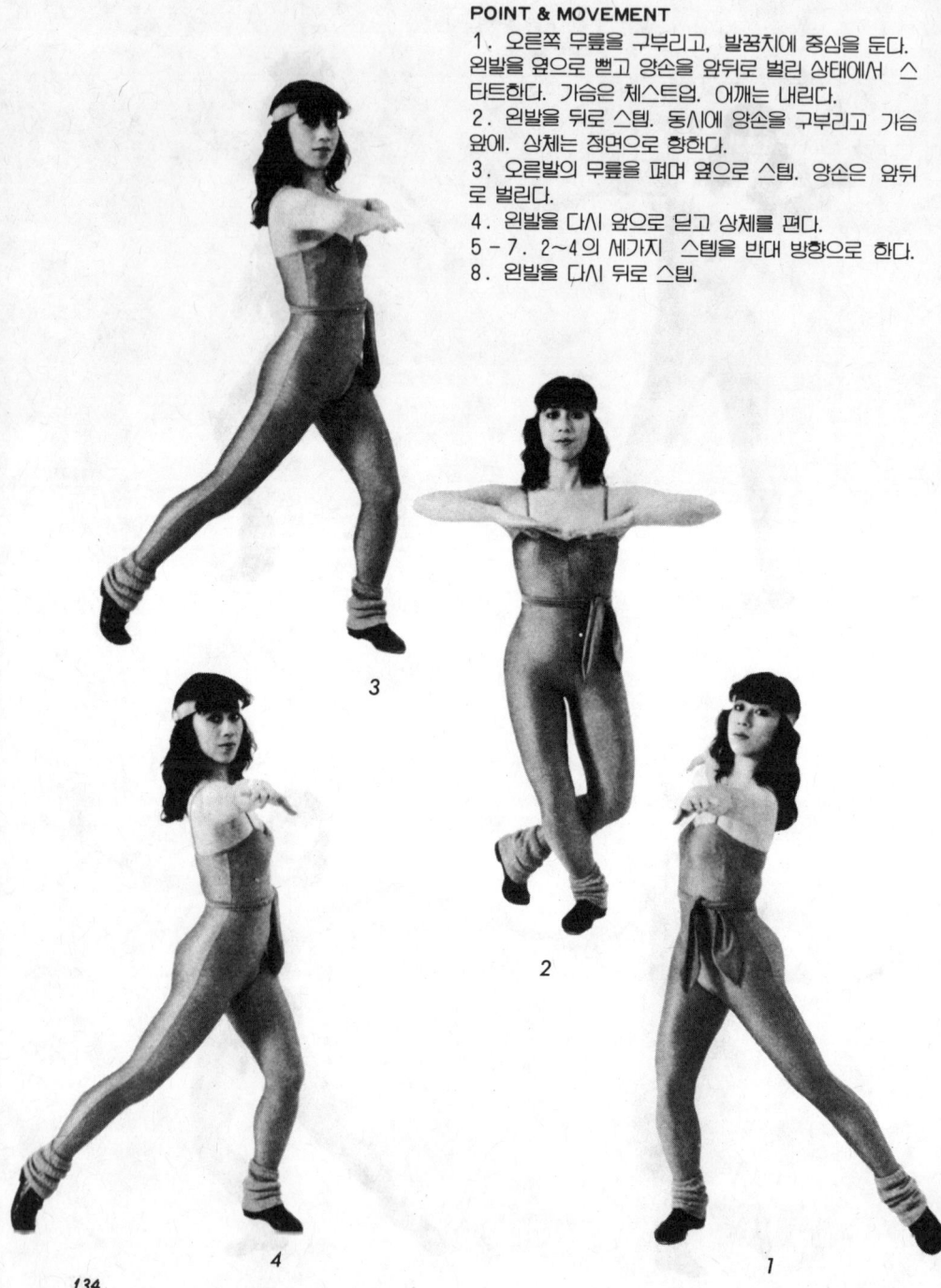

1. 오른쪽 무릎을 구부리고, 발꿈치에 중심을 둔다. 왼발을 옆으로 뻗고 양손을 앞뒤로 벌린 상태에서 스타트한다. 가슴은 체스트업. 어깨는 내린다.
2. 왼발을 뒤로 스텝. 동시에 양손을 구부리고 가슴 앞에. 상체는 정면으로 향한다.
3. 오른발의 무릎을 펴며 옆으로 스텝. 양손은 앞뒤로 벌린다.
4. 왼발을 다시 앞으로 딛고 상체를 편다.
5 - 7. 2~4의 세가지 스텝을 반대 방향으로 한다.
8. 왼발을 다시 뒤로 스텝.

134

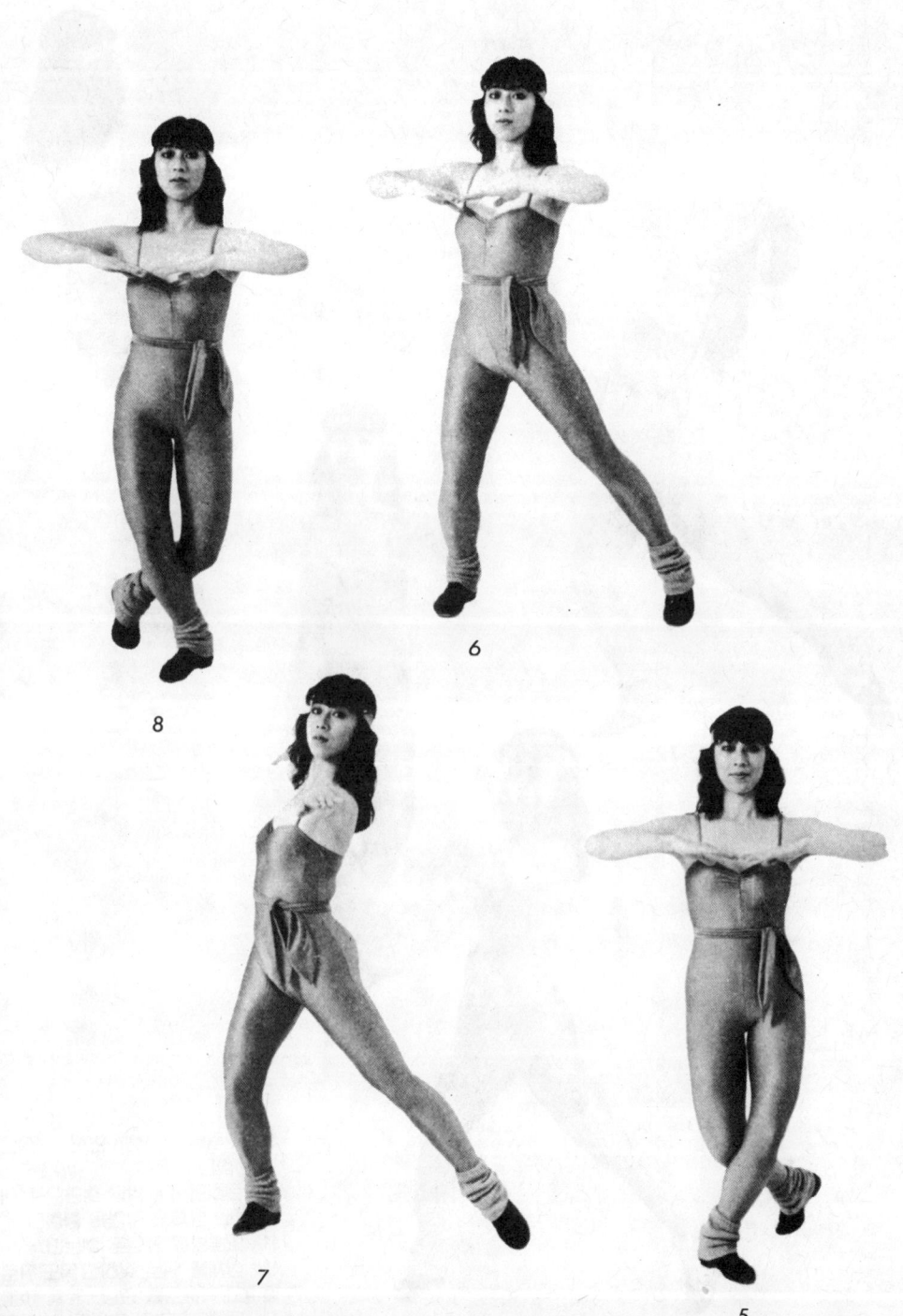

8

6

7

5

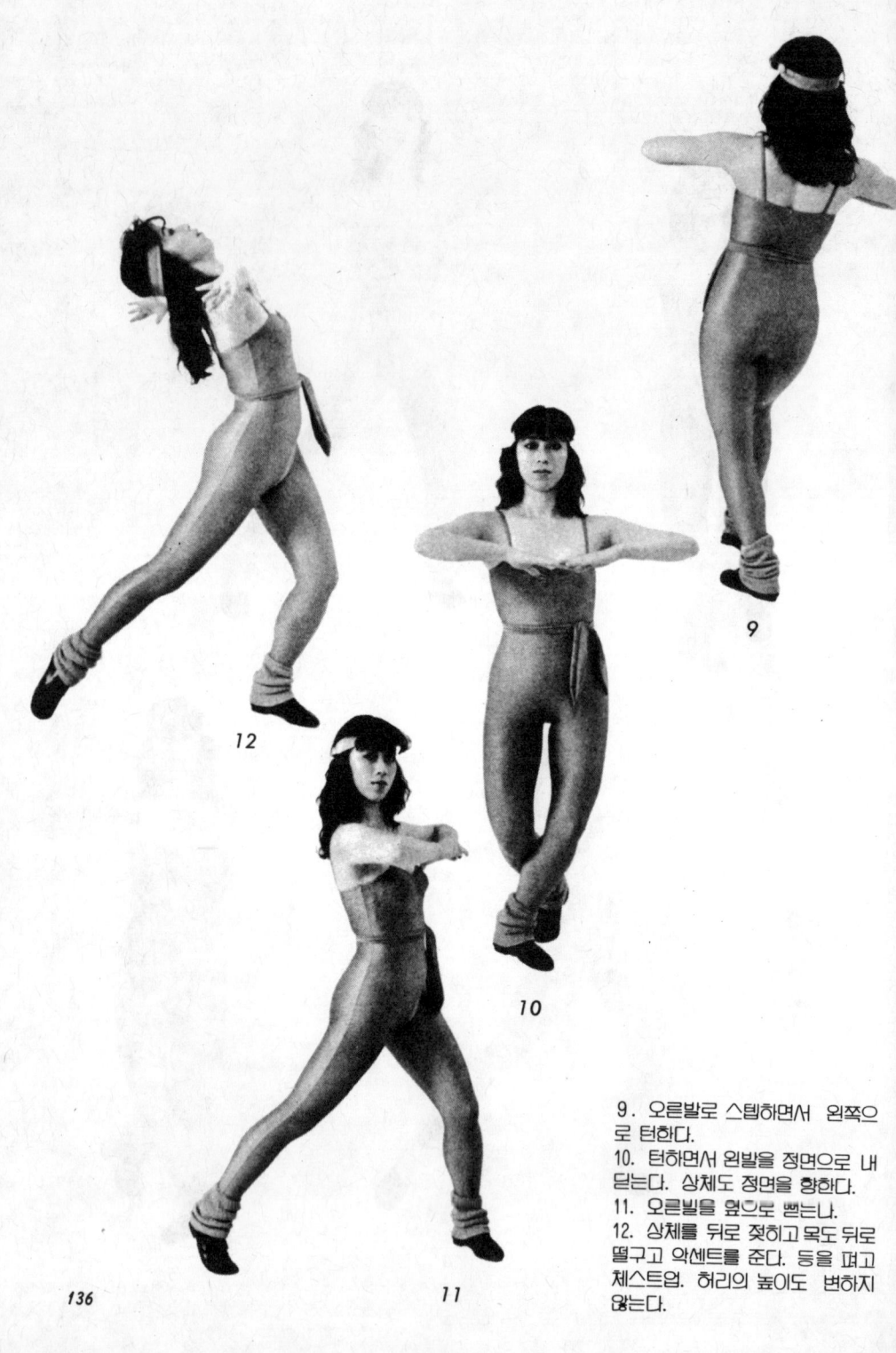

9. 오른발로 스텝하면서 왼쪽으로 턴한다.
10. 턴하면서 왼발을 정면으로 내딛는다. 상체도 정면을 향한다.
11. 오른발을 옆으로 뻗는다.
12. 상체를 뒤로 젖히고 목도 뒤로 떨구고 악센트를 준다. 등을 펴고 체스트업. 허리의 높이도 변하지 않는다.

9

10

11

12

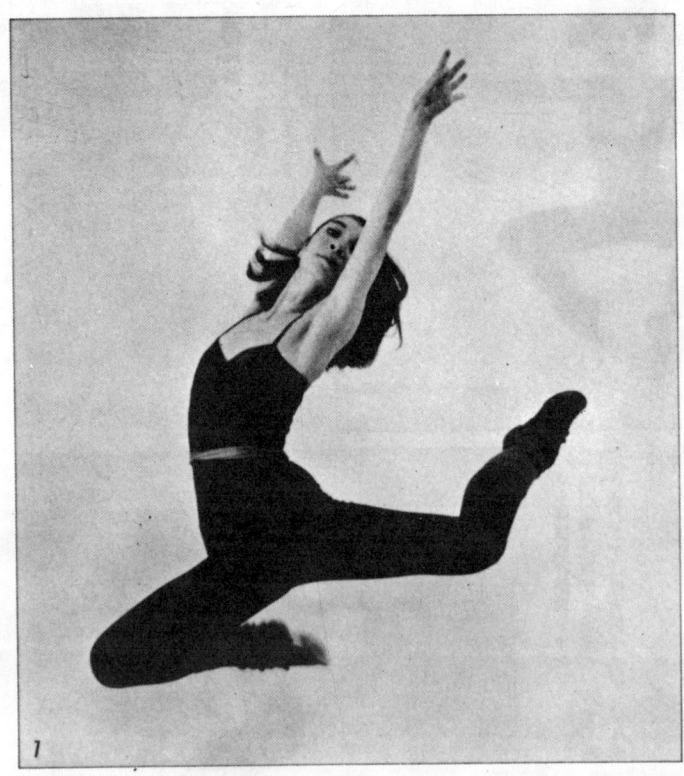

POINT & MOVEMENT

1. 아티튜우드 점프
   공중에서 아티튜우드의 상태를 만든다. 양발로 구르는 것과 한쪽발로 구르는 것이 있다. 구름과 동시에 마음껏 점프하여 상체를 뒤로 젖힌다.

2. 옆(으로) 팟세 점프
   공중에서 한쪽 다리를 팟세. 한쪽발로 구르고, 구른 발을 깊이 구부린다. 또 한쪽은 발끝까지 쭉 펴고 공중에서 킴.

3. 앞(으로) 팟세 점프
   한발로 구르고, 앞으로 흔들어 올린 발에 붙이듯이 팟세. 점프는 모두 구름과 동시에 마음껏 뛰어 오르는 것이 포인트이다.

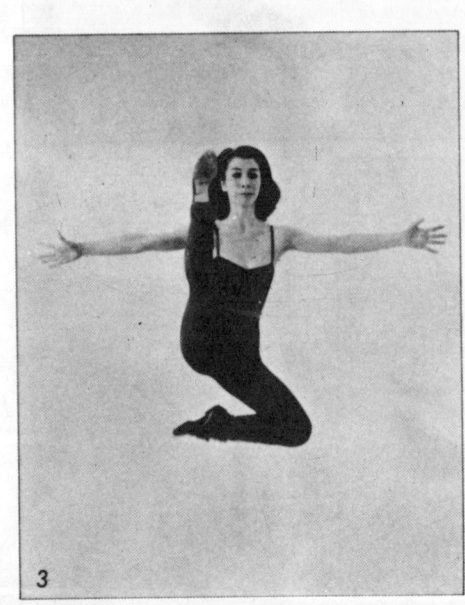

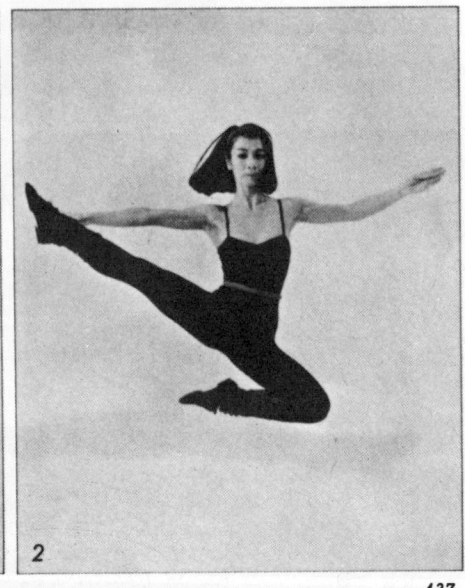

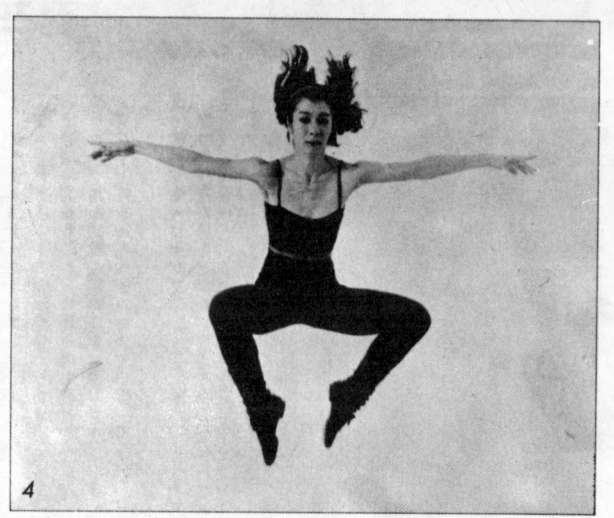

4. 양 무릎 굽혀 다리벌려 점프
  양발로 구르고 무릎을 높이 들고 발끝을 쭉 펴 허벅지에 끌어당기듯이 한다.

5. 양 무릎 굽혀 다리 붙여 점프
  양발로 구르는 경우와, 한 발로 구르는 경우가 있다. 무릎을 높이 들고, 다리는 오므린다.

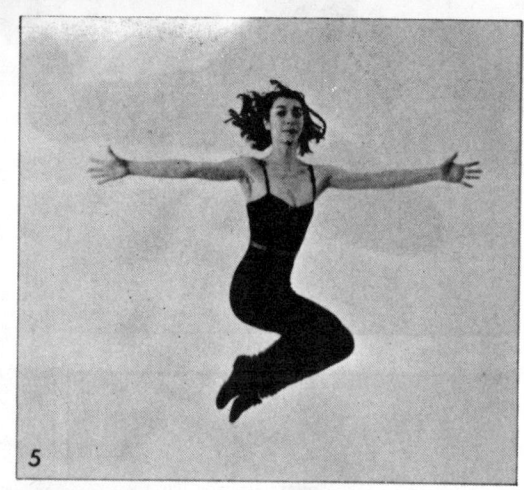

6. 다리 벌려 점프
  양발로 구르는 공중에서의 포오즈를 정하기 위하여 상체를 끌어 올려 발을 재빨리 끌어 당기는 것이 포인트이다.

제7장 Lesson 7
응용 레슨

지금까지의 엑서사이즈(Exercise)를 모두 마스터하고 나서, 그것을 합친 8비이트의 콤비네이션 레슨이다.

리듬과 템포에 맞추어 자기나름대로 자유롭게 추는 것이다.

여기에서는 14가지의 콤비네이션을 소개하였으나,콤비네이션에는 원래 형식은 없다. 자유롭게 자신의 이미지를 표현하는 것이 목적이다. 8카운트에서 연습한다

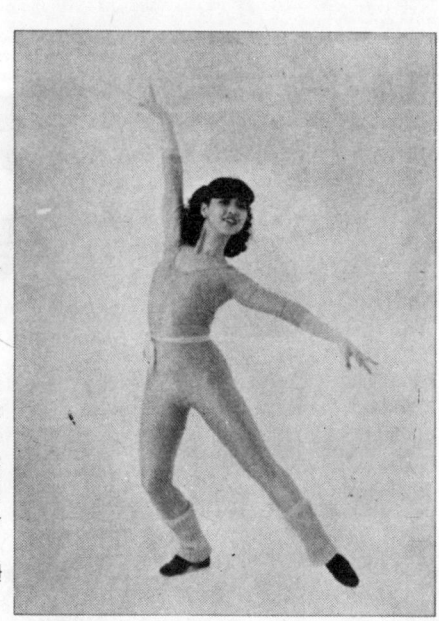

콤비네이션 (1)

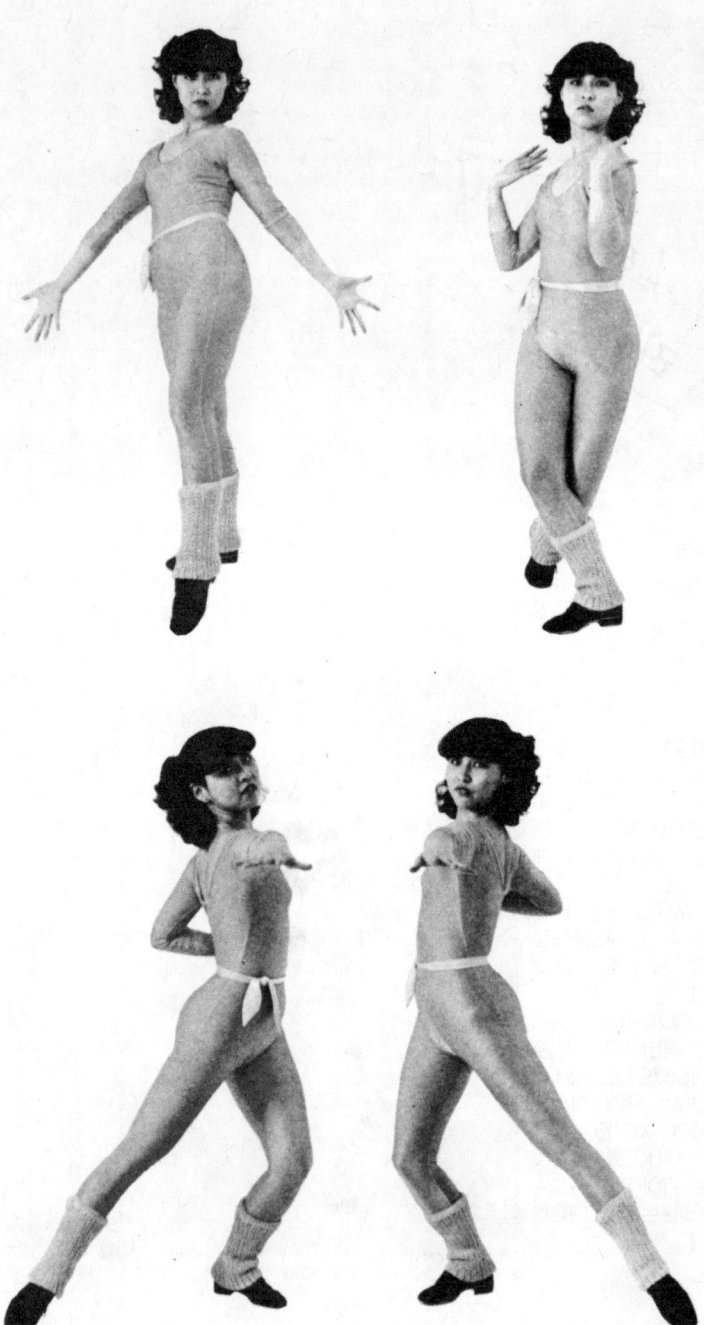

1

5

POINT & MOVE -MENT

1. 오른발을 턴 아웃하여 앞으로 닫는다.
2. 왼쪽 허리를 앞으로 내미는 것 처럼 하고, 동시에 왼발을 앞으로 낸다. 양손은 비스듬히 아래로.
3. 점차 중심을 왼발로 옮기고 왼쪽 무릎을 구부린다. 팔꿈치는 구부린다.
4. 오른쪽 허리를 밀어내듯이, 오른발을 앞으로 낸다. 양손은 비스듬히 아래.
5. 왼손을 앞으로 뻗어 상체를 비틀고, 왼발을 옆으로 뻗고 바로 중심을 오른발에 건다.
6. 좌, 우로 스텝. 상체를 반대로 조이고 중심은 왼발.
7. 우, 좌로 스텝. 왼발을 앞으로 뻗고, 상체도 옆으로 향한다. 오른손은 똑바로 옆으로 뻗는다.
8. 상체를 콘트럭션. 깊이 앞으로 구부린다.

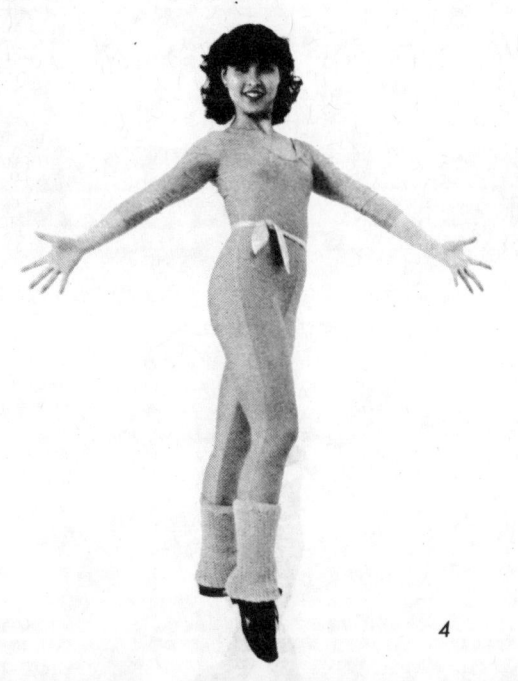

4

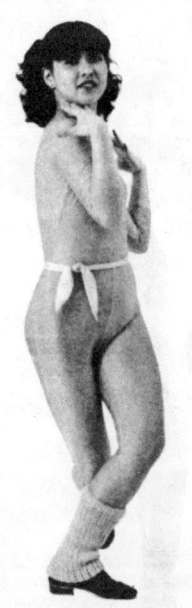

3

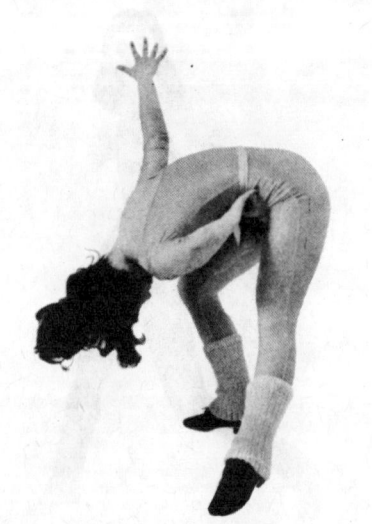

8

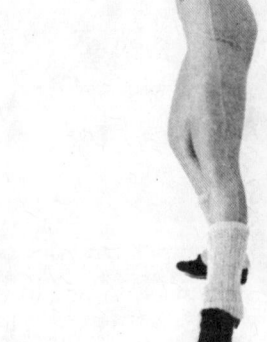

7

콤비네이션 (2)

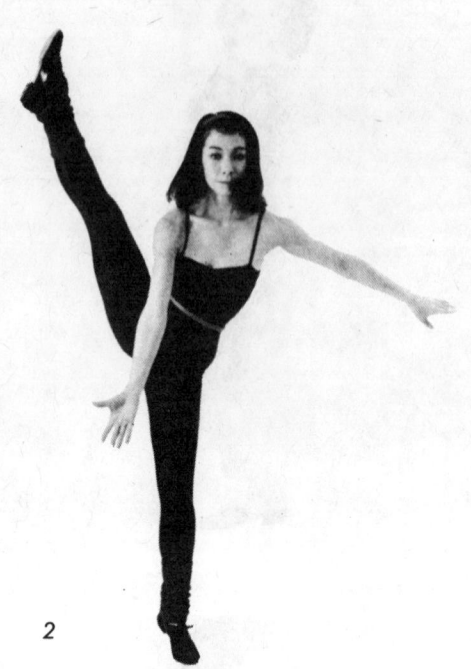

2

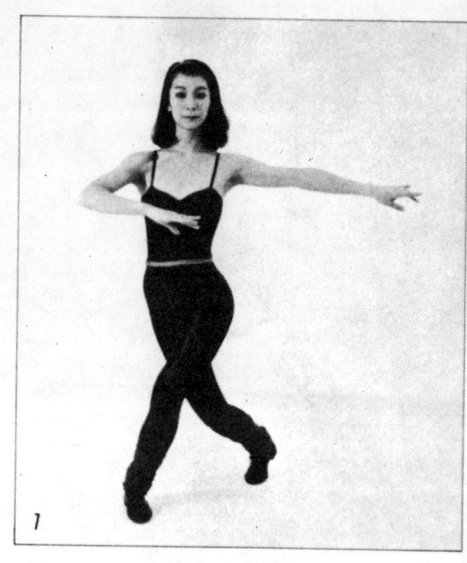

1

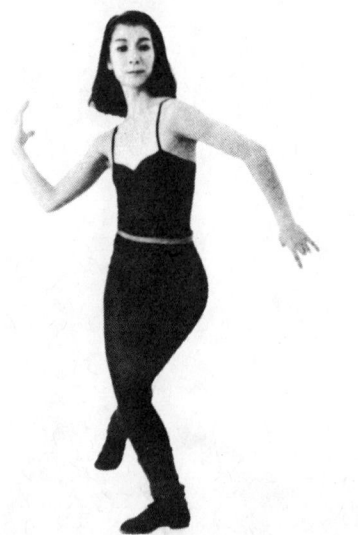

6

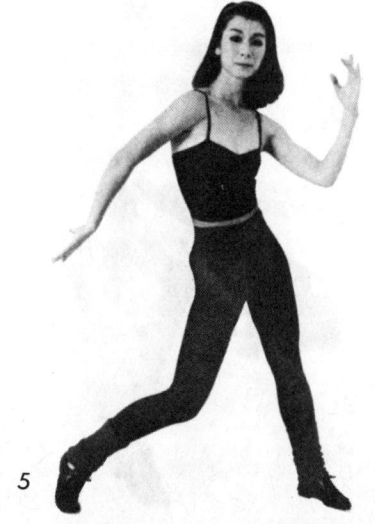

5

POINT & MOVEMENT

1. 왼발을 크로스시켜 비스듬히 앞으로 딛는다. 왼손은 똑바로 옆으로 뻗는다.
2. 오른손을 아래로 내려 밸런스를 잡고 오른발을 마음껏 흔들어 올린다.
3. 흔들어 올린 오른발을 왼발 앞에 크로스시켜 뿌리에.
4. 왼발을 옆으로 내딛고, 상체를 왼쪽으로 향해 가슴을 편다.
5. 오른발로 스텝하여 콘트럭션.
6. 왼발을 비스듬히 뒤로 스텝. 상체를 오른쪽으로 비튼다.
7. 다시 오른발을 옆으로 스텝, 콘트럭션.
8. 왼발을 오른발 뒤에 크로스시켜 양발을 끌어당기듯이 한다. 동시에 상체를 오른쪽으로 비틀고 콘트럭션한다.

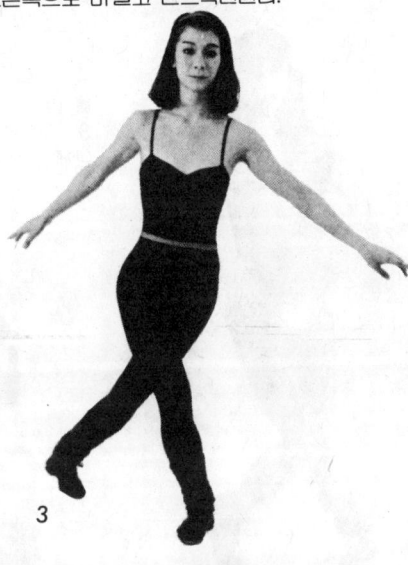

3

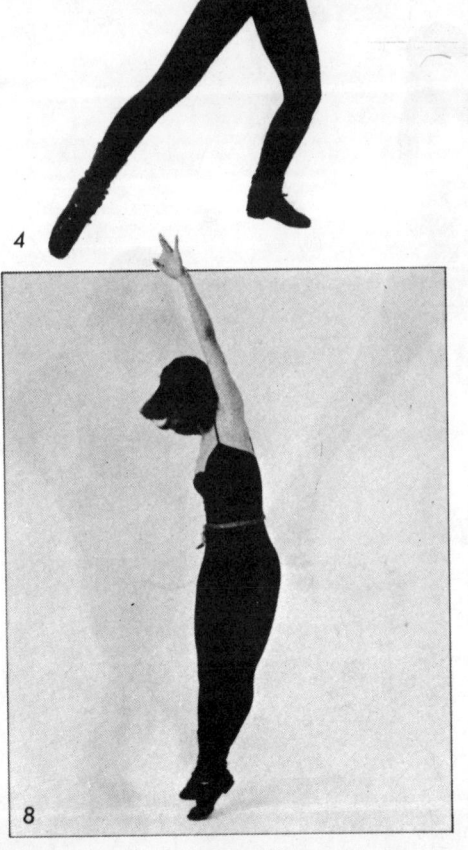

4

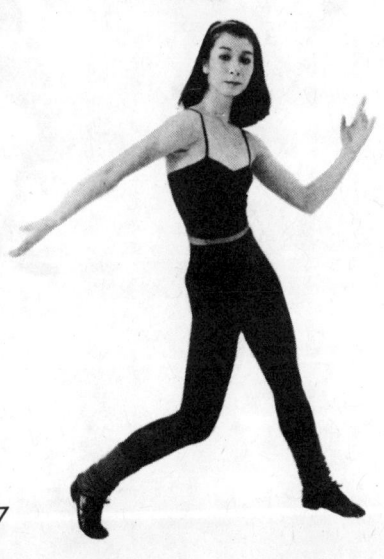

7

8

콤비네이션(3)

POINT & MOVEMENT
1. 오른발을 앞으로 딛고, 크로스시킨다.
2. 왼발을 옆으로 뻗고, 상체를 오른쪽으로 비틀어 왼손을 뻗는다.
3. 왼발을 내딛고 오른발에 크로스시킨다. 상체는 정면이다.
4. 오른발을 옆으로 스텝. 상체를 왼쪽으로 비튼다.
5. 오른발을 왼발 앞에 끌어당겨 발꿈치를 올린다. 양손을 벌려 정면을 향한다.
6. 왼발, 오른발 순으로 신코페이션으로 스텝하고, 상체를 오른쪽으로 비튼다.
7. 한발 오른발을 옆으로 뻗고 왼발에 체중을 올려 놓고 등을 펴 앞으로 기울인다.
8. 오른발을 앞으로 내딛고, 왼발을 팟세. 발꿈치를 올리고 상체와 하반신은 웨스트라인에서 반대방향으로 비튼다.

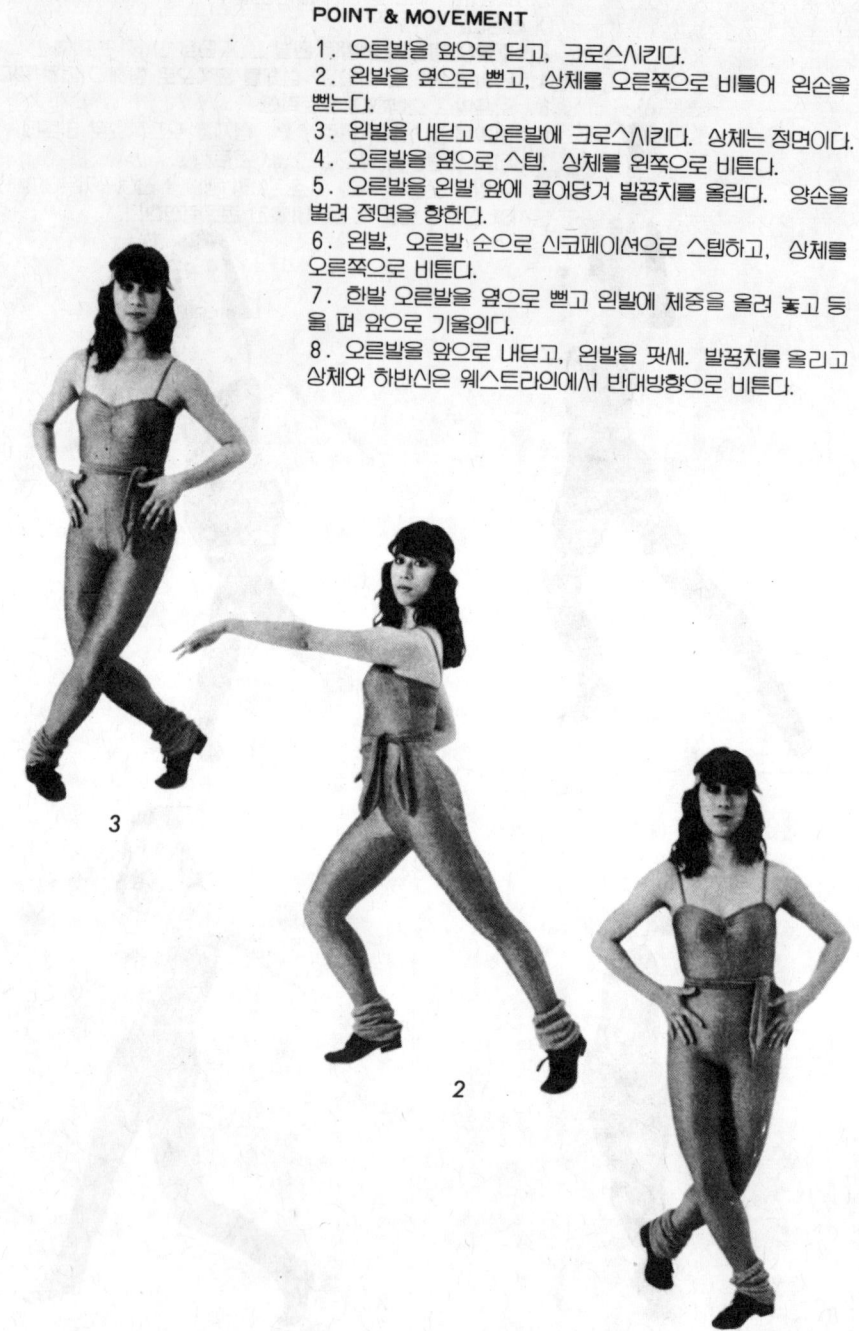

3

2

1

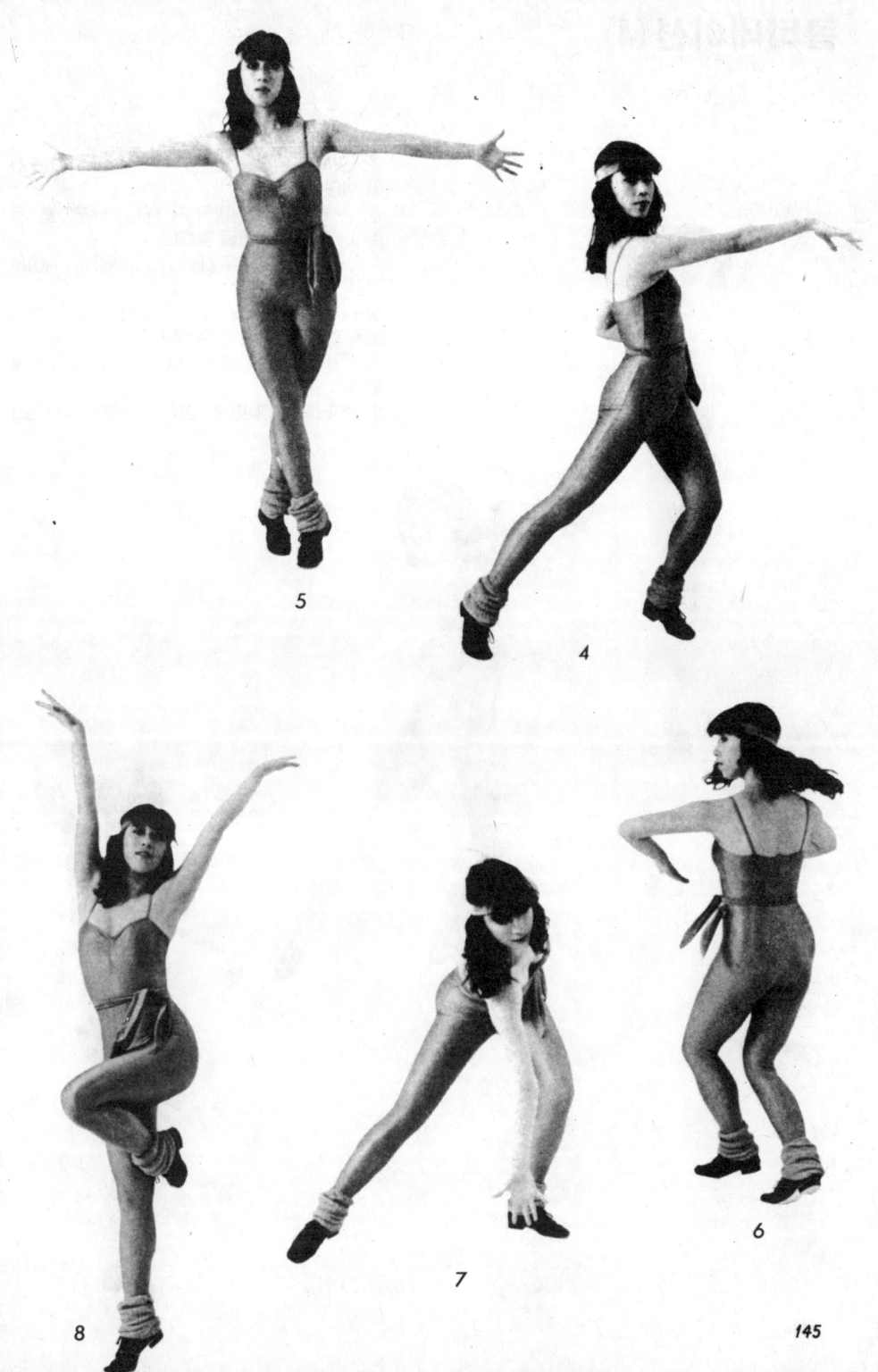

5

4

8

7

6

콤비네이션 (4)

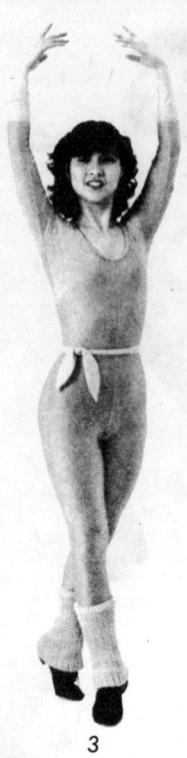

3

POINT & MOVEMENT

1. 왼발을 팟세. 상체를 왼쪽으로 비튼다.
2. 팟세한 왼발을 옆으로 뻗고 손의 위치를 좌
우 반대로·한다.
3. 왼발 앞에 오른발을 끌어당겨 발꿈치를 올
린다. 상체는 정면을 향한다.
4. 왼발을 왼쪽으로 내딛고 양손을 머리위에서
벌려 간다.
5 - 6. 양손목을 돌리고 허리에서 리듬을 세고
왼쪽에서 오른쪽으로 돌린다.
7. 오른발을 옆으로 내딛고 오른쪽 옆구리를
편다.
8. 왼발을 높이 팟세. 상체를 왼쪽으로 비튼다.

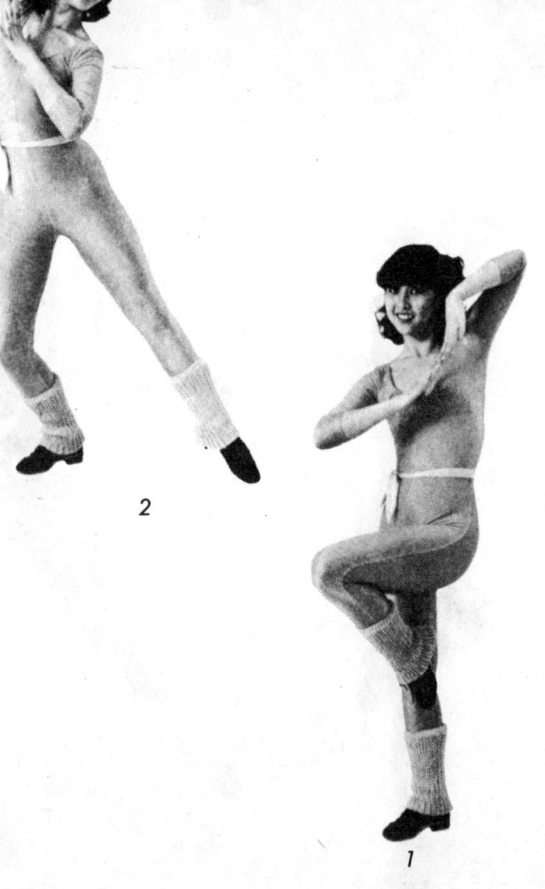

2

1

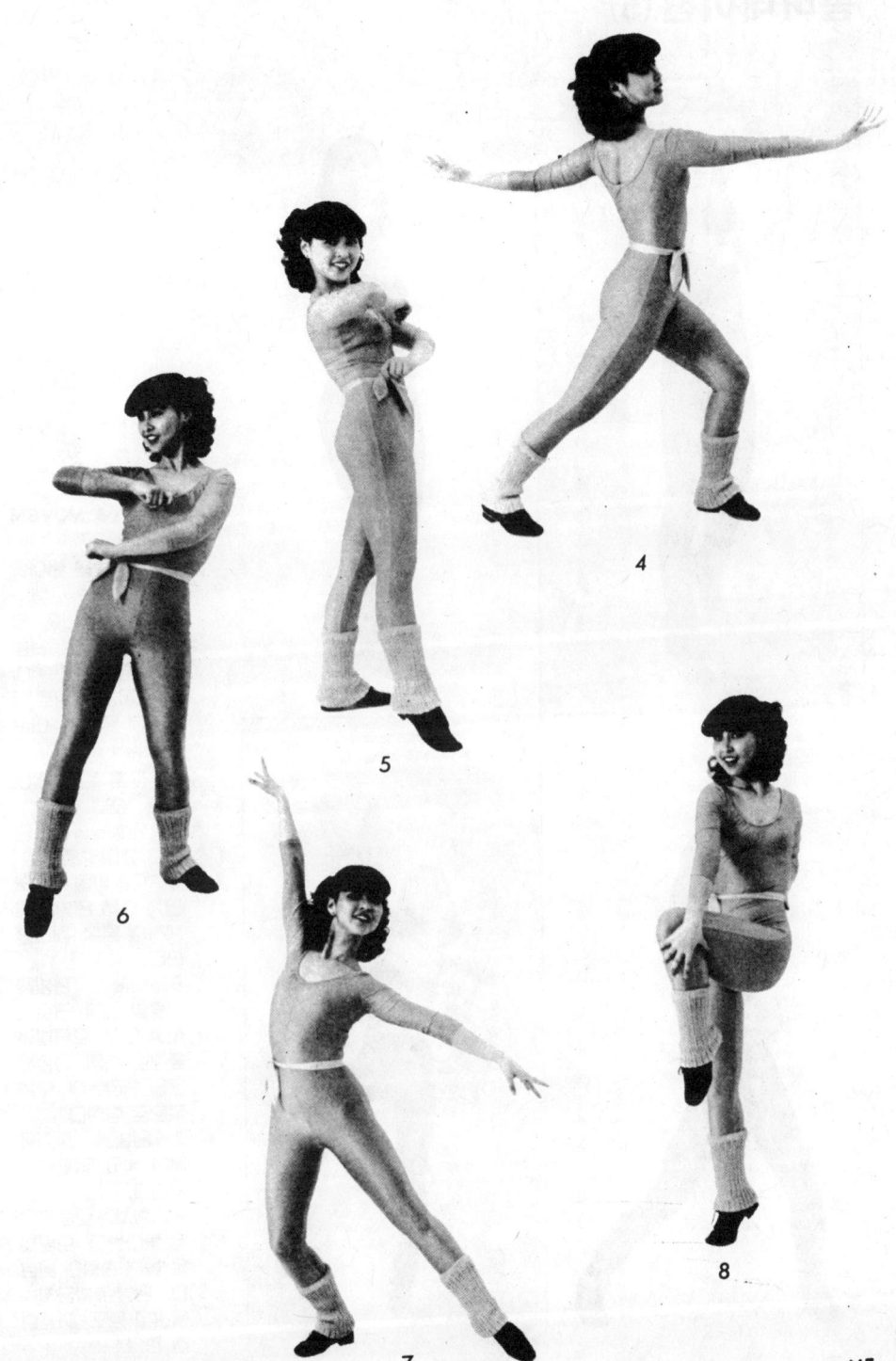

4

5

6

7

8

콤비네이션 (5)

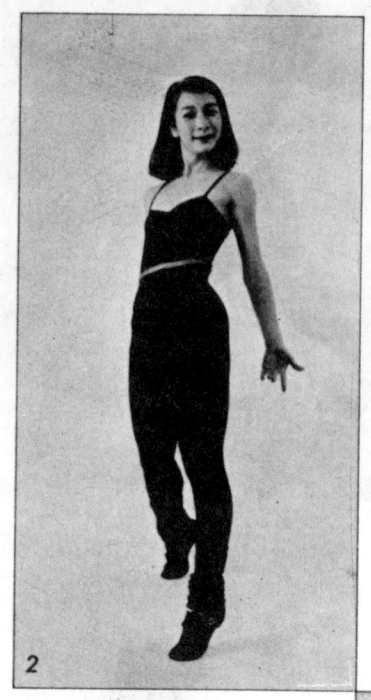

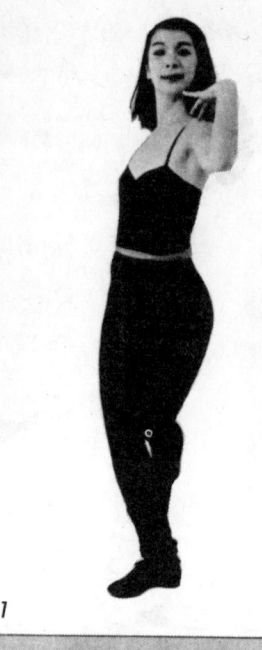

2

1

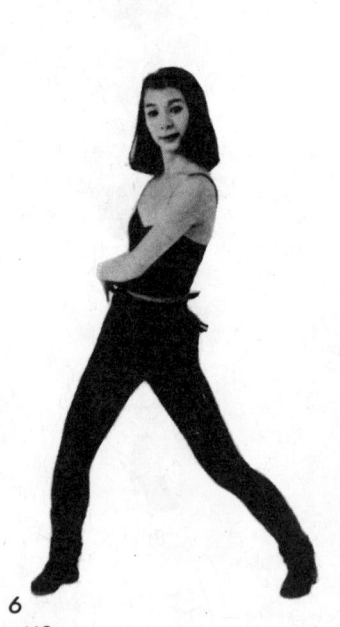

6

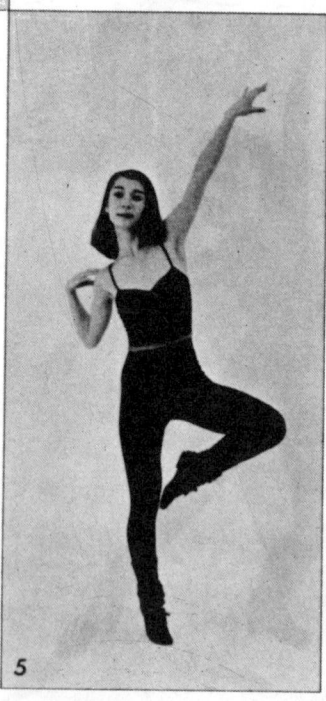

5

POINT & MOVEMENT

1. 오른발을 턴아웃 하여 앞으로 스텝.

2. 왼쪽 허리를 앞으로 내밀듯이 왼발을 앞으로 낸다. 이 때 팔꿈치를 뒤로 당기듯이 양손을 내린다.

3. 오른쪽으로 돌아보고 스텝.

4. 왼발을 뒤로 당기고 옆을 향한다.

5. 오른발을 앞에 크게 스텝. 왼발은 팟세하여 왼쪽 허리를 편다.

6. 팟세한 왼발을 오른발 앞에 크로스시켜 다시 오른발을 옆으로 스텝. 양손은 몸을 휘감듯이 오른쪽으로 향한다.

7. 왼발에 중심을 올려 놓고 무릎을 구부린다.

8. 힘차게 오른쪽으로 돌아보고 오른발을 높이 흔들어 올린다. 왼발의 발꿈치는 올리고 등도 가능한 한 편다.

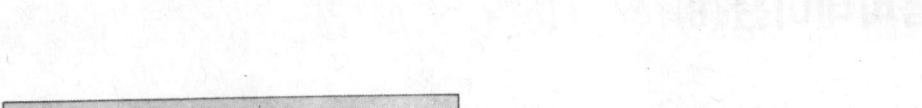

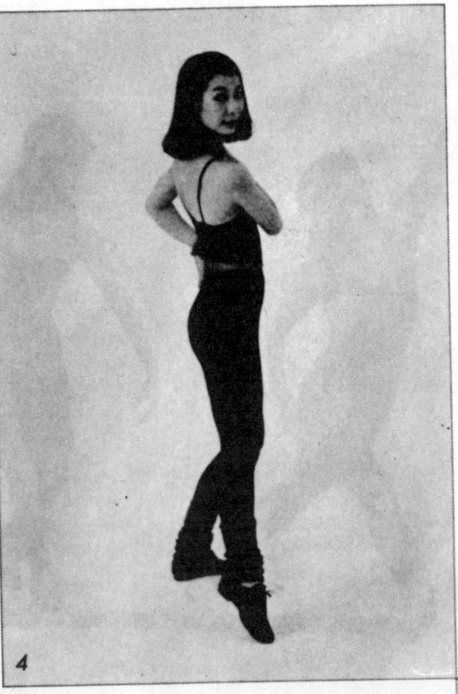

4

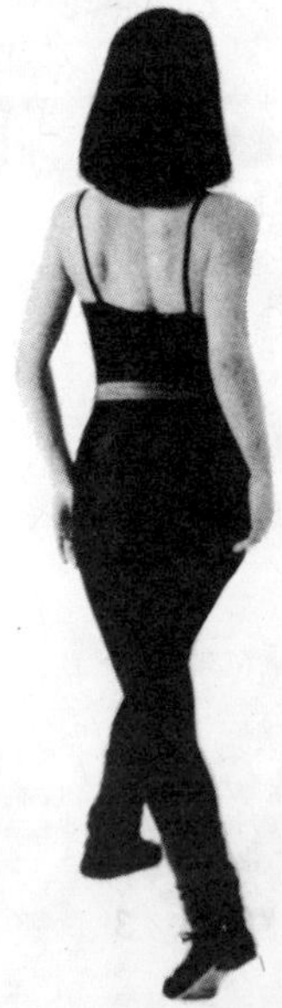

3

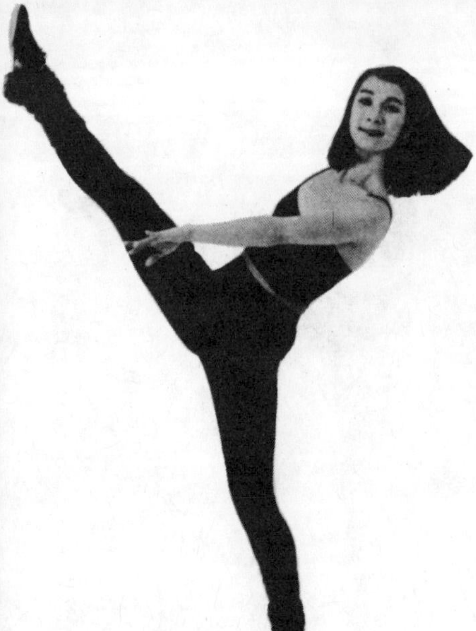

8

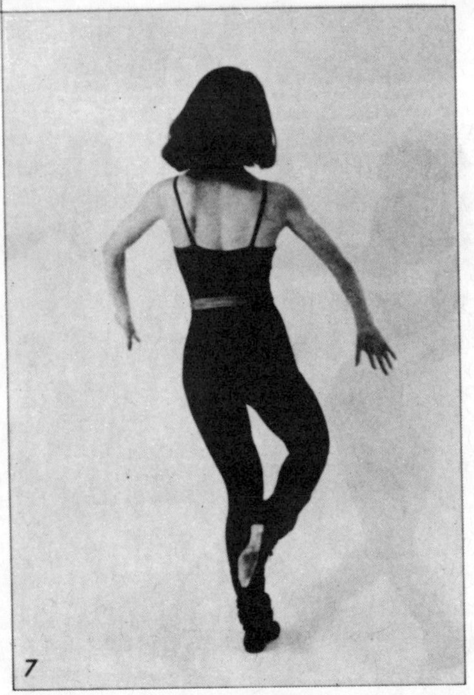

7

콤비네이션 (6)

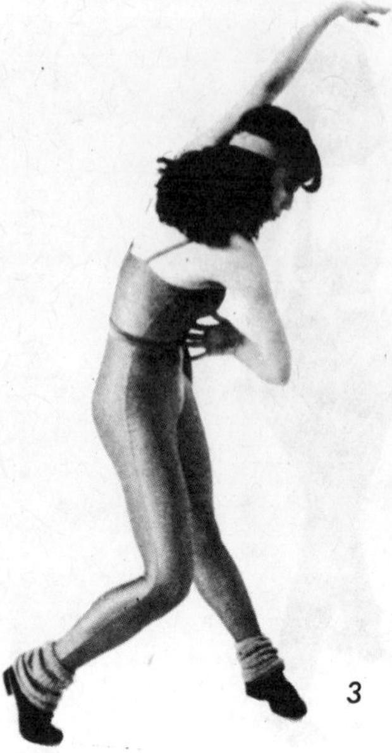

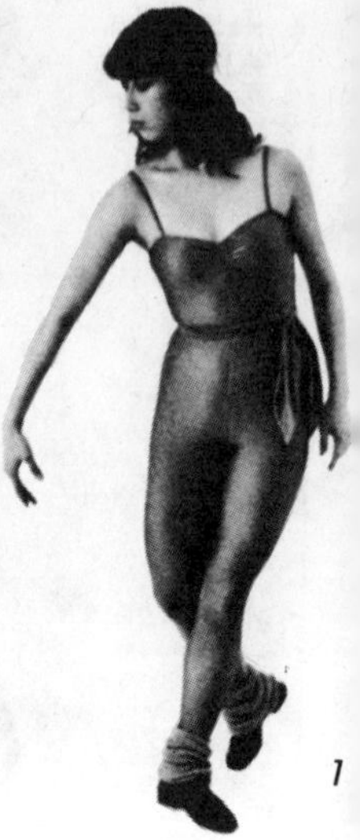

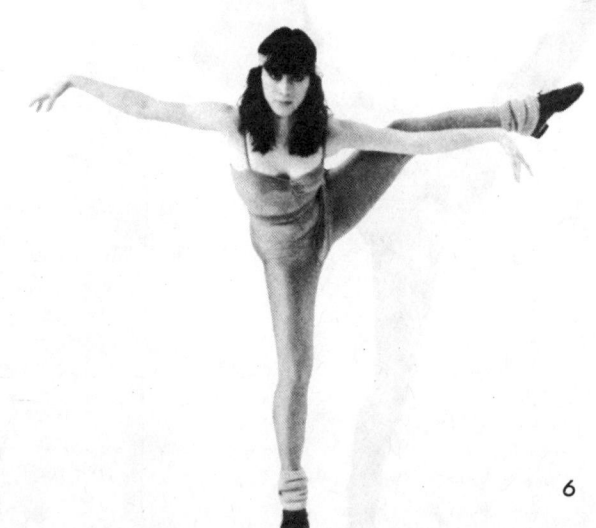

3

2

1

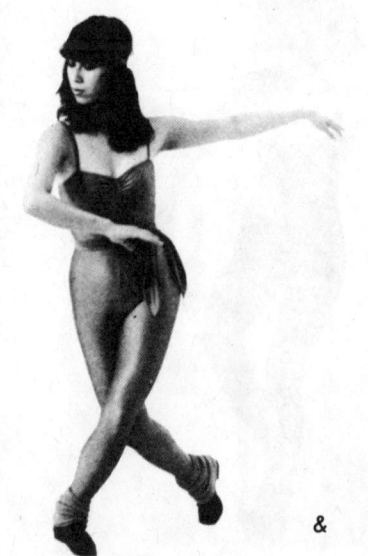

&

150

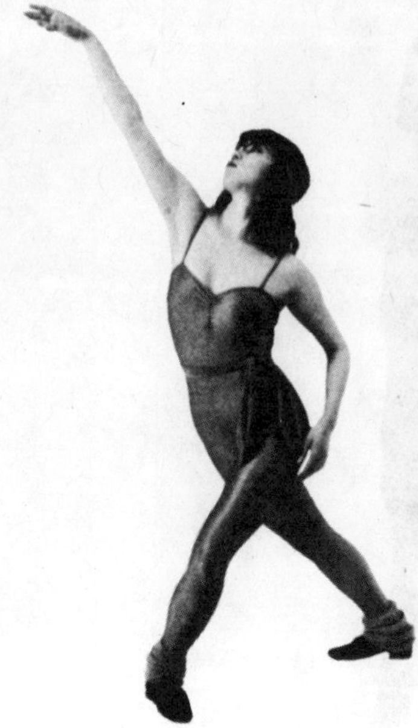

6

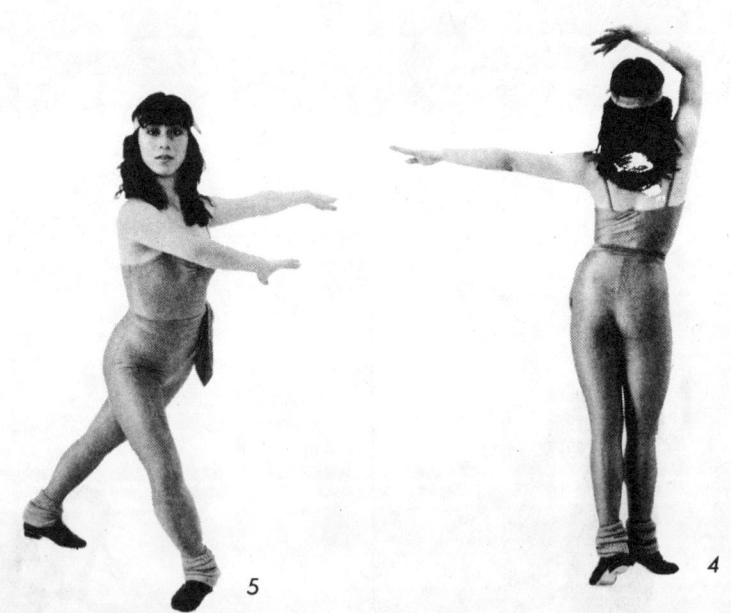

POINT & MOVEMENT

. 왼발로 서서 오른발은 무릎을 구
리고 가볍게 왼발에 붙인다. 양손
힘을 빼고 아래로 내린다.

2. 오른손을 올리면서 상체를 스트
치. 그 때 왼발의 무릎을 펴고 발
치를 바닥에 댄다.

3. 오른발로 옆으로 스텝하고 콘트
션. 왼쪽 무릎은 편다.

4. 오른발을 왼발 뒤로 끌어당겨 발
치를 올려 오른쪽으로 턴한다. 오
손은 머리 뒤에서 머리위를 지난다.

5. 오른발을 왼쪽 앞으로 닫는다.
발꿈치는 바닥에 대고 등을 편다.

6. 오른발로 서서 왼발을 옆으로 흔
어 올리고 아티튜우드. 양손은 수
으로 옆으로 펴고 등을 펴 상체를
으로 숙인다.
  왼발을 크로스시켜 내린다.

7. 오른발을 한발 앞으로 스텝. 양
은 손바닥을 위로 향해 아래로 내
다.

8. 양손을 천천히 올리면서 머리는
손끝을 보듯이 등을 편다.

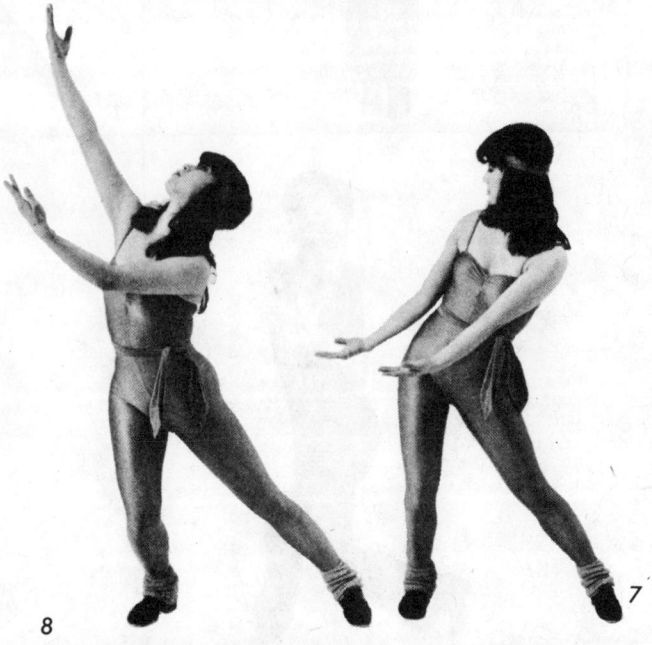

콤비네이션 (7)

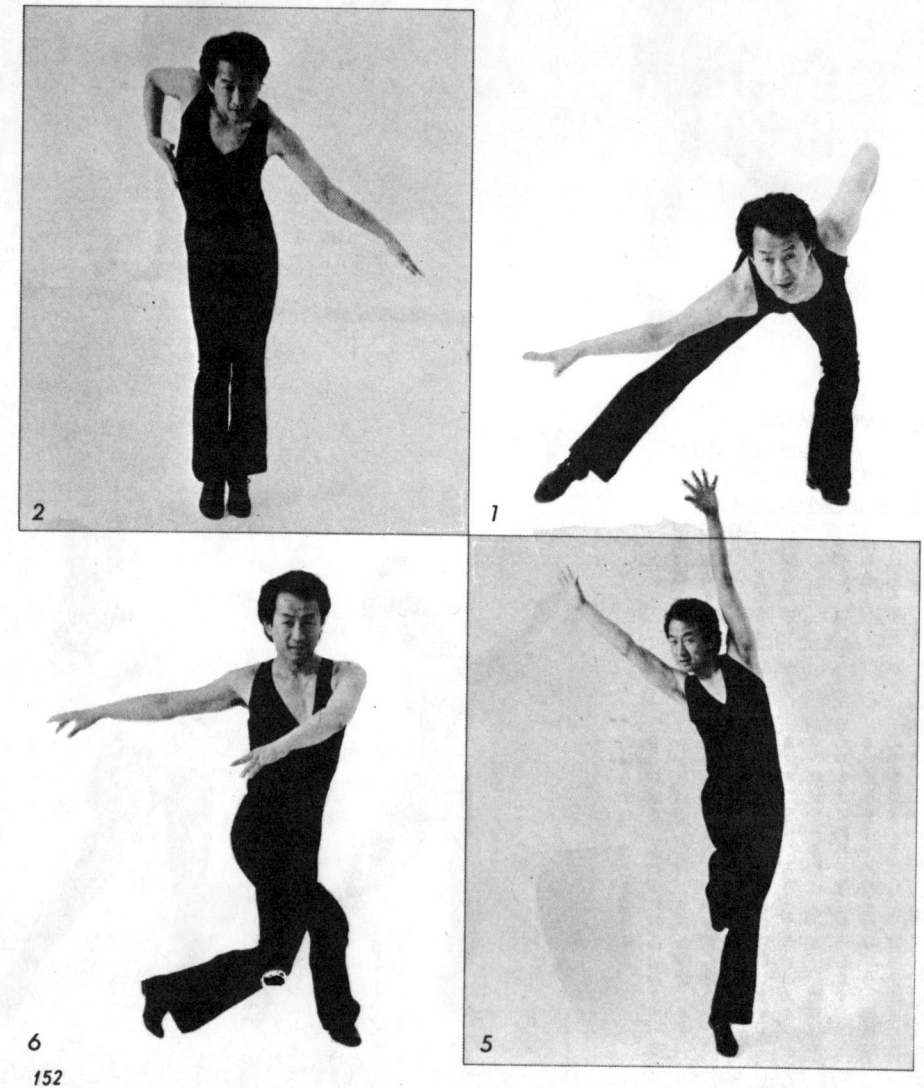

2

1

6

5

POINT & MOVEMENT

1. 등을 편 상태에서 앞으로 기울이고 오른발을 옆으로 뻗는다. 가능한 한 낮은 자세가 된다.
2. 오른발을 왼발에 끌어당겨 오른쪽 옆구리를 편다. 오른발을 끌어당김과 동시에 발꿈치를 올린다.
3. 왼발을 비스듬히 오른쪽으로 킥. 동시에 상체를 왼쪽으로 비튼다.
4. 왼발을 처음 상태로 가져오고 오른발을 앞으로 스텝.
5. 오른발을 턴인하여 팟세. 양손은 모으고 왼쪽에서 오른쪽으로 돌리듯이 뻗고 위로 뻗는다.
6. 오른발을 왼발 앞에 크로스시켜 내린다. 허리를 낮게 내린다.
7. 허리의 위치를 변하게 하여 턴한다.
8. 오른발을 뒤로 스텝시켜 왼발을 뒤로 올려 아티튜우드.

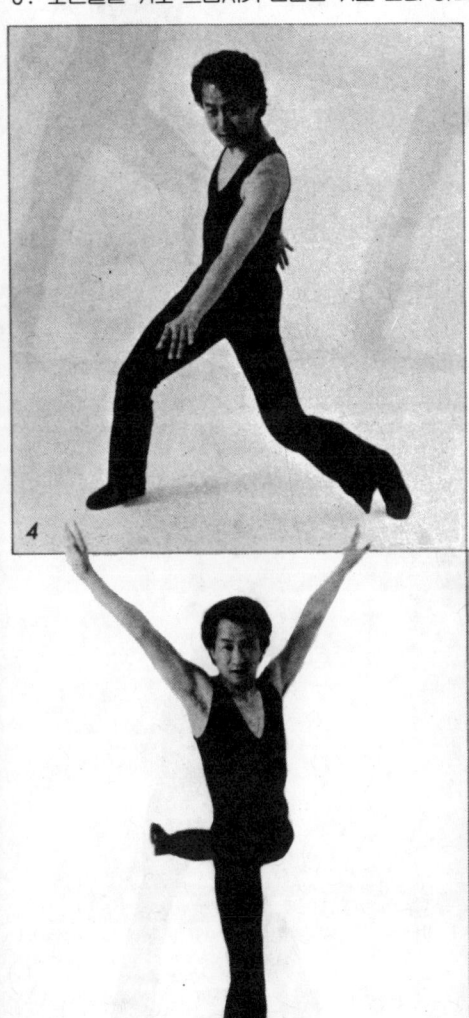

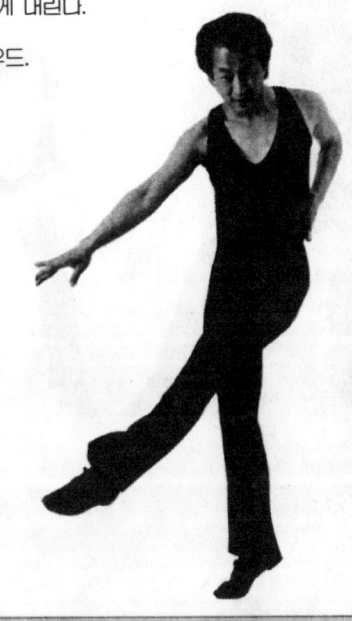

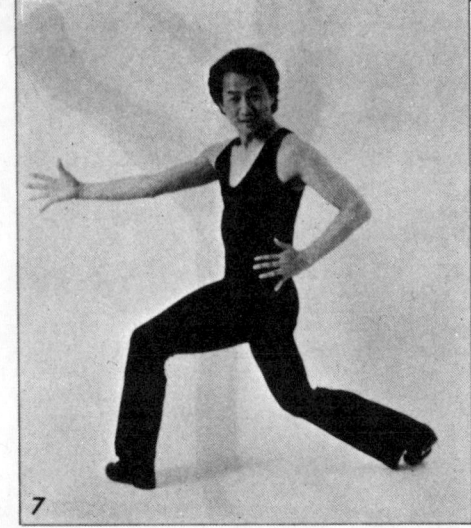

콤비네이션 (8)

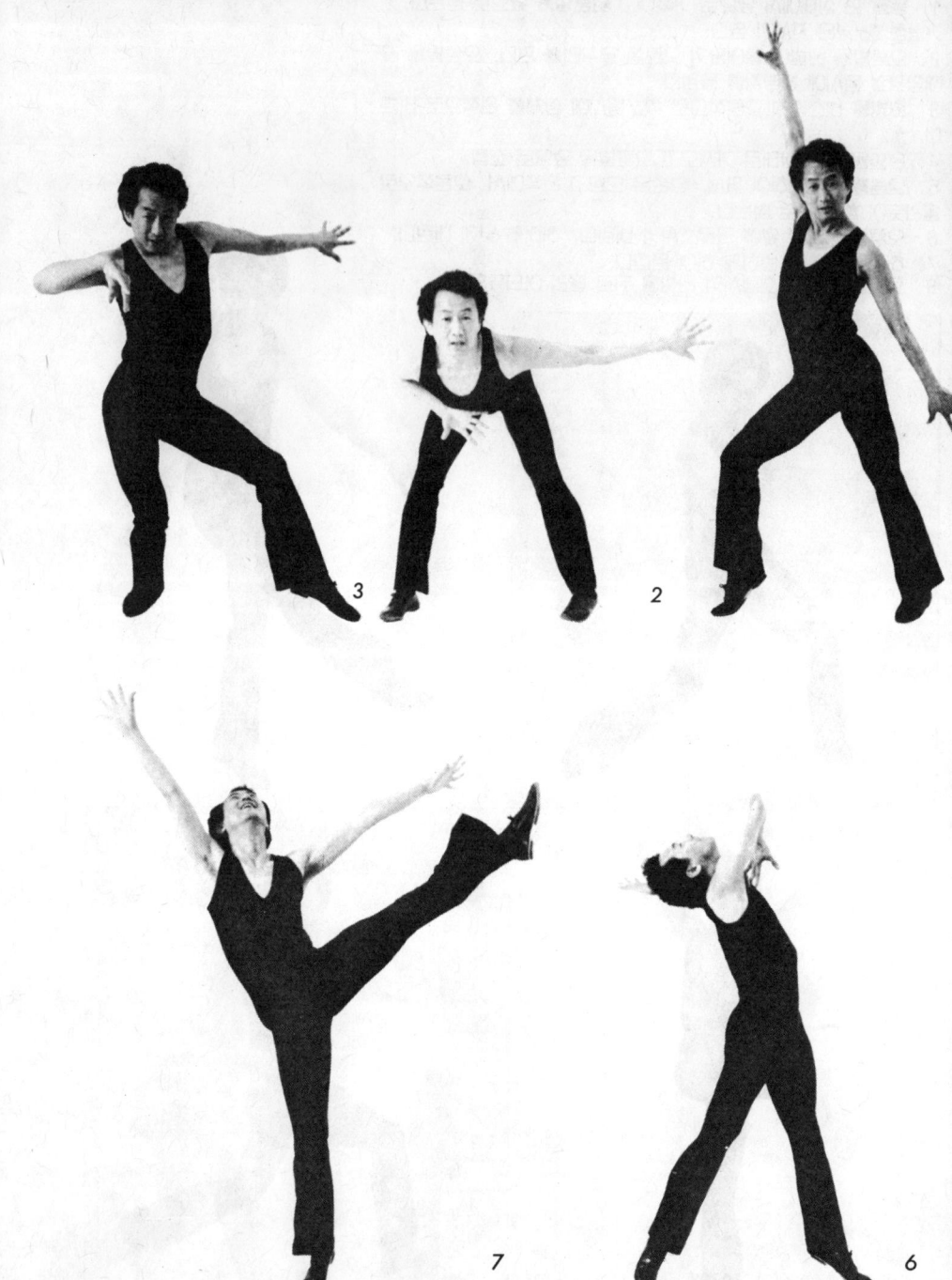

154

POINT & MOVEMENT

1. 중심은 양발의 센타이다. 왼발을 쭉 펴고 허리에서 리듬을 맞춘다.

2 - 3. 허리를 앞에서 왼쪽 방향으로 크게 돌린다 (1~3은 일련의 동작).

4. 상체를 옆으로 향하고 왼쪽 허리를 앞으로 내밀듯이 양손도 똑바로 편다.

5. 오른발을 턴아웃하여 크게 앞으로 딛는다. 상체는 오른쪽으로 비틀고 위로 발돋움한다.

6. 왼발을 왼쪽으로 스텝, 양발의 발꿈치를 올려 가슴을 젖힌다.

7. 오른발을 왼발 앞에 스텝. 동시에 왼발을 옆으로 마음껏 흔들어 올린다. 손은 위로 뻗는다.

8. 왼발을 오른발 앞에 크로스시켜 몸을 낮게 한다.

9. 전신을 위로 뻗으면서 오른쪽으로 턴한다.

10. 오른발을 앞으로 뻗고 왼발은 뒤아티튜우드로 바닥에 납작하게 앉는다.

(1~3이 원카운트)

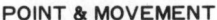

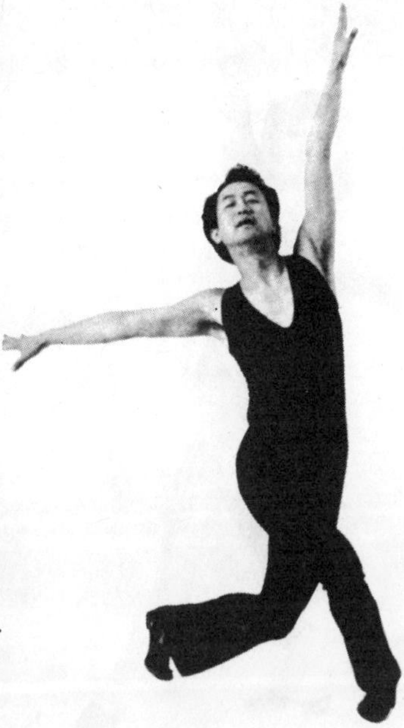

5

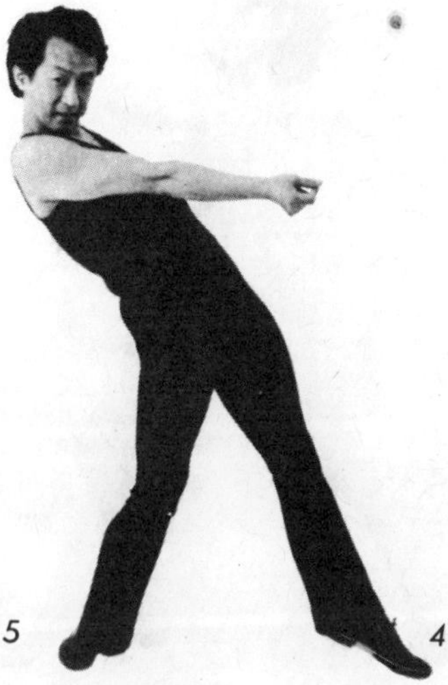

4

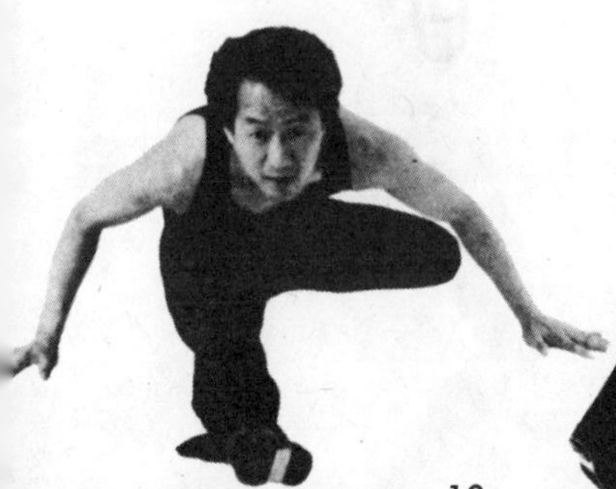

10

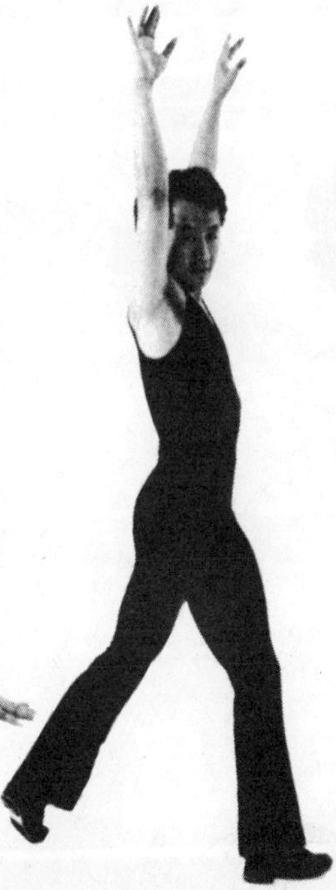

9

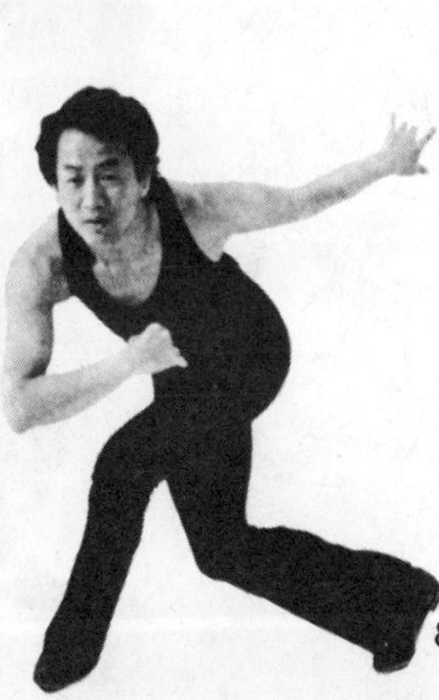

8

155

콤비네이션 (9)

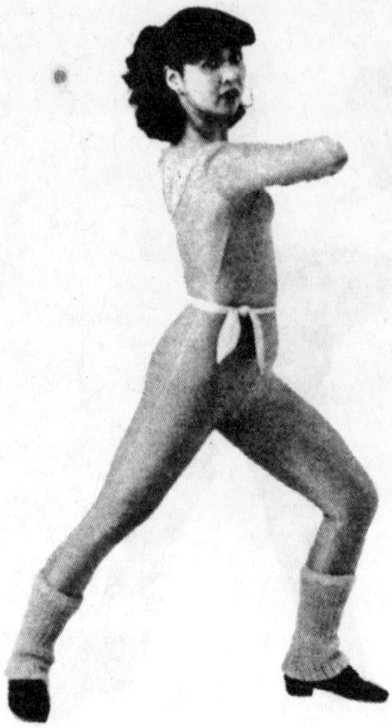

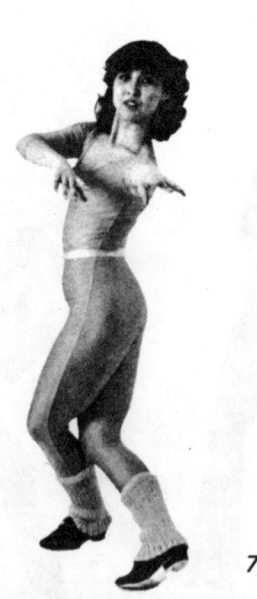

3

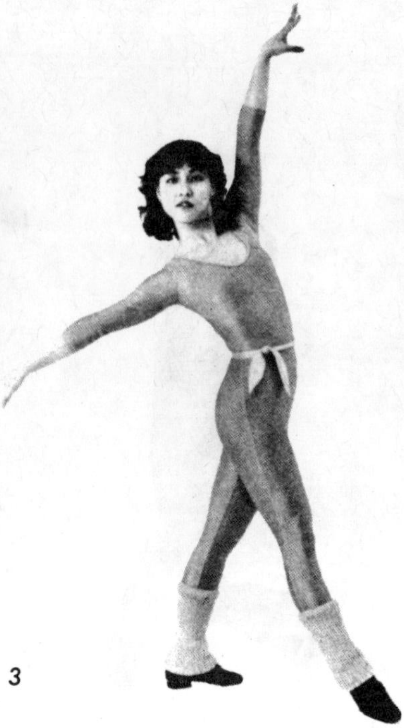

2

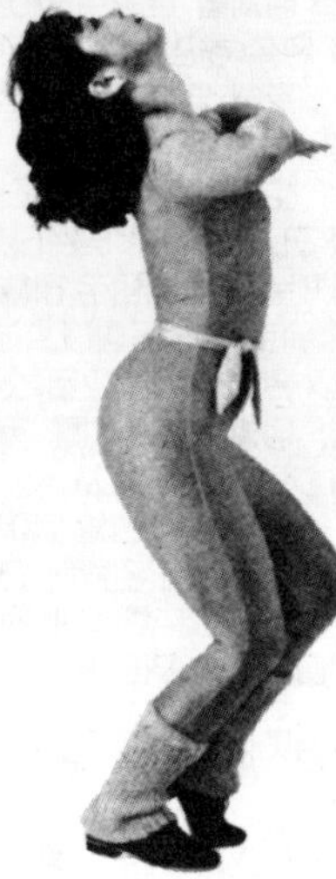

1

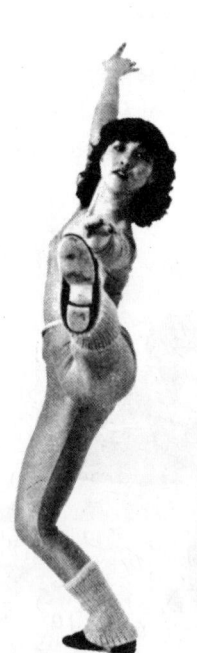

7

6

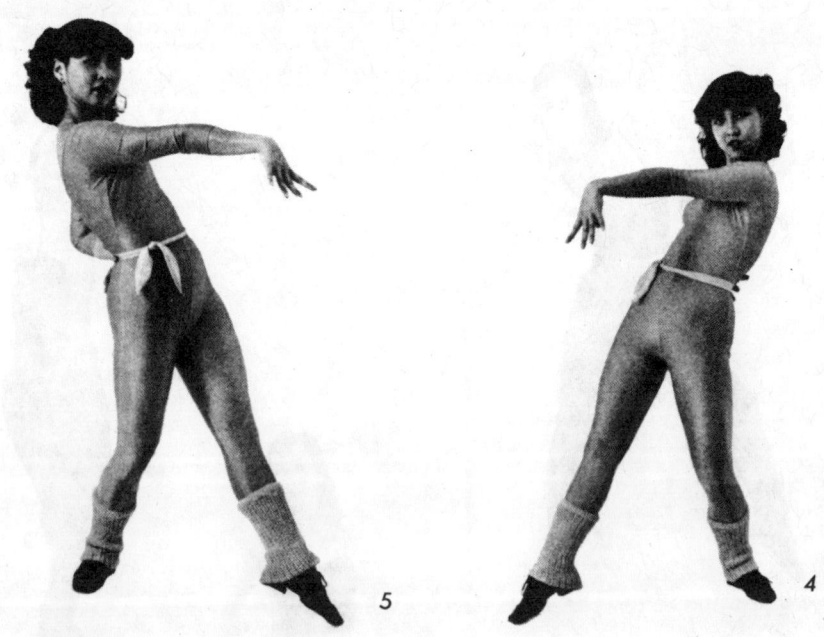

5

4

POINT & MOVEMENT

1. 왼발을 하프토우로 하고 가슴과 목을 순간적으로 뒤로 젖힌다.
2. 상체를 오른쪽으로 비틀고 오른발을 앞으로 뻗는다.
3. 오른발을 뒤로 가져오고 왼발을 앞으로 스텝.
4. 오른발을 비스듬히 오른쪽 앞으로 내딛는다. 오른쪽 무릎은 펴고, 오른쪽 허리를 앞으로 밀어내며 걷듯이 한다. 왼손은 앞.
5. 마찬가지로 왼발을 비스듬히 앞으로 내딛는다.
6. 오른발을 앞으로 내딛고 뿌리에 힘과 동시에 왼발을 올리고 발끝까지 쭉 편다.
7. 올린 왼발을 내리고 오른발에 크로스시킨다.
8. 오른쪽으로 돌리면서 오른발을 앞으로 내딛고, 양손을 옆으로 벌려 상체를 뒤로 젖힌다. 양무릎은 가능한 한 깊이 구부린다.

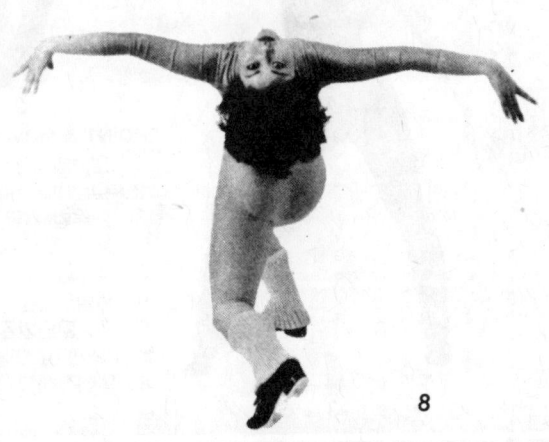

8

콤비네이션 (10)

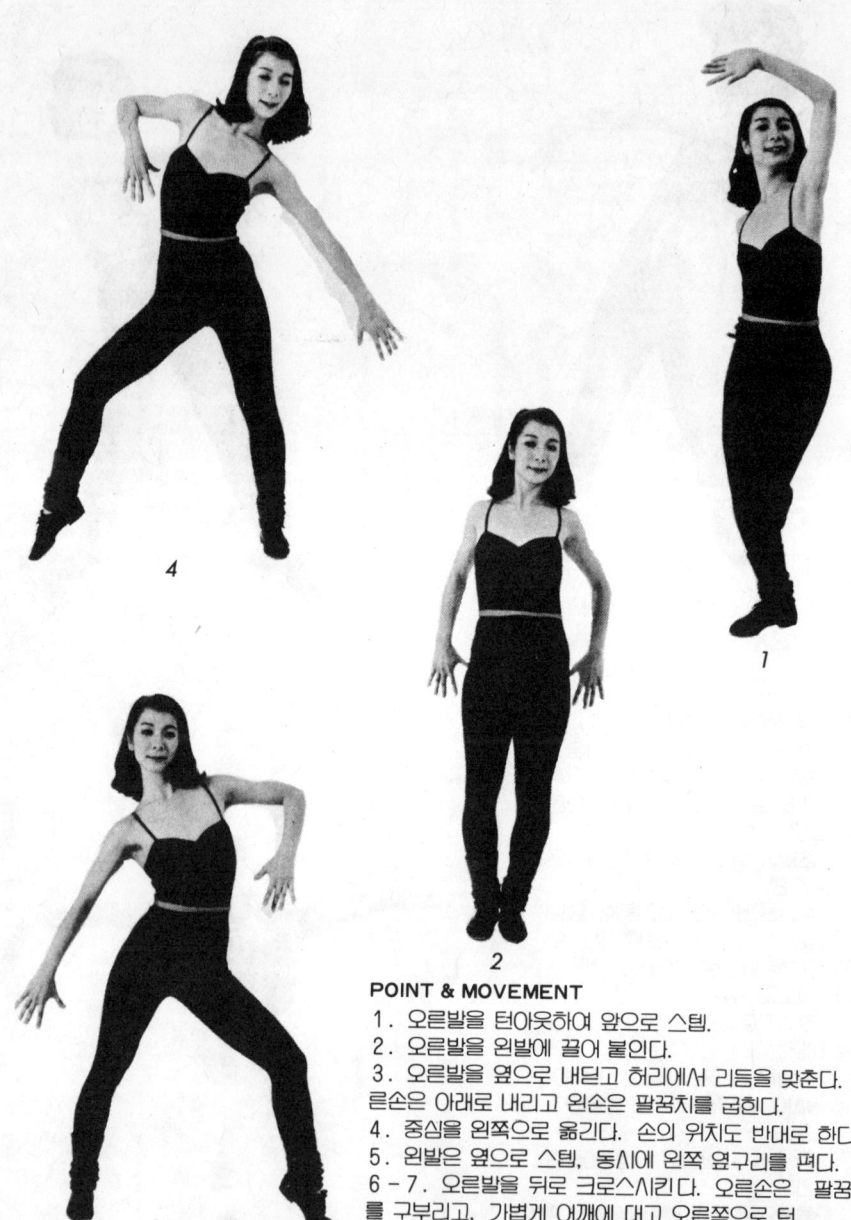

POINT & MOVEMENT

1. 오른발을 턴아웃하여 앞으로 스텝.
2. 오른발을 왼발에 끌어 붙인다.
3. 오른발을 옆으로 내딛고 허리에서 리듬을 맞춘다. 오른손은 아래로 내리고 왼손은 팔꿈치를 굽힌다.
4. 중심을 왼쪽으로 옮긴다. 손의 위치도 반대로 한다.
5. 왼발은 옆으로 스텝, 동시에 왼쪽 옆구리를 편다.
6-7. 오른발을 뒤로 크로스시킨다. 오른손은 팔꿈치를 구부리고, 가볍게 어깨에 대고 오른쪽으로 턴.
0. 일회전히고, 왼발, 오른발 스텝. 양손은 앞뒤로 뻗는다.

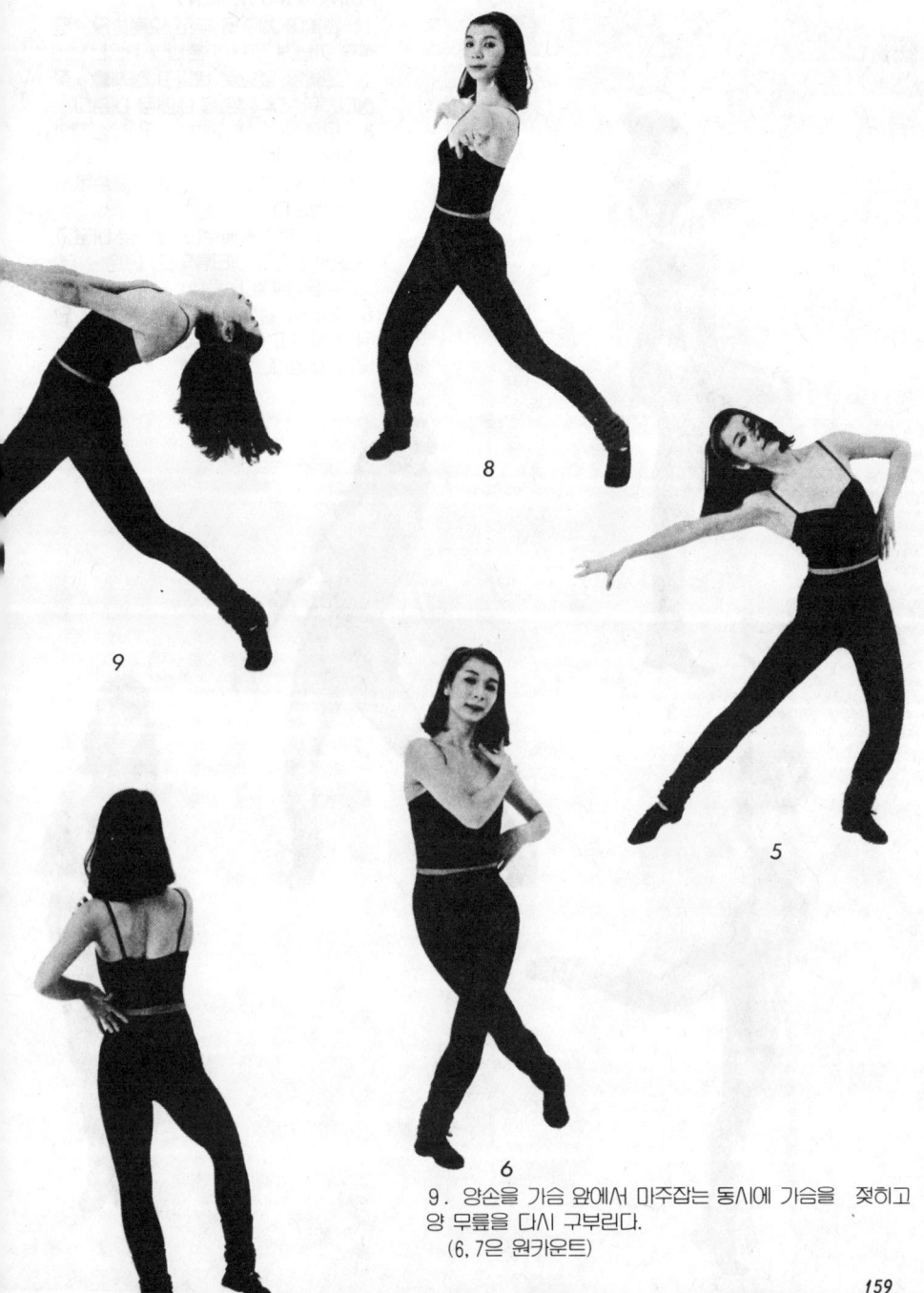

9. 양손을 가슴 앞에서 마주잡는 동시에 가슴을 젖히고
양 무릎을 다시 구부린다.
(6, 7은 원카운트)

159

콤비네이션 (11)

1. 왼발에 체중을 두고 오른발은 무릎을 가볍게 구부려 왼발에 댄다.
2. 왼발을 옆으로 내딛고 상체를 젖힌다. 동시에 양손을 아래로 내린다.
3. 오른발로 서, 왼발을 팟세, 상체를 왼쪽으로 비튼다.
4. 좌, 우, 좌로 스텝하고 오른손을 앞으로 뻗는다.
5. 오른발을 왼발보다 앞으로 내딛고, 뒤돌아 보듯이 아티튜우드. 왼손은 옆, 오른손은 위이다.
6. 왼발을 앞으로 내리고 양손을 앞뒤로 벌리고 상체를 젖힌다. 허리는 낮게 내린다.

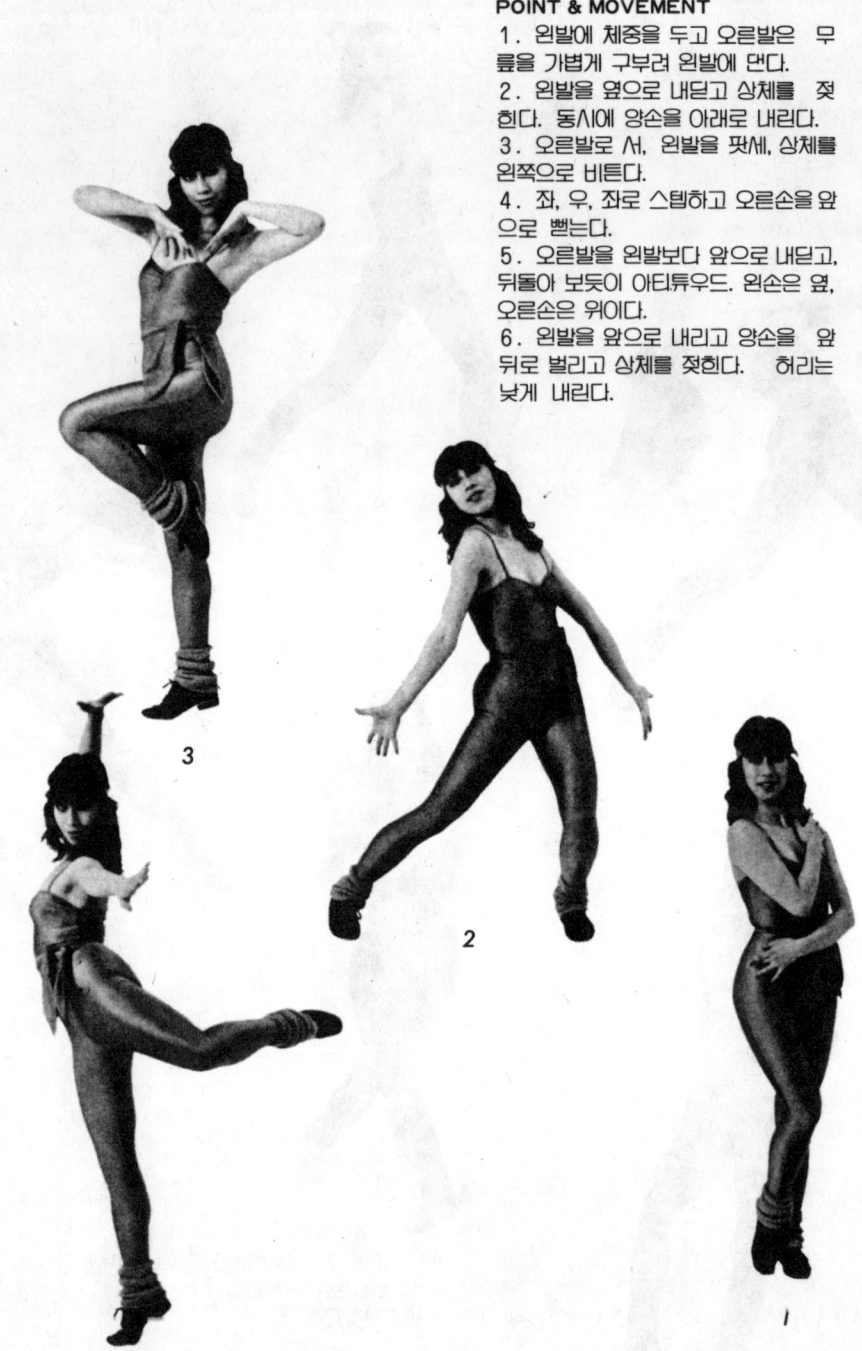

3

2

1

5

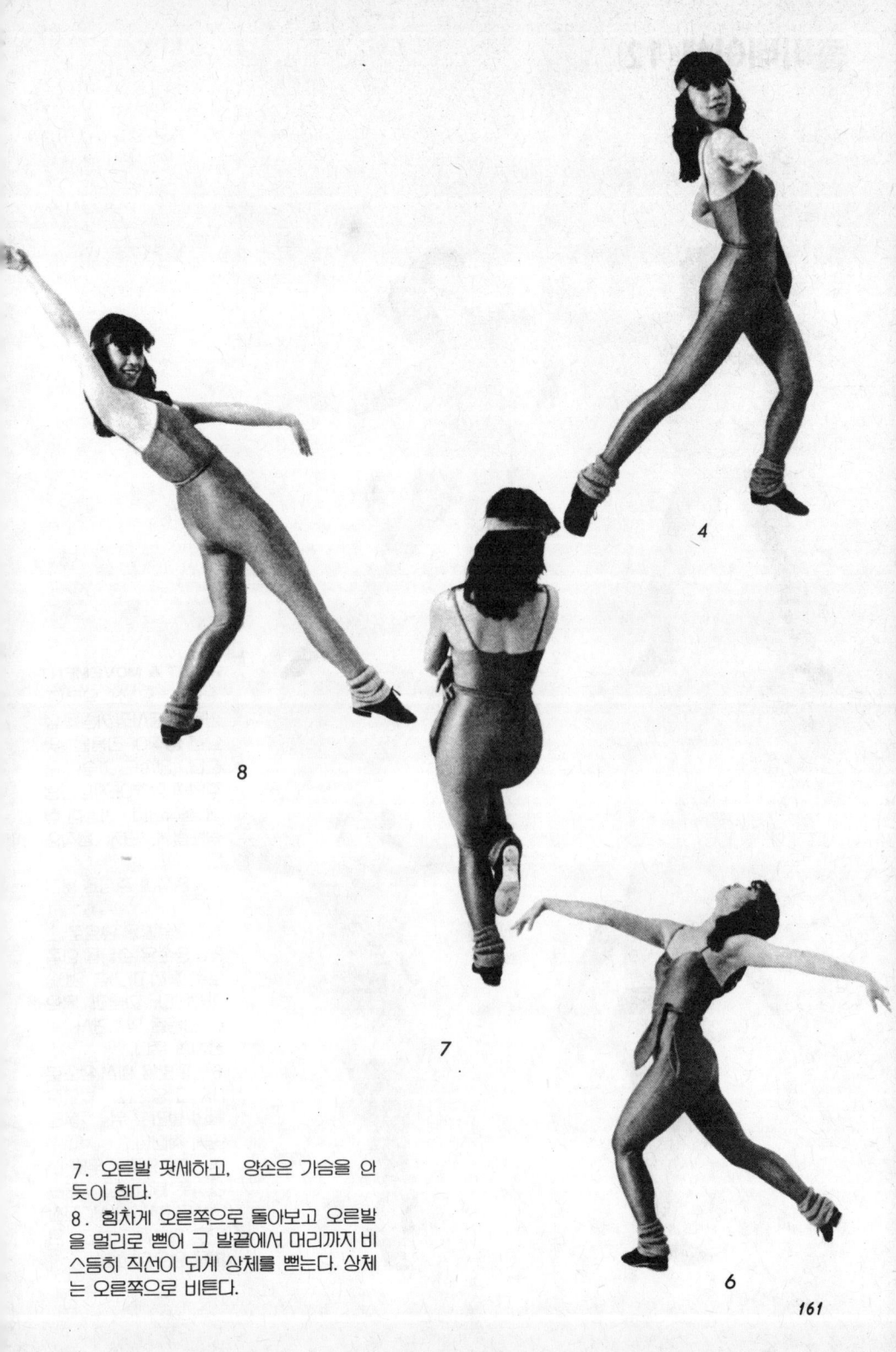

7. 오른발 팟세하고, 양손은 가슴을 안 듯이 한다.
8. 힘차게 오른쪽으로 돌아보고 오른발을 멀리로 뻗어 그 발끝에서 머리까지 비스듬히 직선이 되게 상체를 뻗는다. 상체는 오른쪽으로 비튼다.

콤비네이션 (12)

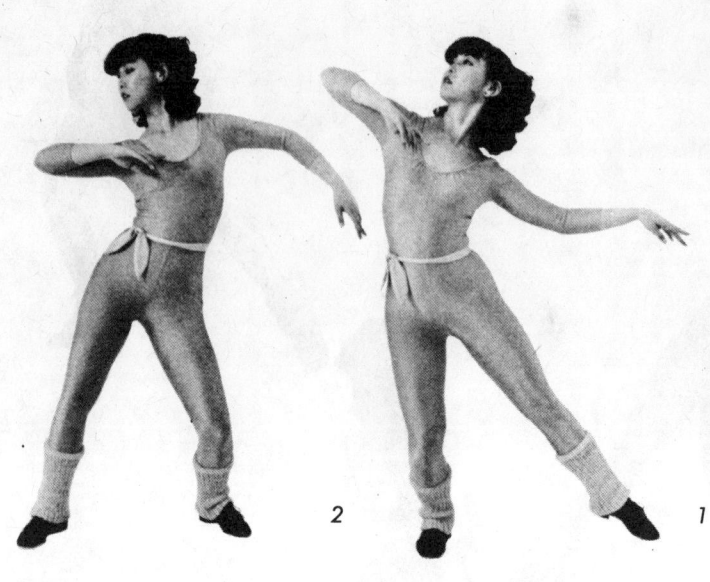

2

1

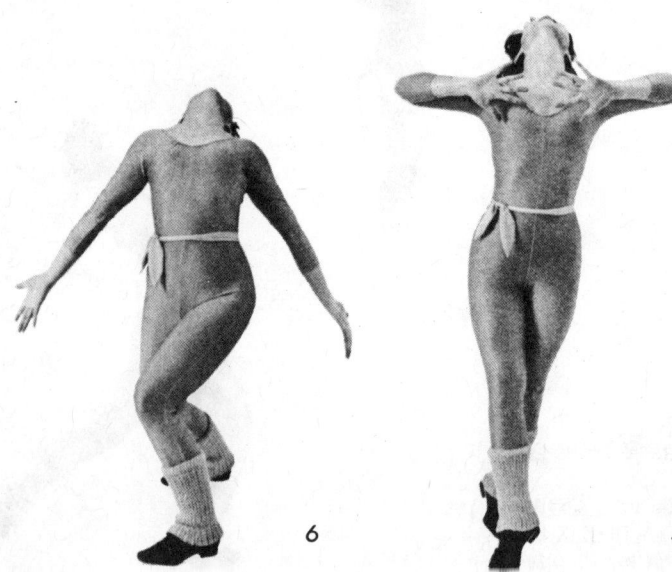

6

5

POINT & MOVEMENT

1 – 3. 우, 좌, 우로 중심을 이동시켜 가슴을 옆으로 움직여 리듬을 맞춘다. 양손도 가슴의 움직임에 맞추어 자연스럽게 움직인다. 가능한 한 부드럽게, 크게 움직인다.

4. 왼쪽에 중심을 옮긴다.

5. 오른발을 앞으로 스텝. 양손은 손목을 안쪽으로 올리고 가슴 앞에 가져온다. 가슴과 목으로 리듬을 맞추면서 발꿈치를 든다.

6. 왼발을 다시 앞으로 내딛고 양손을 밖으로 돌려 벌리고 뒤로 몸을 크게 젖힌다.

7 – 8. 앞으로 두발 나아가듯 돌아보고, 몸을 업, 다운시키면서 전신으로 리듬을 맞춘다. 왼발을 앞으로 스텝.

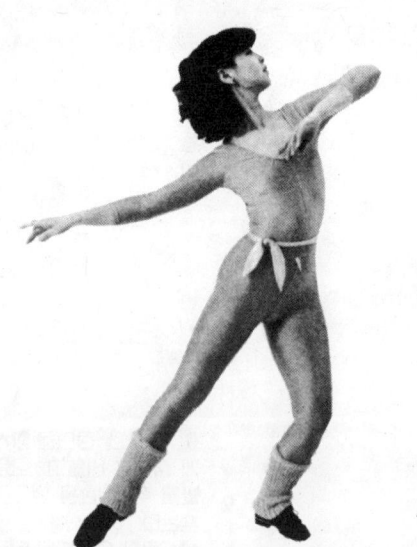

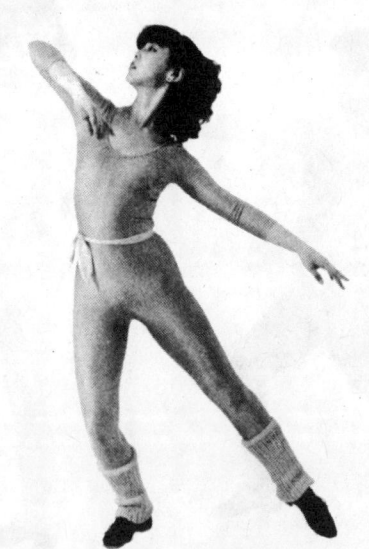

4

3

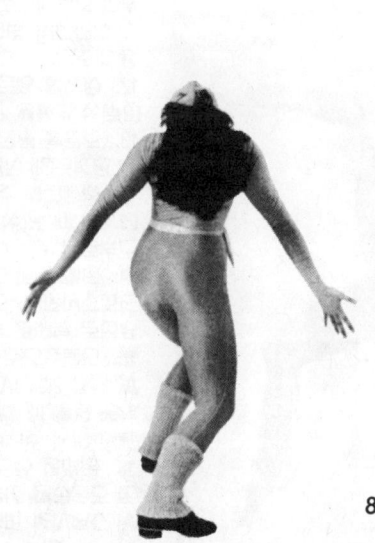

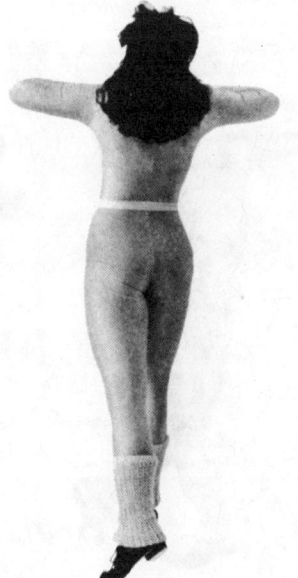

8

7

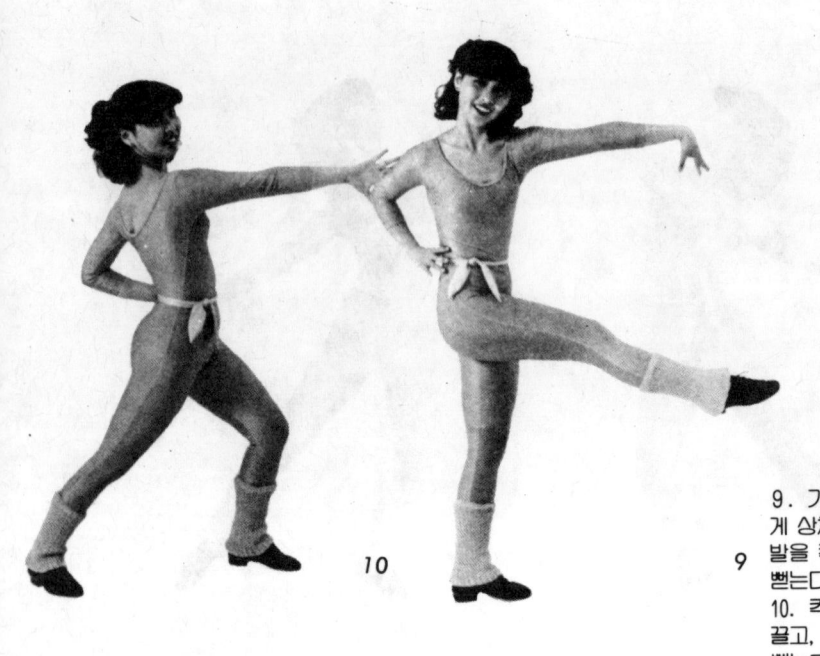

10

9

9. 가슴이 정면을 향하게 상체를 비틀고 오른발을 킥. 왼손을 앞으로 뻗는다.

10. 킥한 오른발을 뒤로 끌고, 오른손을 앞으로 뻗는다.

11. 오른발에 중심을 두고 오른쪽 팔꿈치를 구부려 오른쪽으로 당기면서 허리에서 부터 리듬을 맞춘다.

12. 상체를 앞으로 휘고, 오른쪽 무릎을 편다.

13. 오른쪽 팔꿈치를 뒤로 당기듯이 상체를 뒤로 악센트를 주어 젖힌다. 이 때 왼쪽 무릎을 구부린다.

14. 왼발 뒤로 오른발을 크로스시킨다. 오른손은 옆으로 똑바로 뻗는다.

15. 오른쪽으로 턴하면서 목을 2회전시킨다. 목을 돌릴 때 밸런스를 깨지 않게 주의한다.

16. 왼발을 앞으로 내딛고 오른손을 가슴 앞에서 스냅시켜 피닉슈.

14

13

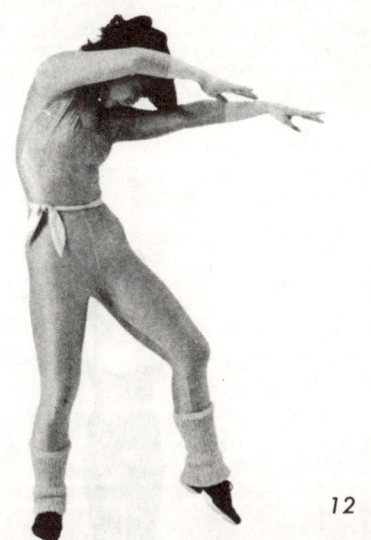

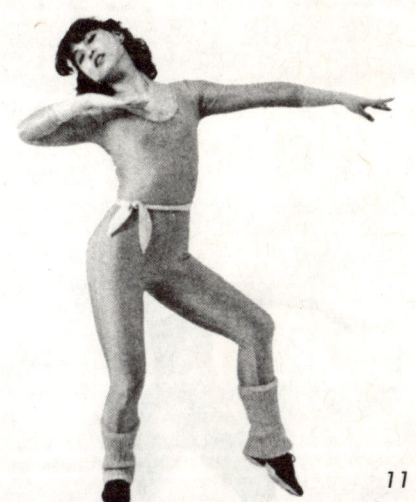

12

11

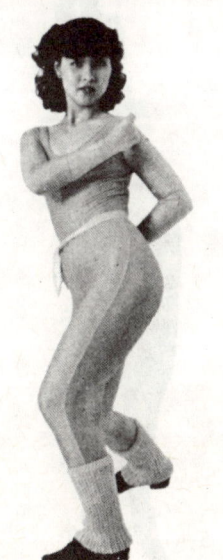

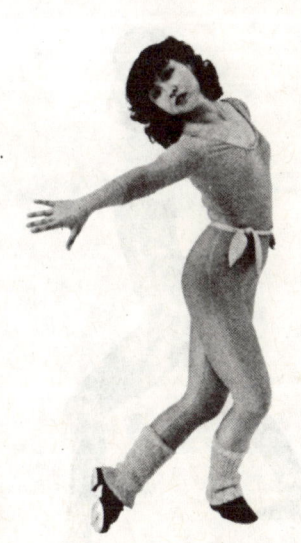

16

15

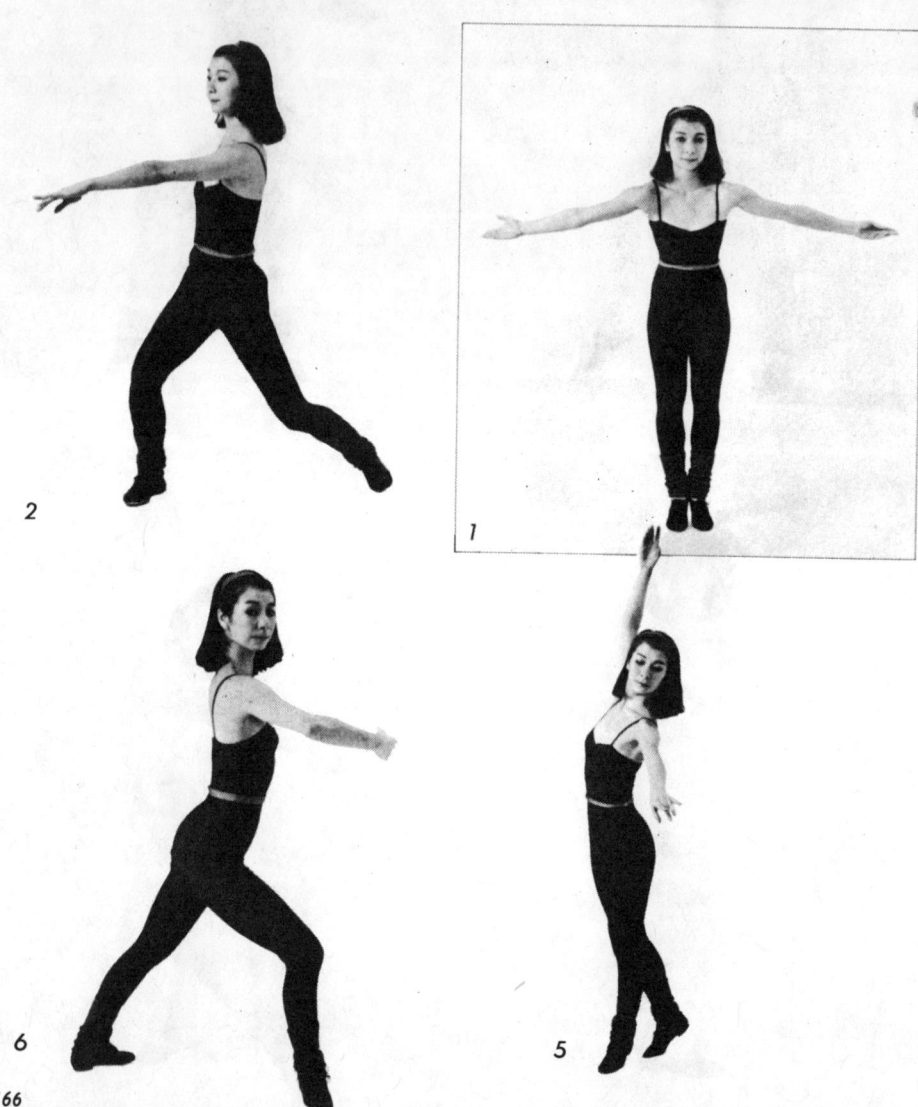

POINT & MOVEMENT

1. Parallel First Position에서 발꿈치를 올리고 양손을 옆으로 벌려 콘트럭션.
2. 오른발을 옆으로 딛고 쁘리에. 왼손은 앞으로 오른손은 옆으로 뻗는다.
3. 왼발을 오른발 뒤로 스텝. 양손은 위로 똑바로 뻗는다.
4. 돌아보듯이 왼발을 앞으로 내딛고 쁘리에. 오른손을 앞, 왼손을 옆으로 뻗는다.
5. 오른발을 왼발 뒤로 끌어당기고 오른쪽으로 턴, 오른손은 머리 뒤를 거쳐 위로 뻗는다.
6. 끌어당긴 오른발을 그대로 크로스시키는 기분으로 앞으로 내딛고, 오른손을 가슴앞에 놓고 등을 편다.
7. 오른발로 서서 오른쪽으로 아티튜우드 턴.
8. 왼발을 내리고 크로스시켜 오른손을 위, 왼손을 아래로.

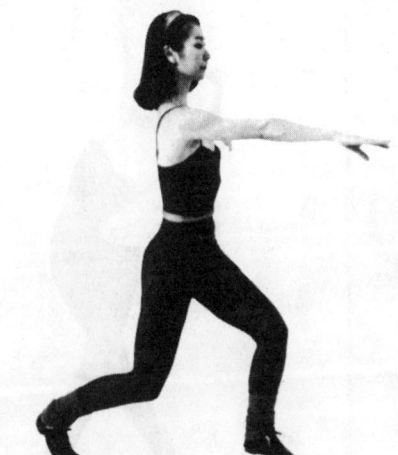

4

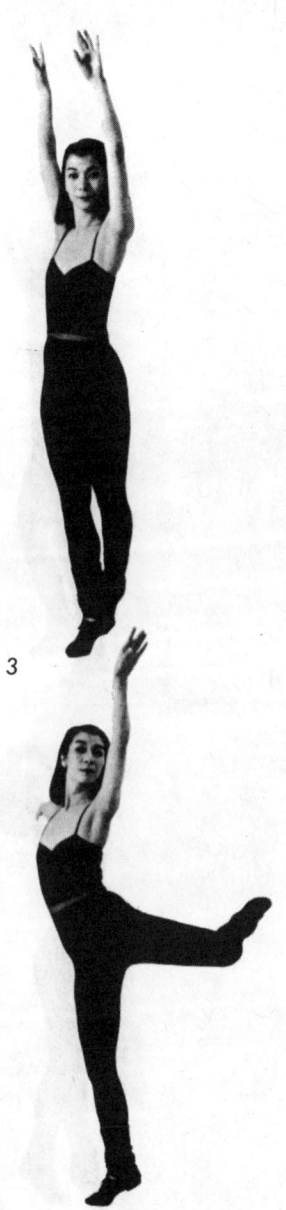

3

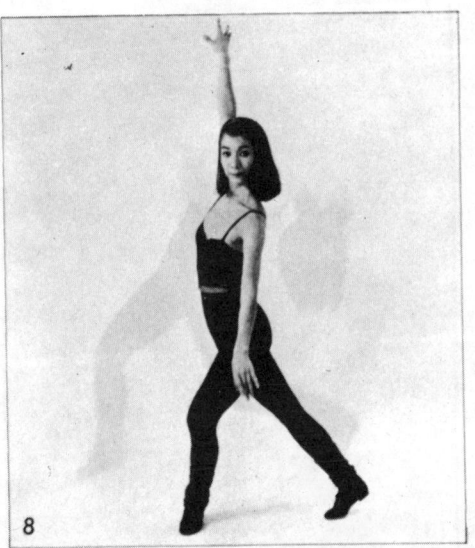

8

7

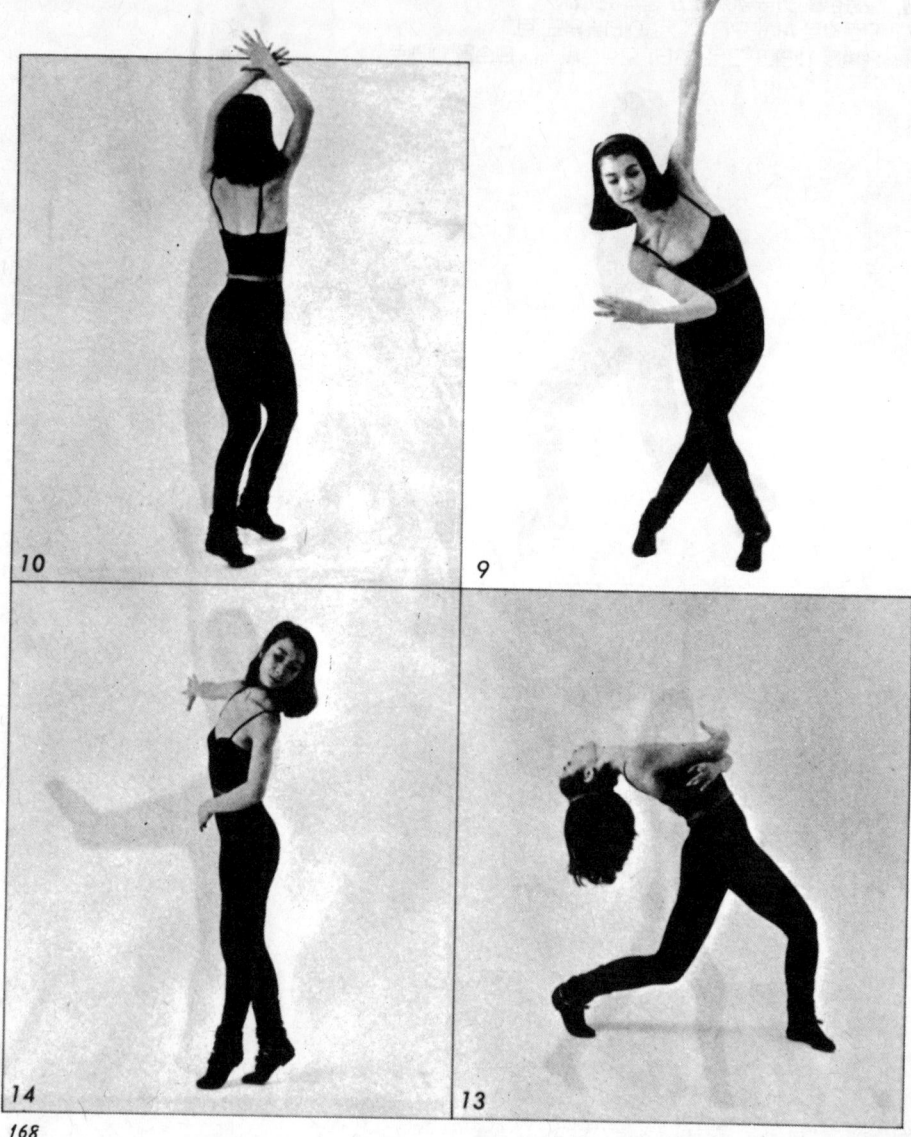

10

9

14

13

9. 오른발을 돌려 왼발에 걸고, 오른팔을 구부려 끌어 당기듯이 오른쪽 옆구리를 움추린다. 반대의 왼쪽 옆구리는 가능한 한 편다.
10 – 11. 낮은 자세에서 왼쪽으로 턴. 양손은 머리 위에서 크로스시킨다.
12. 오른발을 크게 뒤로 스텝. 양손을 옆으로 벌린다.
13. 양손은 가슴을 안듯이 하는 동시에 상체를 크게 뒤로 젖힌다.
14 – 15. 오른발을 왼발 뒤로 끌어당기면서 발꿈치를 올려 오른쪽으로 턴. 오른손은 옆으로 뻗는다.
16. 오른발을 옆으로 내딛고 왼손을 아래서 위로 밀어 올리듯이 콘트럭션.

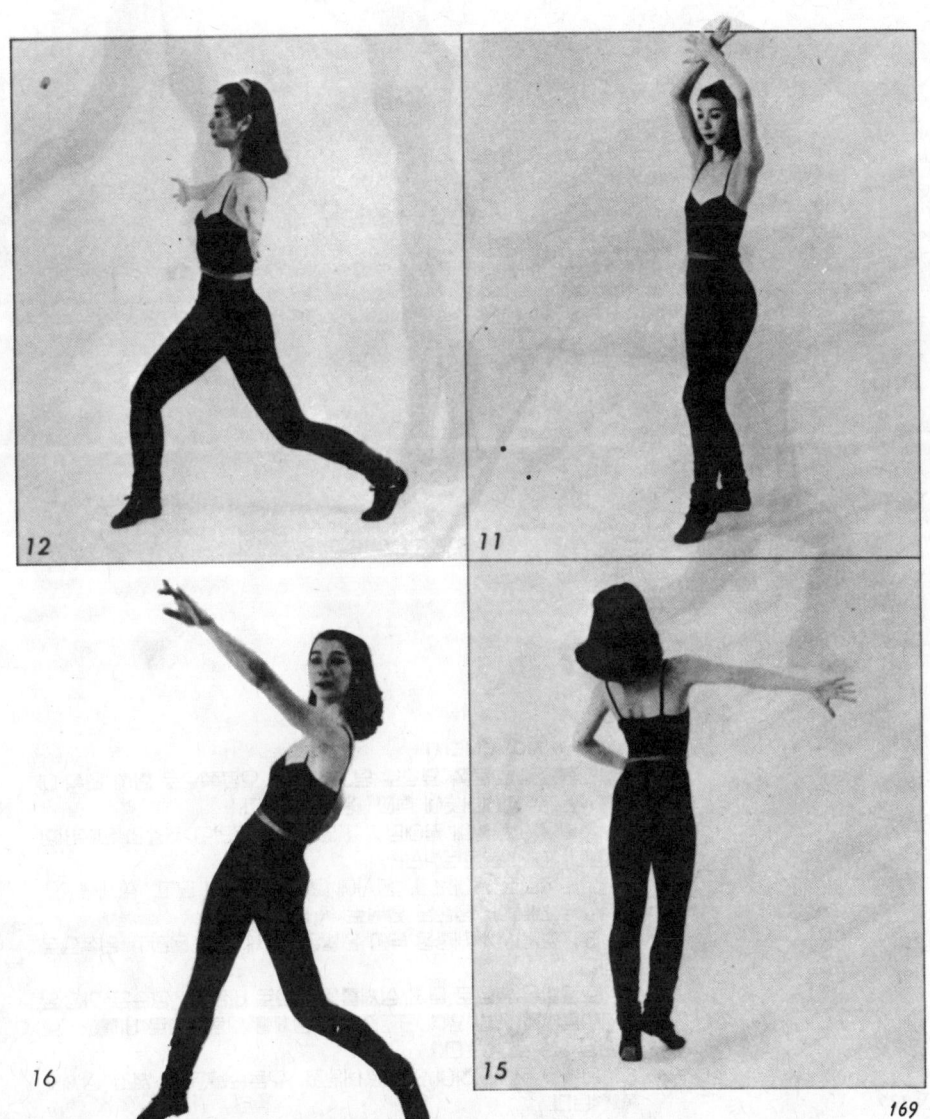

콤비네이션 (14)

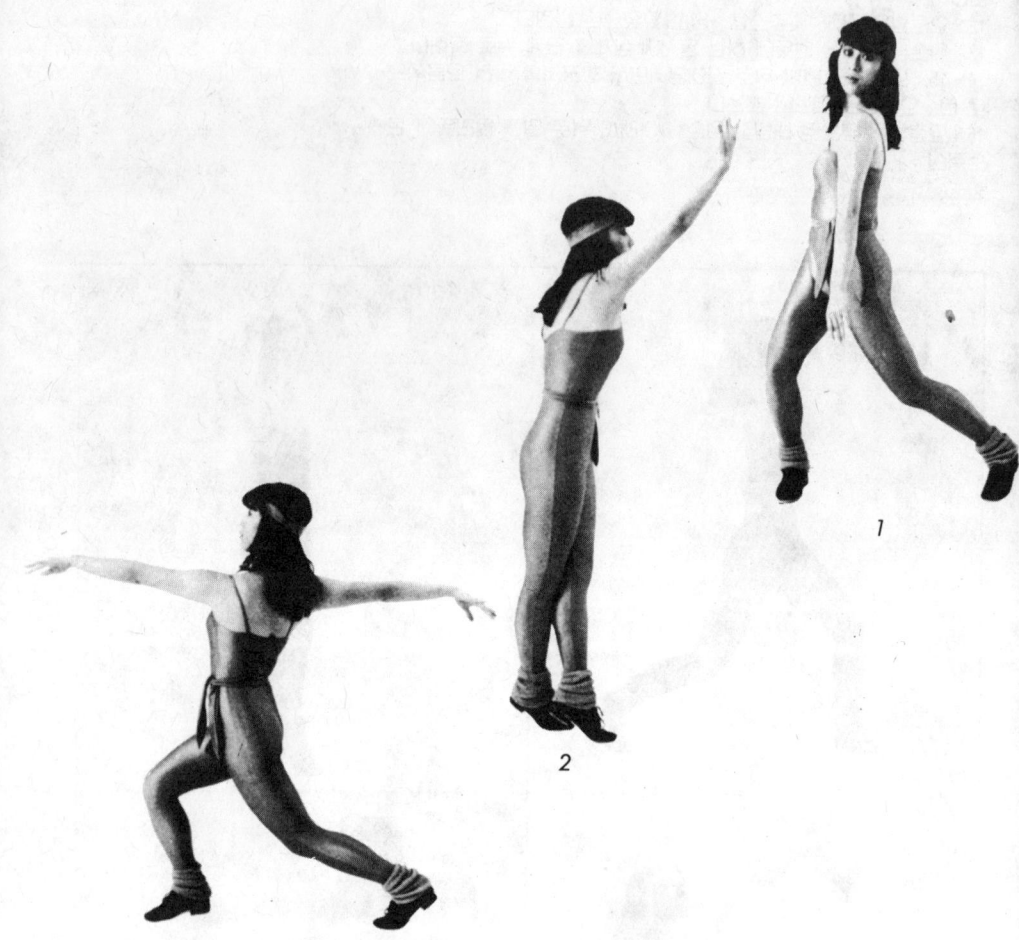

POINT & MOVEMENT

1. 오른발을 오른쪽 옆으로 딛고 상체도 오른쪽으로 향해 왼쪽 어깨를 앞으로 밀어내듯이 한다. 등은 쭉 편다.
2. 왼발을 오른발에 끌어당기고 발꿈치를 올리고 재빨리 왼쪽방향이 된다. 허리는 콘트럭션.
3. 오른쪽으로 돌아보고, 동시에 오른발을 깊게 딛고, 상체를 오른쪽으로 비튼다. 양손은 앞뒤로 쭉 뻗는다.
4 - 5. 오른발에 체중을 두고 왼발은 편 채 위로 올리고 왼쪽으로 턴한다.
6. 오른발을 옆으로 딛고 상체를 왼쪽으로 비튼다. 양손은 가슴 앞.
7. 오른발을 왼발 앞에 크로스시켜 상체를 오른쪽으로 비틀어 오른손을 옆으로 뻗는다.
8. 왼발을 턴아웃하여 앞으로 내딛고, 오른손을 위로 뻗고 상체도 쭉 뻗는다.

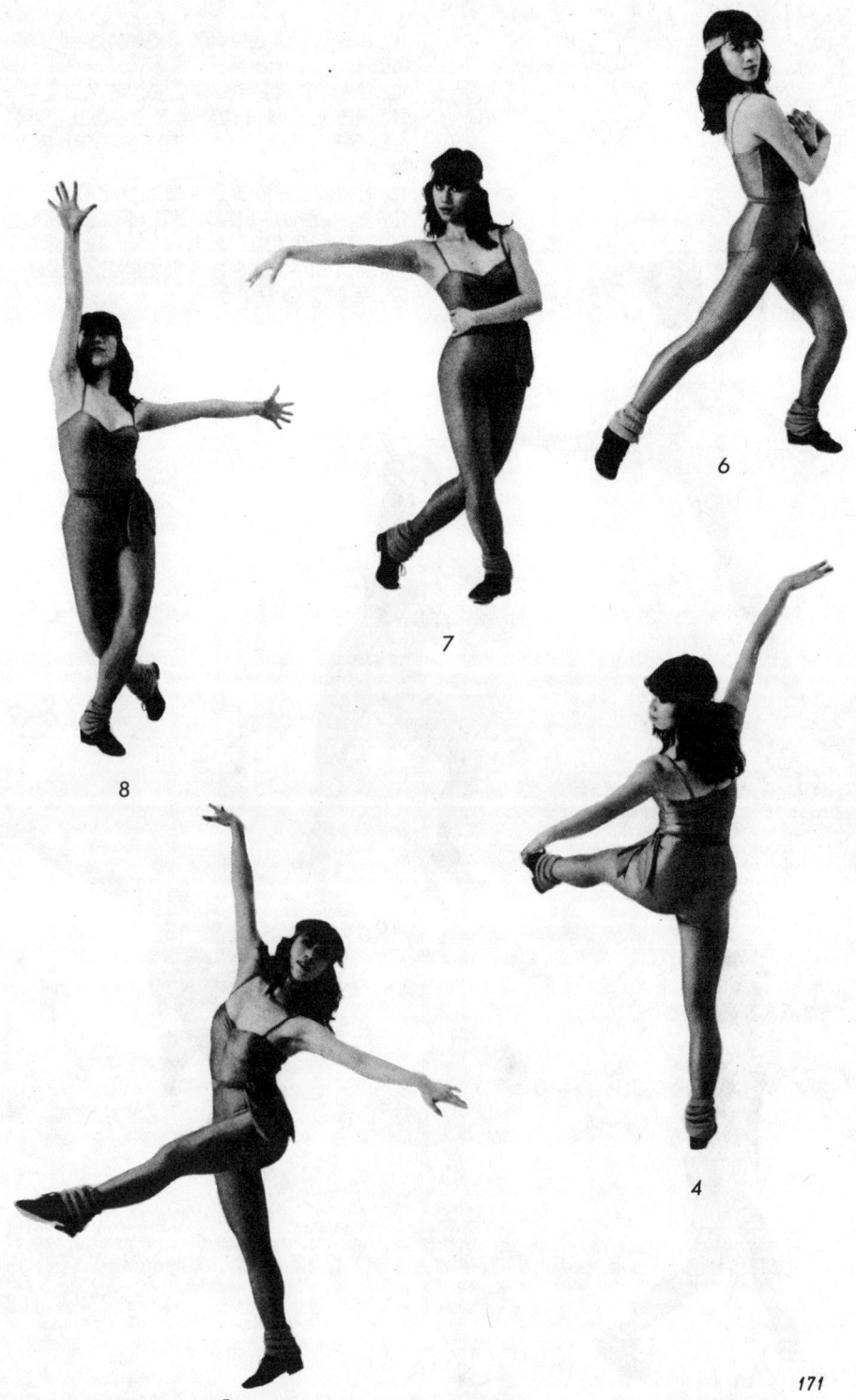

6

7

8

4

5

9. 마음껏 깊이 콘트럭션. 상체를 앞으로 기울인다.
10. 오른발을 옆으로 내딛고 중심을 건다.
11. 아라베스크에서 힘껏 높이 점프한다. 오른손을 올리고 공중에서는 사지는 물론 목, 등이 쭉 뻗게 한다.
12. 왼발을 오른발의 앞에 크로스시킨다.
13-15. 오른발을 왼발에 걸고 양무릎을 조이듯이 오른쪽으로 턴한다.
16. 몸이 오른쪽을 향했을 때 멈추고, 양손을 앞으로 쭉 뻗어 포오즈.

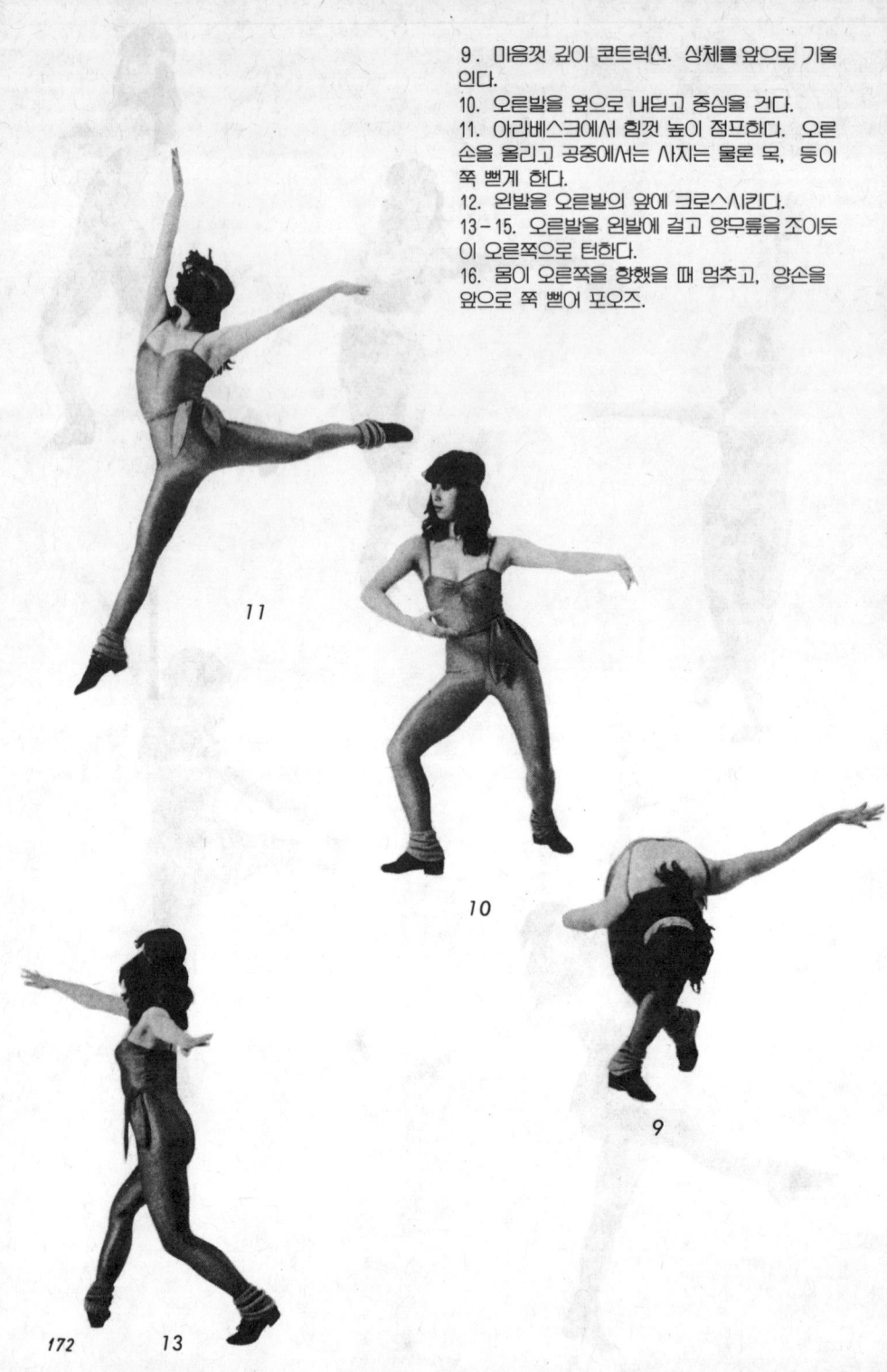

11

10

9

172   13

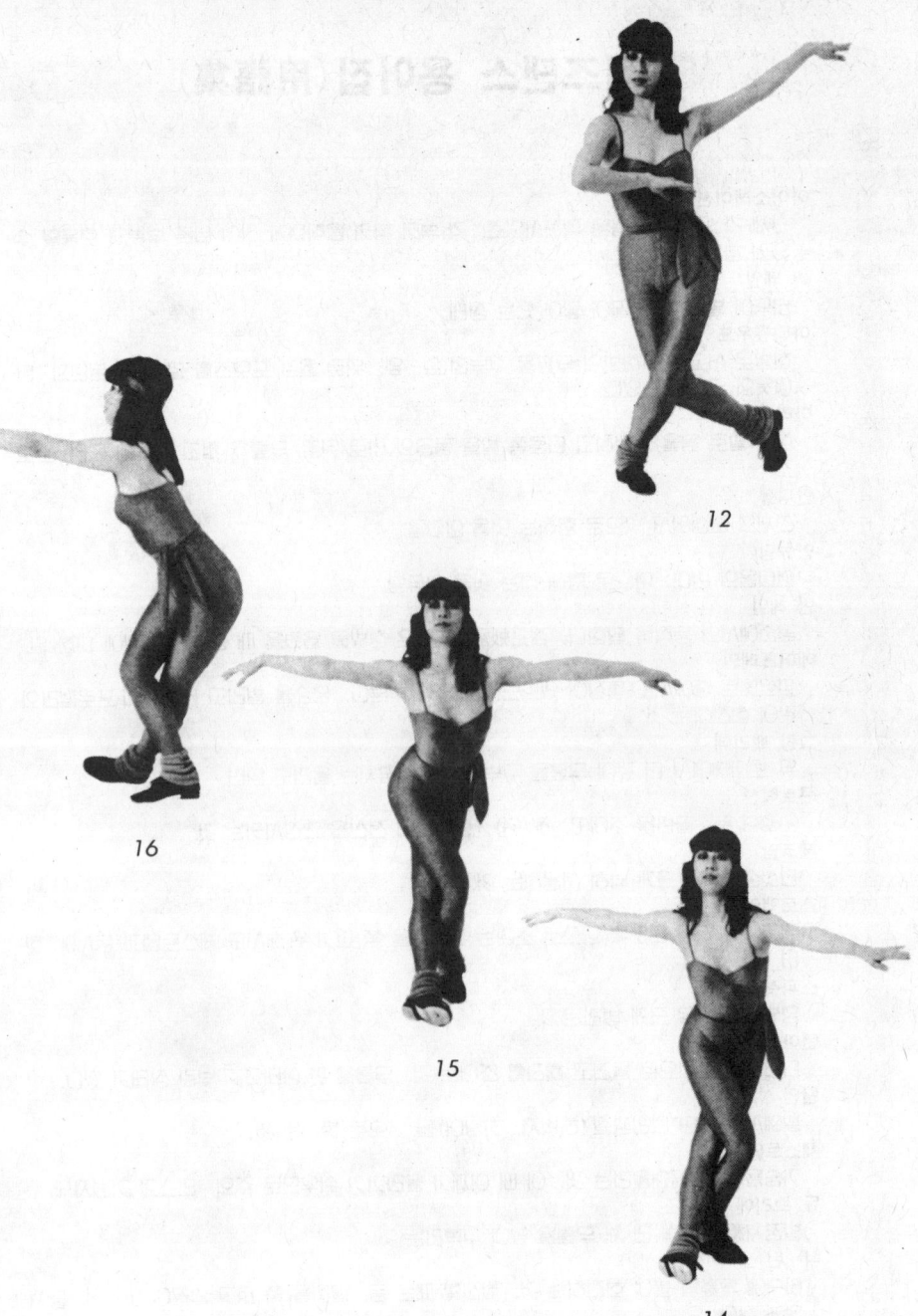

12

16

15

14

재즈댄스 용어집(用語集)

아이소레이션
신체 각 부분의 독립된 엑서사이즈. 각 부가 각기 움직이게 하여 다른 부분과 연동할 수 있게 한다.

어 테일
바닥에 발꿈치, 발끝이 닿아 있는 상태.

아티튜우드
한발로 서고, 또 한발의 무릎을 구부려 앞, 옆, 뒤로 올린 포오즈를 말한다. 턴인과 턴 아웃의 두가지가 있다.

아라베스크
한쪽 발로 몸을 지탱하고 다른쪽 발을 등골의 바로 뒤로, 무릎을 펴고 흔들어 올린 포오즈.

안디올
신체의 중심에서 밖으로 향하는 것을 안디올.

안듀당
안디올의 반대. 안으로 향해 하는 것을 안듀당.

안 레일
공중에서의 동작을 말한다. 점프했을 때 혹은 한발을 올렸을 때 등, 어 테일에 대한 말.

에어프레인
피르엣트 중에서도 특징이 있으므로 이렇게 부른다. 양손을 벌리고 비행기의 프로펠라와 같이 회전하는 것.

그랑 쁘리에
듀 쁘리에에서 더 깊이 무릎을 구부린 것. 발꿈치는 올려도 된다.

콘트럭션
긴장의 뜻. 골반을 조이고, 배(위), 흉부로의 전신을 긴장시키는 것.

재즈암
다섯손가락을 크게 넓혀 사용하는 것.

스토맥인
위가 넓어지지 않도록 안으로 조이는 것. 등을 쭉 펴기 위해서도 체스트업과 동시에 한다.

스피릿츠
양발을 앞뒤로 크게 벌리는 것.

턴아웃
다리관절을 밖으로 돌리고 허리를 조이는 것. 무릎을 편 상태와 구부린 상태가 있다.

턴인
발에서 말하면 다리관절(허벅지. 가랑이)을 안으로 돌리는 것.

체스트업
가슴을 위로 끌어올리는 것. 이 때 어깨가 올라가기 쉬우므로 주의. 댄스의 기본자세.

듀 쁘리에
발꿈치를 바닥에 댄 채 무릎을 깊이 구부리는 것.

니-턴
바닥에 무릎을 붙여 회전하는 것. 회전할 때는 등, 골반을 쭉 펴고 발끝이 바닥에 닿지 않게 한다.

버트맨
한발로 서고 또 한발의 무릎을 구부리지 않고 전후좌우로 크게 흔들어 올리는 것.

판 권
본 사
소 유

현대 즐거운 재즈댄스 교본

2010년 10월 20일 인쇄
2010년 10월 30일 발행

지은이 | 현대레저연구회
펴낸이 | 최 상 일

펴낸곳 | 태 을 출 판 사
서울특별시 중구 신당6동 52-107(동아빌딩내)
등 록 | 1973 1.10(제4-10호)

ⓒ2009. TAE-EUL publishing Co.,printed in Korea

■ 주문 및 연락처

우편번호 100-456
서울 특별시 중구 신당 6동 제52-107호(동아빌딩내)
전화: 2237-5577 팩스: 2233-6166

ISBN 89-493-0304-3   13690